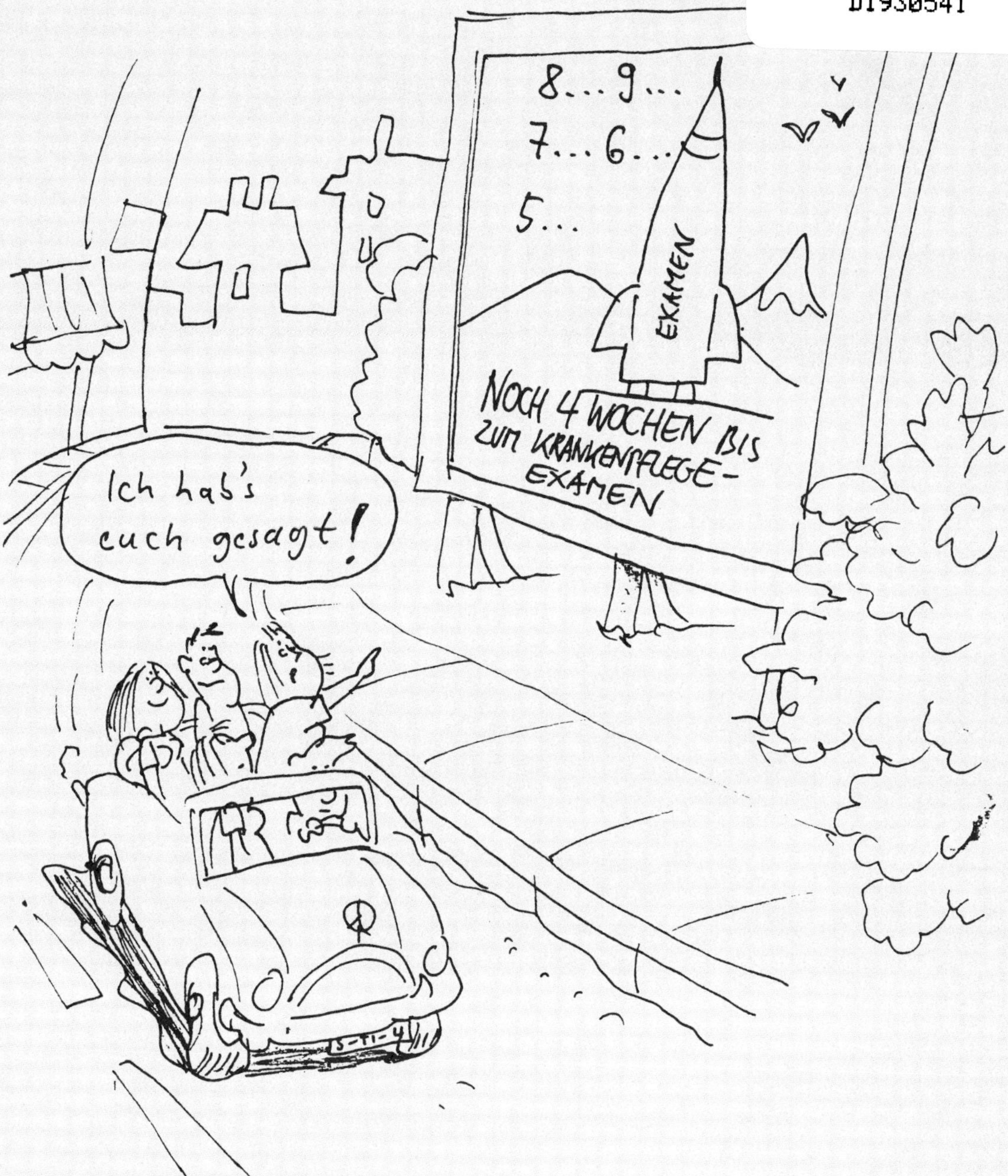
8... 9...
7... 6...
5...
EXAMEN
NOCH 4 WOCHEN BIS ZUM KRANKENPFLEGE-EXAMEN
Ich hab's euch gesagt!

Lernen mit Pfiff

Arbeitsbuch:

Spezielle Pflege 2

Prüfungen – sicher rein, erfolgreich raus

Bernhard Vollmuth
Bernhard Freudenberger
Heribert Schuster

59 Abbildungen

1999
Georg Thieme Verlag Stuttgart · New York

Bernhard Vollmuth
BFS für Krankenpflege St. Hildegard
der Krankenhaus-GmbH Landkreis Miltenberg
Krankenhausstraße 50
63906 Erlenbach am Main

Bernhard Freudenberger
BFS für Krankenpflege am
Klinikum Aschaffenburg
Am Hasenkopf 1
63739 Aschaffenburg

Heribert Schuster
Krankenpflegeschule am
Niedersächsischen Landeskrankenhaus Osnabrück
Knollstraße 31
49088 Osnabrück

Die Deutsche Bibliothek – CIP-Einheitsaufnahme

Vollmuth, Bernhard:
Arbeitsbuch: Spezielle Pflege : Prüfungen – sicher rein, erfolgreich raus / Bernhard Freudenberger ; Bernhard Vollmuth. – Stuttgart ; New York : Thieme
(Lernen mit Pfiff)
Früher u. d. T.: Freudenberger, Bernhard: Arbeitsbuch: Spezielle Pflege 2 (1999)

Umschlaggestaltung:
Martina Berge, Erbach/Ernsbach

Comic-Piktogramme: Heiner-K. Alfaenger, Eschborn
Comics: P. Musil
Zeichnungen: Markus Voll, Fürstenfeldbruck

Wichtiger Hinweis: Wie jede Wissenschaft ist die Medizin ständigen Entwicklungen unterworfen. Forschung und klinische Erfahrung erweitern unsere Erkenntnisse, insbesondere was Behandlung und medikamentöse Therapie anbelangt. Soweit in diesem Werk eine Dosierung oder eine Applikation erwähnt wird, darf der Leser zwar darauf vertrauen, dass Autoren, Herausgeber und Verlag große Sorgfalt darauf verwandt haben, dass diese Angabe **dem Wissensstand bei Fertigstellung des Werkes** entspricht.
Für Angaben über Dosierungsanweisungen und Applikationsformen kann vom Verlag jedoch keine Gewähr übernommen werden. **Jeder Benutzer ist angehalten**, durch sorgfältige Prüfung der Beipackzettel der verwendeten Präparate und gegebenenfalls nach Konsultation eines Spezialisten festzustellen, ob die dort gegebene Empfehlung für Dosierungen oder die Beachtung von Kontraindikationen gegenüber der Angabe in diesem Buch abweicht. Eine solche Prüfung ist besonders wichtig bei selten verwendeten Präparaten oder solchen, die neu auf den Markt gebracht worden sind. **Jede Dosierung oder Applikation erfolgt auf eigene Gefahr des Benutzers.** Autoren und Verlag appellieren an jeden Benutzer, ihm etwa auffallende Ungenauigkeiten dem Verlag mitzuteilen.

Printed in Germany

Satz: Gulde-Druck, Tübingen
Druck: Offizin A. Nexö Leipzig, Zwenkau

ISBN 3-13-116851-X

Vorwort zur Reihe „Lernen mit Pfiff"

Liebe ExamenskandidatInnen,

Prüfungen sind Momente im Leben, an die man sich noch nach Jahrzehnten erinnert. Ich wünsche Ihnen, dass es nur gute Erinnerungen sein werden.

Zurück in die Gegenwart: Das Examen liegt noch vor Ihnen. Sie werden bald in Ihr Berufsleben starten und die Erreichung Ihrer Berufswünsche wird gerade in der heutigen Zeit auch von den Noten abhängen, die Sie sich im Examen erarbeiten. Bekommen Sie jetzt feuchte Hände? Steigt Ihr Adrenalinspiegel in nie gekannte Höhen? Versucht Ihr Herz aus dem Brustkorb zu hüpfen?

Ich möchte ehrlich sein: Ich kann Ihnen nicht versprechen, dass sich alle Ihre Prüfungsängste legen werden, wenn Sie sich mit der neuen Reihe *Lernen mit Pfiff* auf das Examen vorbereiten. Ich kann Ihnen aber einen Weg aufzeigen, wie Sie mit einem sicheren Gefühl in die Prüfungen gehen und erfolgreich wieder herauskommen können.

Hunderte von Schülern und Lehrern aus der gesamten Bundesrepublik haben diese Art der Prüfungsvorbereitung getestet, das Konzept um ihre Wünsche und Ideen ergänzt, so dass Sie nun ein von Examenskandidaten auf Herz und Nieren geprüftes Arbeitsbuch in der Hand halten. Hier sind einige Reaktionen von ihnen:

„Das Lernen fiel mir leichter als sonst, weil
... es mehr Spaß machte, mit diesen Fragen zu arbeiten."
... die Fragestellung mit den Dozentenfragen übereinstimmt."
... ich mir nicht immer alles selber herleiten musste."
... immer dann Tips gegeben wurden, wenn ich grad' nicht weiterwusste."

Petra Profi gibt Ihnen Lerntips bei schwierigeren Fragen. Der Autor, der genau weiß, was im Examen noch alles auf Sie zukommt, gibt Tips zum verknüpfenden Lernen. Er knotet die losen Enden des Wissenssalats zusammen.

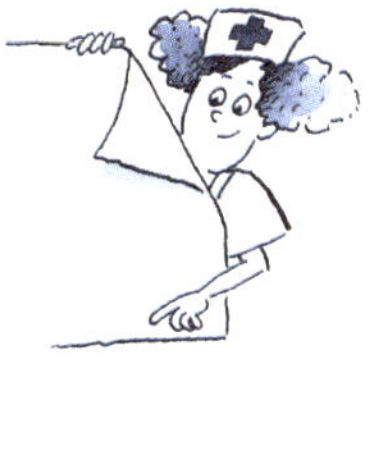

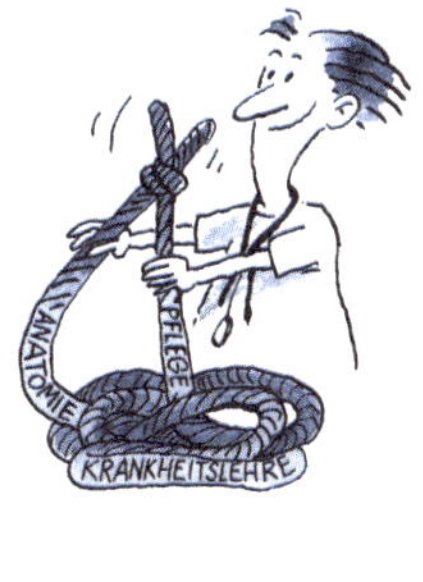

Gönnen Sie sich zwischendurch Pausen, kommen Sie auf andere Gedanken. Damit Sie auch wirklich daran denken, haben wir einige pfiffige Comics eingebaut, die Sie auf alle Fälle vom Lernen abhalten werden – Pausen müssen sein.

Es ist leichter, sich mit *einem* System auf die Prüfung vorzubereiten. Die Lernen-mit-Pfiff-Reihe bietet Ihnen daher die wichtigsten Examensfächer als Arbeitsbücher an: zwei Bände zur Speziellen Pflege, Anatomie und Physiologie, Gynäkologie und Geburtshilfe, Chirurgie, Innere Medizin und Neurologie und Psychiatrie.

Das Pflegeteam im Thieme Verlag wünscht Ihnen trockene Hände, einen vertretbaren Adrenalinspiegel und viel Erfolg.

Vorwort

Während der Krankenpflegeausbildung vermissen Lernende einen Ausgangspunkt, von dem aus eine systematische und effektive Vorbereitung auf Prüfungen und damit auch auf das Staatsexamen möglich ist. Oft müssen sie aus vielen Büchern die entsprechenden Lerninhalte zum Wiederholen und Vertiefen zeitaufwendig zusammenstellen, um so Pflege im Kontext von Anatomie/Physiologie und Krankheitslehre lernen und verstehen zu können.
Auch Lehrende suchen oftmals nach Vorgaben, die diesen Fächerübergriff ohne großen Arbeitsaufwand bewältigen und prüfungsbezogen aufbereiten.

Dieses Arbeitsbuch richtet sich an all diejenigen, die sich Hilfe und Unterstützung bei der Prüfungsvorbereitung durch Verknüpfung obengenannter Fächer erwarten. In Fortsetzung des ersten Bandes wird im nunmehr vorliegenden zweiten Band die Spezielle Pflege mit wiederum gezielt ausgewählten Themen abgeschlossen. Prüfungsrelevante Inhalte werden auch hier repräsentativ in Themenkomplexen zusammengefasst und gezielt abgefragt, allerdings ohne dass hierbei ein Anspruch auf Vollständigkeit abgeleitet werden kann.
Die übersichtliche Gliederung ermöglicht ein schnelles Auffinden der gesuchten Themen. Aber auch das bausteinartige Verwenden einzelner Teilthemen ist möglich. Hierdurch kann einerseits der Lernende sein Wissen individuell überprüfen und Lerndefizite gezielt ausgleichen; andererseits wird dem Lehrenden die Möglichkeit gegeben, bestimmte Lernbereiche auszuwählen und konkrete Fragen als pädagogisches Instrument zur Lernkontrolle einzusetzen. Eventuell vorhandene Lücken in den jeweiligen Themenbereichen können nun mit vertiefenden Lehrbüchern geschlossen werden. Lerntipps und verknüpfende Hinweise geben zusätzliche Hilfestellung, um spezifische Zusammenhänge aufzuzeigen.
Durch verschiedene Fragetypen haben wir versucht, unterschiedliche Anforderungsebenen anzusprechen, um damit ein vernetztes Lernen zu fördern. Über diesen Zusammenhang hinaus war uns wichtig, dass das „Arbeiten" mit dem Buch Spaß machen soll und kann.
Das Konzept des Arbeitsbuches wurde in einem Vorlauf in allen Bundesländern getestet, so dass die Anregungen und Ideen der Schüler sowie der Unterrichtenden von uns berücksichtigt werden konnten. Rückmeldungen zum ersten Band beweisen, dass das Arbeitsbuch seiner Zielsetzung nachkommt.
Wir danken Frau Christine Grützner für die unterstützende Lektoratstätigkeit, Frau Doris Pflugmacher für die konstruktive Redaktionsarbeit und den verschiedenen Autoren der im Thieme Verlag veröffentlichen Lehrbücher für ihr Einverständnis zur Benutzung ihrer Abbildungen. Weiterer Dank richtet sich an all die vielen im Hintergrund tätigen Verlagsmitarbeiter, die die Fertigstellung des Arbeitsbuches ermöglicht haben.
Letztendlich gilt unser Dank auch unseren Ehefrauen Barbara (× 2) und Tina, sowie unseren Kindern Laura, Valerie, Anna, Felix und Benjamin, die uns mit großem Verständnis unterstützt haben.

Erlenbach, Aschaffenburg, Osnabrück,
im Juli 1999

Bernhard Vollmuth

Bernhard Frenchberger

Herbert Schuster

Inhaltsübersicht

1 Spezielle Pflege eines Menschen mit Erkrankungen des Bewegungssystems

B. Vollmuth

1.1 Spezielle Pflege eines Menschen bei Bandscheibenprolaps

Anatomie/Physiologie

Aufgabe **1** → **Wirbelsäule** – *Kreuz und quer*

Bitte lösen Sie das folgende Kreuzworträtsel zum Thema „Wirbelsäule (Columna vertebralis)".

waagrecht:

1 pferdeschwanzähnliche Nervenfasern als Fortsetzung des Rückenmarks
3 Bezeichnung für die Wirbelsäulenkrümmung nach hinten
5 bewegliche Verbindung zwischen Kreuz- und Darmbein
8 Austrittstelle für den rechten und linken Spinalnerv am Wirbelbogen
10 Fachbegriff für die knöchern verwachsenen Sakralwirbel

senkrecht:

2 Sportgerät, auch anatomischer Begriff für Bandscheibe
4 lateinischer Begriff für Wirbel
6 anatomische Bezeichnung für den zweiten Halswirbel
7 Bezeichnung für die Bogenkrümmung der Wirbelsäule nach vorn
9 anatomische Bezeichnung für den ersten Halswirbel

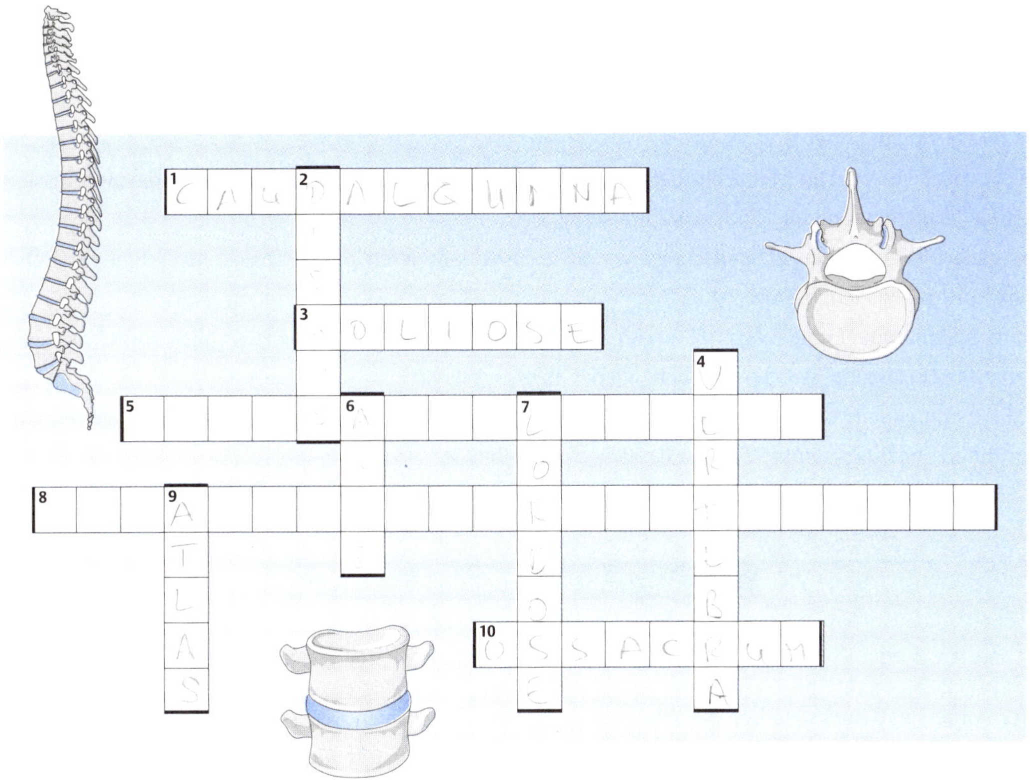

Aufgabe 2 → Aufbau der Wirbel

Außer den ersten beiden Halswirbeln, Atlas und Axis, weisen die Wirbel einige gemeinsame Merkmale auf. Benennen Sie die nummerierten Teile des hier in der Aufsicht gezeigten Lendenwirbelkörper mit Bandscheibe.

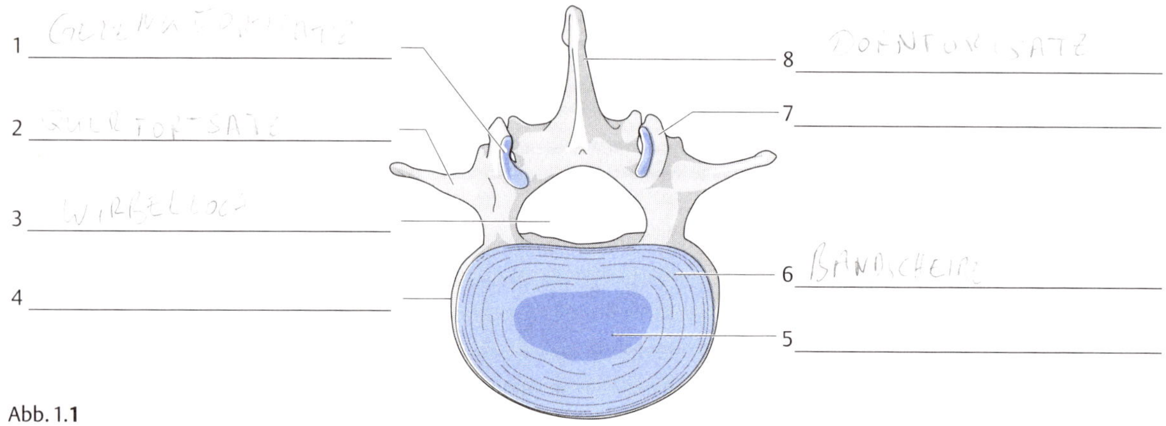

Abb. 1.1

Aufgabe 3 → Aufbau und Funktion der Bandscheiben

Die Wirbelsäule verdankt ihre elastische Beweglichkeit in der Hauptsache den Zwischenwirbelscheiben (Disci intervertebralis). Eine Bandscheibe verbindet zwei Wirbel miteinander und bildet so ein Bewegungssegment.
Bitte kreuzen Sie die richtigen Aussagen zum Aufbau und zur Funktion der Bandscheiben an. (4)

- ○ a) Die Bandscheiben bestehen aus zwei Knorpelplatten, zwischen denen sich ein zentraler Gallertkern mit umgebendem Faserring befindet.
- ○ b) Die Bandscheibe wird über feine Blutgefäße versorgt, sodass die Versorgung mit Nährstoffen und Flüssigkeit, die für den Gallertkern notwendig sind, gewährleistet ist.
- ○ c) Der gallertartige Kern in der Bandscheibe wirkt wie ein Wasserkissen, das die Druckunterschiede zwischen den Wirbelkörpern ausgleichen kann.
- ○ d) Unter andauernder Entlastung, z. B. im Liegen, kann der Kern durch Diffusion Flüssigkeit aufnehmen, die im Tagesverlauf bei Belastung, z. B. beim Heben, wieder abgepresst wird.
- ○ e) Mit zunehmendem Alter verliert der Gallertkern an Flüssigkeitsdruck, die Elastizität des umgebenden Faserrings nimmt ab und die gesamte Wirbelsäule verliert an Stabilität.

Krankheitslehre

An der Vorder- und Rückseite der Wirbelkörper verläuft ein Flechtwerk von Längsbändern und Sehnen, die die einzelnen Wirbel stabil und beweglich wie ein Korsett verbinden. Sie sind Anschlagsperre für die Bandscheibe – denken Sie bei der Lösung der nächsten Aufgabe daran.

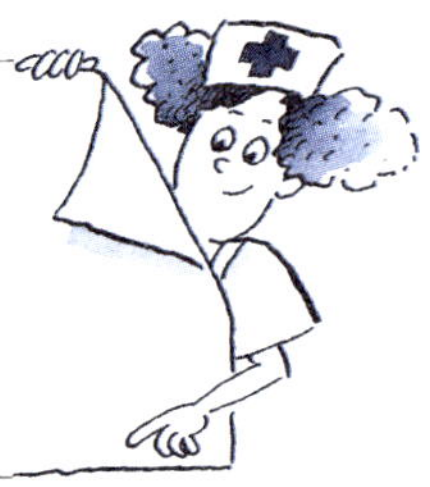

Aufgabe 4 → Entstehungsmechanismus Bandscheibenprolaps

Degenerative Prozesse an der Bandscheibe, in Verbindung mit Fehlhaltungen sowie Überlastungen, führen zum Elastizitätsverlust des Gallertkerns und des Faserrings. Im fortgeschrittenen Stadium treten Risse im Faserring auf, und durch einen Auslöser, wie z. B. das Heben eines Patienten, kann es zum Bandscheibenschaden kommen. Zwei Schweregrade sind Ausdruck des beschriebenen Krankheitsgeschehens.

Wie heißen die in der folgenden Abbildung dargestellten Schäden?

1) ______________________

2) Bandscheibenprolaps

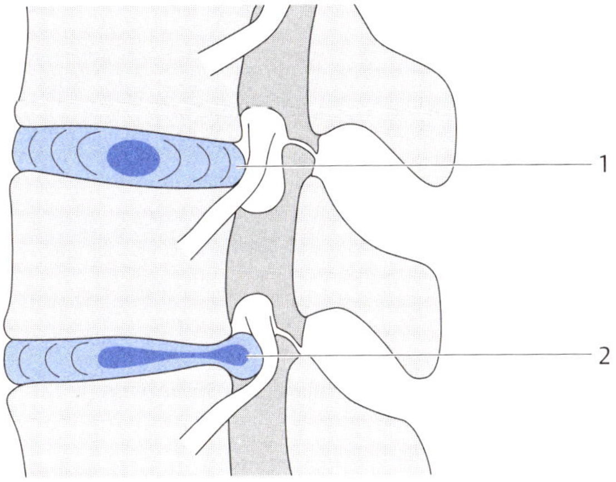

Abb. 1.**2**

Welcher pathophysiologische Mechanismus ist Voraussetzung dafür, dass der Gallertkern vorfallen kann?

Einriss im Faserring

____

Aufgabe 5 → Lokalisation Bandscheibenprolaps

In welchem der angegebenen Wirbelsäulenabschnitte tritt ein Prolaps am häufigsten auf?

Bitte kreuzen sie an. (1)

- ○ a) Halswirbelsäule HWK 6/7
- ○ b) Brustwirbelsäule BWK 8/9
- ○ c) Brustwirbel-/Lendenwirbelsäule BWK 12/LWK 1
- ◉ d) Lendenwirbelsäule LWK 4/5

Die Kenntnis des anatomischen Aufbaus der Wirbelsäule und ihre Beziehung zu Rückenmark und Spinalnerven ist für das Verständnis der folgenden Symptome und Therapieprinzipien wichtig. Schauen Sie sich dieses Thema deshalb noch einmal im Lehrbuch an.

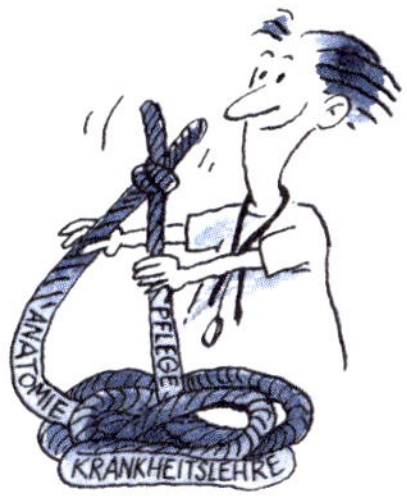

Aufgabe 6 → Symptome Lumbaler Prolaps

Abhängig von der Lokalisation und Größe des Bandscheibenprolaps sind die Krankheitszeichen unterschiedlich ausgeprägt.

Welche klinischen Symptome können bei Herrn Keller auftreten, dessen CT-Aufnahme eine prolabierte Lendenwirbelbandscheibe (zwischen dem 4. und 5. LWK) zeigt?

1) ______________________________

2) ______________________________

3) ______________________________

Aufgabe 7 → Konservative Therapie

Die konservative Therapie ist in der Regel bei leichten neurologischen Ausfällen und/oder geringen Schmerzen angezeigt.

Nennen Sie drei Maßnahmen der konservativen Behandlung.

- ______________________________
- ______________________________
- ______________________________

Aufgabe 8 → Operative Therapie

Ist die konservative Behandlung erfolglos oder liegt ein kompletter Diskusprolaps wie bei Herrn Keller vor, ist die Indikation für eine Bandscheibenoperation gegeben. In unterschiedlichen Verfahren wird das vorgefallene Bandscheibengewebe entfernt.

Wie heißen die beiden hier abgebildeten Operationsverfahren?

1) ______________________________

2) ______________________________

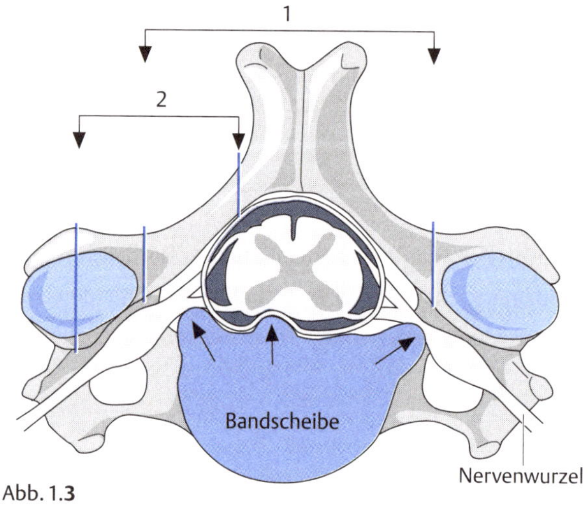

Abb. 1.3

Pflege

Aufgabe 9 → Krankenbeobachtung Lumbago und Ischalgie

Die Schmerzbilder an der Wirbelsäule können sowohl in der Schmerzqualität als auch in der Ausdehnung sehr variieren. Bitte ordnen Sie die beiden Symptome Lumbargo bzw. Ischalgie dem entsprechenden Fallbeispiel zu, indem Sie Verbindungslinien ziehen.

	Symptome
1) Frau Alm, 31 Jahre alt, Krankenschwester, verspürt beim Heben und Umlagern eines Patienten vom OP-Tisch ins Bett plötzlich einen blitzartig einschießenden Schmerz im Bereich der Lendenwirbelsäule.	a) Lumbago
2) Herr Kehl, 39 Jahre alt, Krankenpfleger, klagt nach einer anstrengenden Arbeitswoche über Schmerzen, die von der linken Hüfte abwärts bis ins Bein ausstrahlen. Am Fuß fühlt er ein Kribbeln.	b) Ischalgie

Bei der Pflege nach Bandscheibenoperation ist in den ersten postoperativen Tagen die fachgerechte Lagerung und Mobilisation von besonderer Bedeutung. Hierdurch sollen Nachblutungs- und Thromboserisiko gesenkt, aber auch der Operationserfolg sichergestellt werden.

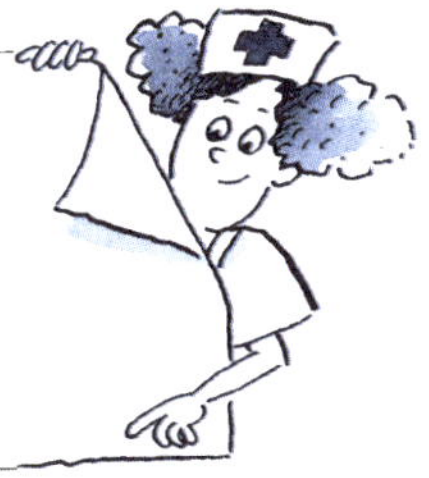

Aufgabe 10 → Postoperative Pflege

Herr Flach hat einen Diskusprolaps zwischen LWK 5/SWK 1 und zeigt Zeichen eines Kompressionssyndroms. Nach genauer Lokalisation des Vorfalls mittels CT wird der Gallertkern vollständig ausgeräumt und so die Spinalwurzel entlastet.

1) Wie lagern Sie Herrn Flach in den ersten beiden postoperativen Tagen nach Laminektomie tagsüber und in der Nacht zum Schlafen? Worauf achten Sie bei der Umlagerung des Patienten?

▶ ____________________

▶ ____________________

▶ ____________________

▶ ____________________

2) Bei der Mobilisation von Herrn Flach ist auf die Entlastung der Wirbelsäule zu achten. Was sollten Sie bei der postoperativen Mobilisation möglichst vermeiden?

▶ ____________________

▶ ____________________

▶ ____________________

Das Vorgehen bei dem für den Patienten besonders postoperativ wichtigen wirbelsäulenentlastenden En-bloc-Aufstehen ist im Arbeitsbuch: Spezielle Pflege Band 1 auf Seite 137 abgebildet.

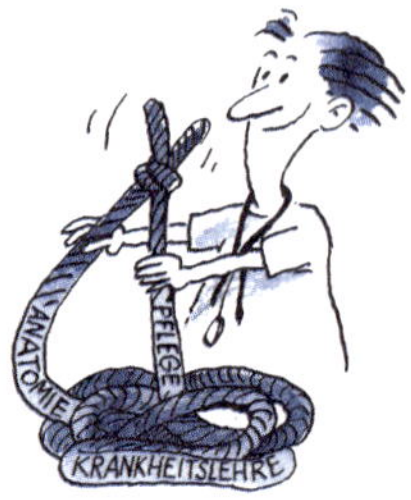

Aufgabe 11 → Cauda-equina-/Reithosen-Syndrom

Eine besonders typische Komplikation des lumbalen Bandscheibenvorfalls ist das Cauda-equina-Syndrom. Es ist ein neurologischer Notfall, der aufgrund seiner typischen Symptomatik von der Pflegekraft sofort erkannt und richtig interpretiert werden muss.
Bitte kreuzen Sie an.

a) Ein zervikaler Bandscheibenprolaps im Lumbalbereich kann zur Kompression der Cauda equina mit irreversiblen Nervenschädigungen führen. ○ richtig ○ falsch

b) Die Folgen des Cauda-equina-Syndroms sind Stuhl- und Harninkontinenz sowie sensible Ausfallerscheinungen in der Genital-Anal-Region. ○ richtig ○ falsch

c) Für die klinische Diagnose ist die Sensibilitätsstörung in den sakralen Dermatomen ein wichtiger Hinweis, der Bereich also, der bei einer Reiterhose gepolstert ist. ○ richtig ○ falsch

d) Das Cauda-equina-Syndrom wird immer mit strenger Bettruhe über mindestens 48 Stunden und einer konservativ-medikamentösen Schmerztherapie behandelt. ○ richtig ○ falsch

Aufgabe 12 → Rehabilitation

Nach dem Klinikaufenthalt ist es für Herrn Flach wichtig, dass er zur Sicherung des Operationserfolges und zur Rezidivprophylaxe seinen Rücken nicht so stark bzw. nicht einseitig belastet.
Über welche Verhaltensregeln zur Schonung der Wirbelsäule informieren Sie den Patienten vor seiner Entlassung?

1) ______________________________

____

2) ______________________________

____

3) ______________________________

____

4) ______________________________

____

5) ______________________________

____

Aufgabe **13** **Rückenfreundlich Arbeiten**

Die fünf Lendenwirbel tragen die Hauptlast des menschlichen Zweifüßlerstandes und müssen sehr hohe mechanische Belastungen abpuffern. Sie werden so besonders leicht zum Schwachpunkt im menschlichen Skelett.

Nennen Sie mindestens vier wichtige Regeln für ein rückenschonendes Verhalten im Pflegealltag.

- ______
- ______
- ______
- ______
- ______

1.2 Spezielle Pflege eines Menschen bei rheumatischen Erkrankungen

Anatomie/Physiologie

Aufgabe **14** **Betroffenes Organsystem**

Unter dem Begriff Rheumatismus oder kurz Rheuma wird eine ganze Reihe verschiedener Krankheitsbilder zusammengefasst. Wegen des Befalls gleichartiger Gewebe werden einige dieser Erkrankungen auch als Systemerkrankungen bezeichnet.

Welches Organsystem ist von den Erkrankungen des rheumatischen Formenkreises betroffen?

Bitte kreuzen Sie an. (1)

○ a) Hormonsystem
○ b) Nervensystem mit Sinnesorganen
○ c) Herz-Kreislauf- und Gefäßsystem
○ d) Stütz- und Bewegungssystem
○ e) Verdauungssystem
○ f) Ausscheidungssystem

Aufgabe **15** **Strukturen des Kniegelenks**

Degenerative rheumatische Gelenkerkrankungen betreffen am häufigsten das Kniegelenk.

Benennen Sie die am Aufbau des Kniegelenks beteiligten Strukturen.

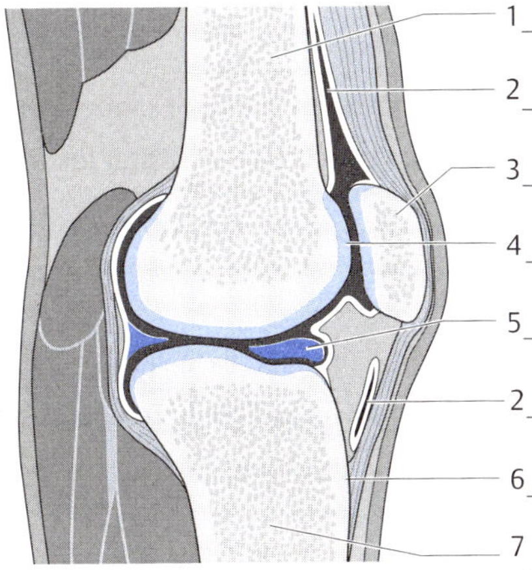

1 ______
2 ______
3 ______
4 ______
5 ______
2 ______
6 ______
7 ______

Abb. 1.4 s. auch Schwegler, J.: Der Mensch – Anatomie und Physiologie, Kap. 2

Krankheitslehre

Aufgabe 16 → Rheumatischer Formenkreis

Da Rheuma eine Sammelbezeichnung für etwa 100 Erkrankungen am Muskel-Skelett-System ist, die ganz unterschiedliche Ursachen, Verläufe und Folgeschäden haben, hat die Rheuma-Liga drei Hauptgruppen mit besonderer klinischer Relevanz klassifiziert.

Wie heißen die drei Hauptgruppen rheumatischer Erkrankungsformen?

1) ______________________

2) ______________________

3) ______________________

Ordnen Sie die hier beispielhaft angegebenen Erkrankungen der richtigen Hauptgruppe zu.

Chronische Polyarthritis, Lupus erythematodes, Gonarthrose, Morbus Bechterew, reaktive Arthritis, Systemische Sklerodermie, Degenerative Wirbelsäulenerkrankung

zu 1) ______________________

zu 2) ______________________

zu 3) ______________________

Aufgabe 17 → Entzündlicher Rheumatismus

Wie heißt die jeweilige Erkrankung, die zu den folgenden, kurzen Fallbeispielen passt?

Setzen Sie den richtigen Krankheitsbegriff ein.

1) Frau Kahl, 47 Jahre alt, leidet seit 2 Jahren an einem andauernden entzündlichen Gelenkleiden beider Hände. Die Gelenke sind morgens steif, kraftlos und schmerzhaft bewegungseingeschränkt. Inzwischen ist es zu sichtbaren Deformationen der Hände gekommen. An der Streckseite der Arme zeigen sich subkutane Knötchen.

Frau Kahl ist erkrankt an: Gicht

2) Herr Schulz hat plötzlich Schmerzen im rechten Kniegelenk. Das Knie fühlt sich warm an, ist geschwollen und in seiner Beweglichkeit eingeschränkt. Vor 3 Wochen hatte er einen bakteriellen Harnwegsinfekt, an dem er lange laborierte.

Herr Schulz leidet an: Arthritis

3) Klaus Bechter ist 35 Jahre alt und klagt seit einiger Zeit über tiefsitzende Rückenschmerzen, die insbesondere in der zweiten Nachthälfte auftreten und sich bei Bewegung bessern. Seit einiger Zeit bemerkt er eine gewisse Steifigkeit der Lendenwirbelsäule.

Klaus Bechter hat: Morbus Bechterew

4) Frau Schulz entdeckt eine sich ringförmig ausbreitende Hautrötung mit zentraler Blässe an der Stelle, an der sie vor drei Tagen eine Zecke entfernt hat. Jetzt klagt sie über starke Gelenk- und Muskelschmerzen sowie subfebrile Temperaturen.

Frau Schulz ist erkrankt an: Entema

5) Mit Müdigkeit, Nachlassen der Leistungsfähigkeit und einer typischen schmetterlingsförmigen Hautrötung im Gesicht fing bei Frau Mahler die Autoimmunerkrankung an. Dann kamen Beschwerden im Knie- und Handgelenk hinzu.

Frau Mahler leidet an: ______________________

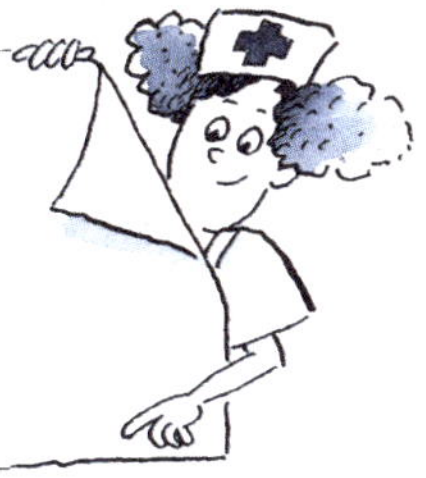

Haben Sie die jeweilige Krankheit zum Fallbeispiel der obenstehenden Aufgabe 17 gewusst? Wenn nicht, dann schauen Sie nicht gleich im Lösungsteil nach. In Aufgabe 16 stehen beispielhaft einige Erkrankungen, die hierzu passen.

Aufgabe 18 → Degenerative Gelenkleiden

Bitte ergänzen Sie den nachstehenden Text mit den richtigen Begriffen.

Im Gegensatz zu den entzündlichen Gelenkerkrankungen liegt bei der Arthrose ein Missverhältnis zwischen ______________ und tatsächlicher Belastung vor. Faktoren, die die Entstehung der Gelenkknorpeldegeneration begünstigen, sind: ______________, berufliche ______________, Leistungssport sowie angeborene Gelenkfehlstellungen wie z. B. durch ______________.

Frühsymptome sind ______________ und Spannungsgefühl im betroffenen Gelenk. Typisch ist der sogenannte ______________, der dann im weiteren Krankheitsverlauf in einen Belastungs- bzw. ______________ übergehen kann. Die Gelenkknorpeloberflächen werden zerstört, freie kleine Knorpelstücke lagern sich zwischen die Gelenkflächen, und es kommt zur chronischen ______________, die auch für den Dauerschmerz verantwortlich ist. Die Diagnose ergibt sich aus der ______________, die die beste Möglichkeit der Knorpelbeurteilung ist, und aus dem typischen Schmerzmuster.

Aufgabe 19 → Weichteilrheumatismus

Der Weichteilrheumatismus, auch als extraartikulärer Rheumatismus bezeichnet, umfasst eine Gruppe von ursächlich unklaren Erkrankungen.

Bewerten Sie die folgenden Aussagen zum Weichteilrheumatismus, indem Sie ankreuzen.

a) Der Weichteilrheumatismus ist eine Erkrankung, die die gelenkumgebenden Gewebestrukturen des Bewegungsapparates betrifft. ○ richtig ○ falsch

b) Gemeinsames Symptom der verschiedenen Erkrankungsformen sind akute bis chronische Schmerzzustände, die im Gelenk lokalisiert sind. ○ richtig ○ falsch

c) Der Schmerz ist oft von wechselnder Intensität und fällt durch Wetter- und Temperaturabhängigkeit auf. ○ richtig ○ falsch

e) Die Erkrankungen betreffen häufig die Sehnen und Sehnenscheiden; aber auch die Muskulatur und der Fazienapparat können betroffen sein. ○ richtig ○ falsch

Die Gicht geht mit starken Schmerzen, Schwellungen und eingeschränkter Funktion der betroffenen Gelenke einher. Sie zählt nicht zu den klassischen Erkrankungen des rheumatischen Formenkreises und wird im Kapitel 5.3 behandelt.

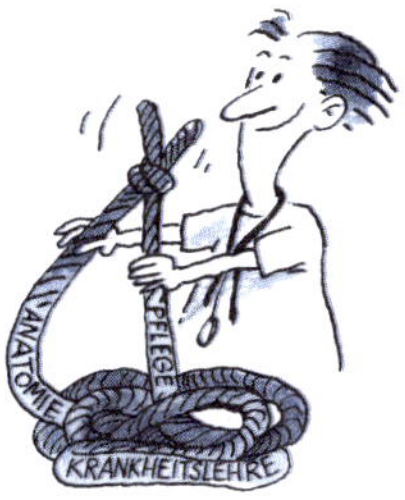

Aufgabe 20 → Signalsymptom Schmerz

Die Beschwerden, die der rheumatische Patient angibt, sind häufig am Gelenk lokalisiert. An erster Stelle steht hierbei der Schmerz in unterschiedlichen Qualitäten und Befallsmustern.

Bitte kreuzen Sie die richtigen Aussagen an. (5)

- ○ a) Gelenkschmerzen, die zu Beginn einer Belastung auftreten und im Verlauf der Bewegung nachlassen, sind charakteristisch für degenerative Ursachen.
- ○ b) Bei morgendlichen Schmerzen (Ruhe- und Nachtschmerzen), die von einer erhöhten Steifigkeit begleitet sind, liegt oft eine entzündlich-rheumatische Erkrankung vor.
- ○ c) Schmerzen im Großzehengrundgelenk, die in Verbindung mit Alkoholgenuss auftreten, lassen einen Gelenkverschleiß als Ursache vermuten.
- ○ d) Der Weichteilrheumatismus macht sich durch einen fließenden, temperaturabhängigen Schmerz mit unterschiedlicher Heftigkeit und Lokalisation bemerkbar.
- ○ e) Abnutzungserkrankungen wie die Gonarthrose oder die Koxarthrose zeigen einen typischen Anlaufschmerz, der sich nach Bewegung der Gelenke reduziert.
- ○ f) Die Bechterew-Erkrankung (ankylosierende Spondylitis) geht mit erheblichen Rückenschmerzen, vor allem in der zweiten Nachthälfte, einher.

Weiterreichende Informationen, insbesondere zur Schmerzentstehung und -wahrnehmung sowie der Schmerztherapie sind im Kapitel 6 zu finden.

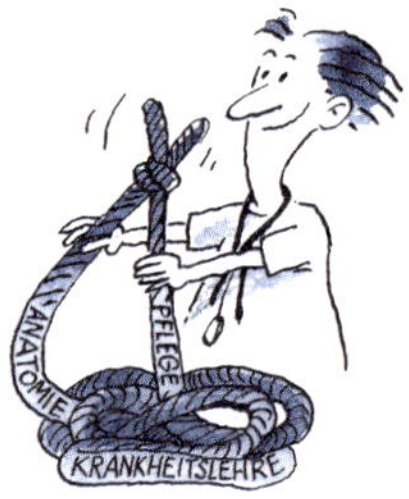

Aufgabe 21 → Weitere Krankheitszeichen

Außer ganz unspezifischen Beschwerden wie einem allgemeinen Krankheitsgefühl, Appetitlosigkeit, leichtem Fieber und dem Leitsymptom Schmerz können weitere Krankheitszeichen, vor allem lokal an den Gelenken, auftreten.

Nennen Sie bitte mindestens drei weitere Krankheitszeichen des Rheumatismus.

- ▸ ______________________________
- ▸ ______________________________
- ▸ ______________________________
- ▸ ______________________________

Aufgabe **22** → **Labordiagnostik**

Bei der Diagnostik in der Rheumatologie werden verschiedene Blutuntersuchungen zur Unterscheidung entzündlicher und nichtentzündlicher Erkrankungsformen herangezogen.
Bewerten Sie die folgenden Aussagen zur rheumatologischen Labordiagnostik, indem Sie ankreuzen.

a) Eine geringe Aussagekraft hat die Blutsenkungsgeschwindigkeit, die bei den Arthritiden meist normal bis erniedrigt ist. ○ richtig ○ falsch

b) Rheumafaktoren sind bei 75–80 % der Patienten mit einer entzündlich-rheumatischen Erkrankung im Serum nachweisbar. ○ richtig ○ falsch

c) Für eine Reihe von Erkrankungen sind differenzialdiagnostisch die antinukleären Faktoren, die gegen körpereigene Zellkerne gerichtet sind, von Bedeutung. ○ richtig ○ falsch

d) Die Labordiagnostik bei Verdacht auf postinfektiöse/reaktive Arthritis umfasst auch den serologischen Antikörpernachweis. ○ richtig ○ falsch

Aufgabe **23** → **Medikamentöse Therapie**

Die medikamentöse Therapie des Rheumatismus zielt unter anderem darauf ab, die krankhaften Vorgänge im Bereich des Immunsystems zu beeinflussen. Die je nach Behandlungsstufe eingesetzten Wirkstoffe sind sehr verschiedenartig, und ihre Anwendung hängt von den Ursachen bzw. dem Verlauf der Krankheit ab.
Welche Medikamente (Wirkstoffgruppen) werden häufig eingesetzt?

1) ____________________

2) ____________________

3) ____________________

Pflege

Aufgabe **24** → **Krankenbeobachtung Medikamentöse Therapie**

Bei der Vielzahl der eingesetzten Medikamente zur Behandlung von rheumatischen Erkrankungen ist im Rahmen der Krankenbeobachtung auf mögliche Nebenwirkungen zu achten.
Geben Sie bitte die häufigsten Nebenwirkungen an, auf die Sie beim jeweiligen Fallbeispiel achten.

1) Hr. Bechter ist an Morbus Bechterew erkrankt und erhält zur Linderung der Schmerzen nichtsteroidale Antirheumatika.
Mögliche Nebenwirkungen sind:

____

____

2) Fr. Mahler leidet schon seit Jahren an Lupus erythematodes, einer entzündlichen Bindegewebserkrankung, und bekommt im Rahmen der Langzeittherapie Glukokortikoide.
Mögliche Nebenwirkungen sind:

____

____

3) Fr. Kahl erhält wegen einer chronischen Polyarthritis eine spezielle Basistherapie, bei der die eingesetzten Goldpräparate (Goldsalze) die Entzündung langfristig unterdrücken helfen.
Mögliche Nebenwirkungen sind:

____

____

Aufgabe 25 → Schonung und Entlastung der Gelenke

Bei allen rheumatischen Erkrankungen steht die Schulung der richtigen Körperhaltung und Bewegung im Vordergrund. Welche Maßnahmen können Sie Frau Müller, die an einer chronischen Arthritis leidet, empfehlen, um im Alltag die vorhandene Beweglichkeit ihrer Gelenke zu erhalten?

1) ____________________

2) ____________________

3) ____________________

4) ____________________

5) ____________________

Aufgabe 26 → Physikalische Maßnahmen

Physikalische Maßnahmen sind bei allen Erkrankungen des rheumatischen Formenkreises ein unverzichtbarer Teil der Therapie.
Ordnen Sie die folgenden rheumatischen Erkrankungen der jeweils angezeigten Behandlung mit Wärme- oder Kältereizen zu, indem Sie Verbindungslinien ziehen.

	a) Weichteilrheumatismus
1) Wärmereize	b) akute reaktive Arthritis
	c) Sehnenscheidenentzündung
2) Kältereize	d) degenerative, nicht akute Arthrose
	e) chronische Polyarthritis

1.3 Spezielle Pflege eines Menschen mit Frakturen

Anatomie/Physiologie

Aufgabe 27 → Knochenarten

Das Skelett besteht aus etwa 200 Knochen. Sie können nach ihrer Form eingeteilt werden.

Ordnen Sie die verschiedenen Knochenformen den richtigen Beispielen zu, indem Sie Verbindungslinien ziehen.

1) Röhrenknochen	a) Kniescheibe
2) platter Knochen	b) Gesichtsknochen
3) kurzer Knochen	c) Schulterblatt
4) Sesambein	d) Oberarmknochen
5) unregelmäßig geformter Knochen	e) Handwurzelknochen

Aufgabe 28 → Knochen des Unterarms

Der Unterarm besteht aus zwei langen Röhrenknochen, die proximal und distal gelenkig miteinander verbunden sind. Ist der Arm in anatomischer Stellung, stehen die beiden Knochen parallel zueinander.

Benennen Sie die anatomischen Strukturen des Unterarms in der folgenden Abbildung.

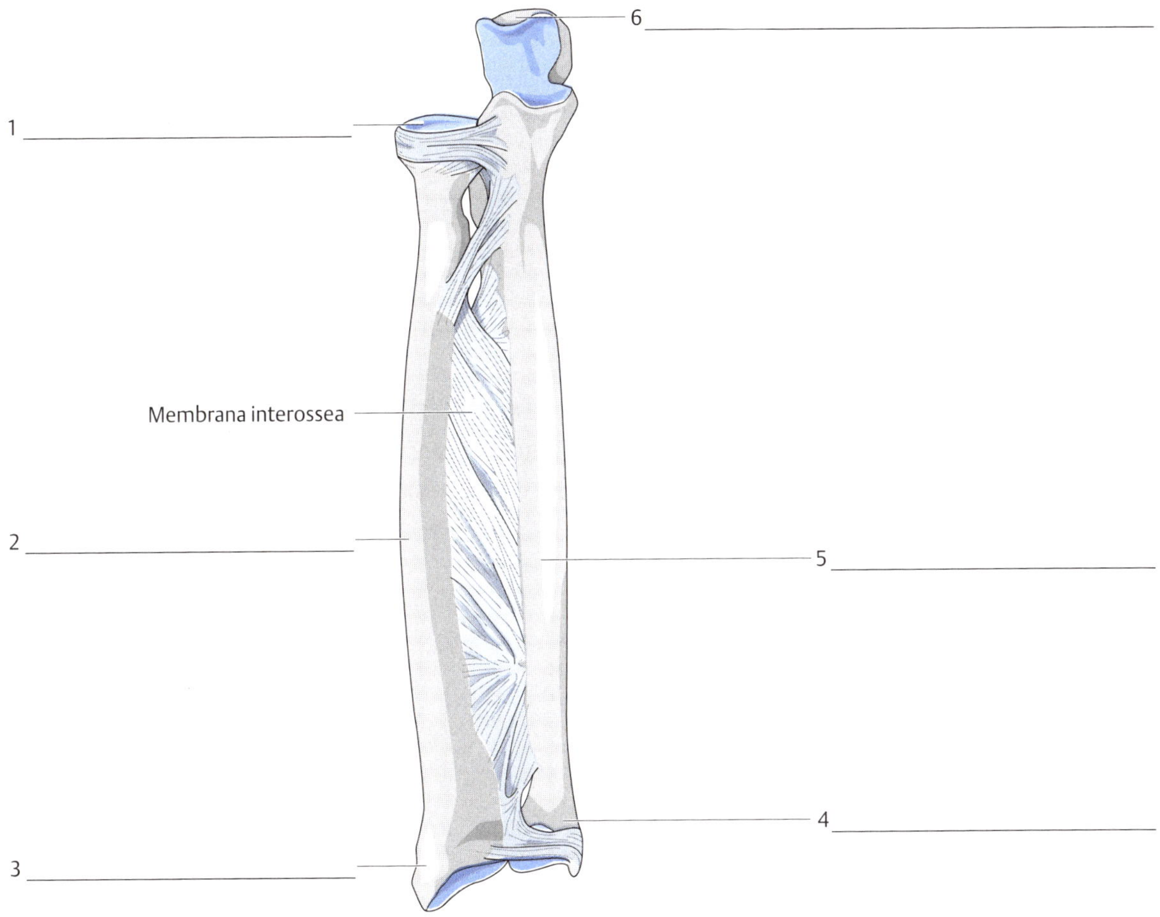

Abb. 1.5 s. auch Schwegler, J.: Der Mensch – Anatomie und Physiologie, Kap. 2.

Krankheitslehre

Aufgabe 29 → Frakturenlehre

Die Fraktur kann als eine Unterbrechung des Knochenzusammenhangs definiert werden, bei dem mindestens zwei Bruchfragmente entstehen.

Bei den folgenden Doppelaussagen zur Frakturenlehre kann jeweils nur eine Aussage richtig sein.

Kreuzen Sie immer nur den richtigen Satz an.

	1. Satz ist richtig	2. Satz ist richtig
a) Die Fissur ist eine vollständige Kontinuitätsunterbrechung mit gut sichtbarer Knochenverschiebung. Mit Infraktion wird eine unvollständige Fraktur z. B. nur an einer Seite eines Röhrenknochens bezeichnet.	○	○
b) Ein offener Bruch liegt dann vor, wenn der Haut- und Weichteilmantel über der Fraktur durchtrennt ist. Der geschlossene Bruch zeigt dagegen immer eine intakte Kortikalis und einen erhaltenen Periostschlauch.	○	○
c) Die Verschiebung der Bruchfragmente bezeichnet man als pathologische Fraktur. Ermüdungsbrüche entstehen ohne äußere Gewalteinwirkung als Folge sich ständig wiederholender Mikrotraumen.	○	○
d) Ein Bruch mit Lösung der Wachstumsfuge (Epiphysiolyse) kann zu Wachstumsstörungen des betroffenen Knochens führen. Die Grünholzfraktur ist eine Frakturform im Kindesalter, bei der der Periostschlauch komplett durchtrennt wird.	○	○
e) Beim vollständigen Bruch erkennt man zwei oder mehrere Bruchfragmente, die durch einen Bruchspalt voneinander getrennt sind. Die Spontanfraktur entsteht, wenn plötzlich eine adäquate Gewalt von außen auf den Knochen einwirkt.	○	○

Wegen des noch nicht abgeschlossenen Knochenwachstums weisen Frakturen im Kindesalter einige Besonderheiten auf:

1. Die Bruchform „Grünholzfraktur“, bei der das Bruchverhalten grüner Zweige namensgebend ist und Kortikalis sowie Periostschlauch teilweise erhalten bleiben;
2. Die Verletzung der Wachstumsfuge (Epiphysenfuge), die verschiedene Frakturenlinien (Einteilung nach Aitken) zeigen kann. Um Wachstumsstörungen auszuschließen, ist eine exakte Reposition erforderlich.

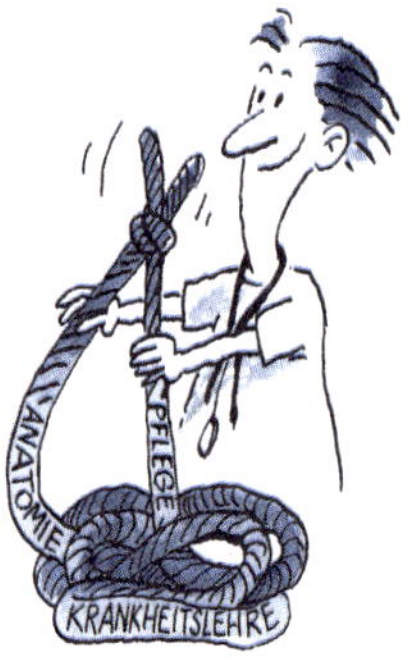

Aufgabe 30 → Einteilung der Femurfrakturen

Die proximalen Femurfrakturen (Schenkelhals- und schenkelhalsnahe Frakturen) sind die typischen Frakturen des älteren Menschen. Dabei nimmt die Frakturrate mit dem Alter zu und ist bei Frauen doppelt so hoch wie bei Männern. Je nach Verlauf der Frakturlinie und ihrer Lage innerhalb oder außerhalb der Gelenkkapsel können mehrere Bruchformen unterschieden werden.

Bitte zeichnen Sie in die untenstehende Darstellung des proximalen Femurs die Frakturlinien für folgende Bruchformen ein.

1) mediale Schenkelhalsfraktur
2) laterale Schenkelhalsfraktur
3) pertrochantäre Fraktur
4) subtrochantäre Fraktur

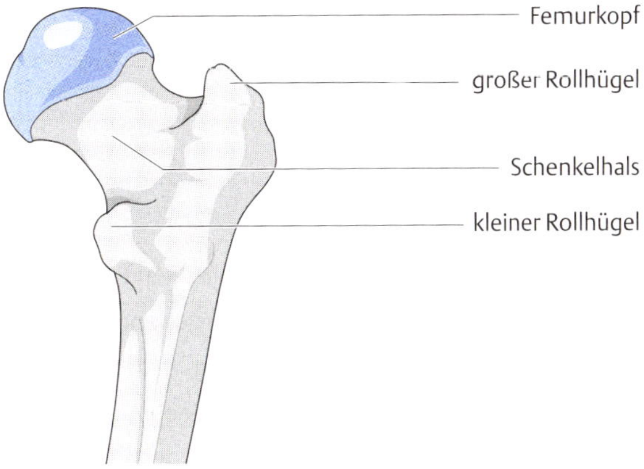

Abb. 1.6 s. auch Schwegler, J.: Der Mensch – Anatomie und Physiologie, Kap. 2.

Die medialen Frakturen werden entsprechend dem Neigungswinkel zwischen der Horizontalen und der Bruchlinie nach Pauwels in drei Schweregrade unterteilt. Dabei ist die Fraktur Grad III die ungünstigste Form für die Bruchheilung. Schauen Sie sich hierzu die entsprechende Darstellung in einem Chirurgielehrbuch an.

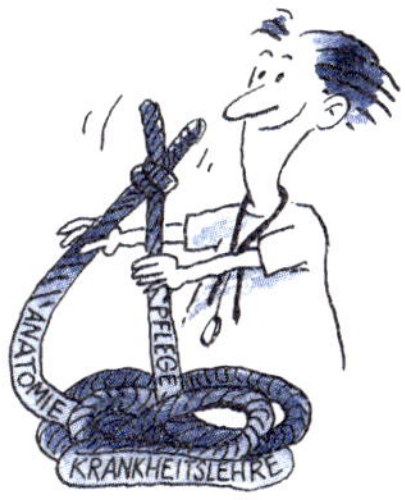

Aufgabe 31 → Frakturdiagnostik

Zur Diagnostizierung eines Knochenbruches werden die sogenannten Frakturzeichen herangezogen. Bei der folgenden Aufzählung sind die sicheren und unsicheren Frakturzeichen durcheinander geraten.

Bitte ordnen Sie die unten stehenden Symptome der richtigen Kategorie zu, indem Sie Verbindungslinien ziehen.

1) sichere Frakturzeichen

2) unsichere Frakturzeichen

a) abnorme Beweglichkeit
b) Hämatom und Schwellung
c) Knochenreiben (Krepitation)
d) grobe Fehlstellung der Extremität
e) Schmerzen
f) eingeschränkte Funktion
g) sichtbares Fragment bei offener Fraktur

Aufgabe 32 → Frakturbehandlung

Im Chirurgieunterricht kommt Ihre Sitznachbarin ins Schwitzen. Sie soll dem Dozenten die drei Grundprinzipien der Frakturbehandlung nennen. Da sie passen muss, sind Sie an der Reihe.

Wie heißen die drei Grundprinzipien jeder Frakturbehandlung, unabhängig davon, ob konservativ oder operativ vorgegangen wird?

1) ______________________________

2) ______________________________

3) ______________________________

Aufgabe 33 → Osteosyntheseverfahren

Die Vorteile der operativen Knochenbruchbehandlung für den Patienten sind die Möglichkeit der frühzeitigen Mobilisierung und das Vermeiden der mit der Immobilität einhergehenden Gefahren und Komplikationen. Verschiedene Osteosyntheseverfahren stehen dem Operateur zur Verfügung.

Verknüpfen Sie bitte die Frakturformen mit den zugehörigen Abbildungen und den entsprechenden Osteosyntheseverfahren, indem Sie in die Kästchen eintragen.

Frakturformen

1) Femurschaftfraktur
2) Olekranonfraktur
3) mediale Schenkelhalsfraktur
4) suprakondyläre Oberschenkelfraktur

Osteosyntheseverfahren

a) Zuggurtung
b) Spongiosaschrauben
c) Winkelplatte mit Schrauben
d) Oberschenkel-Verriegelungsnagel

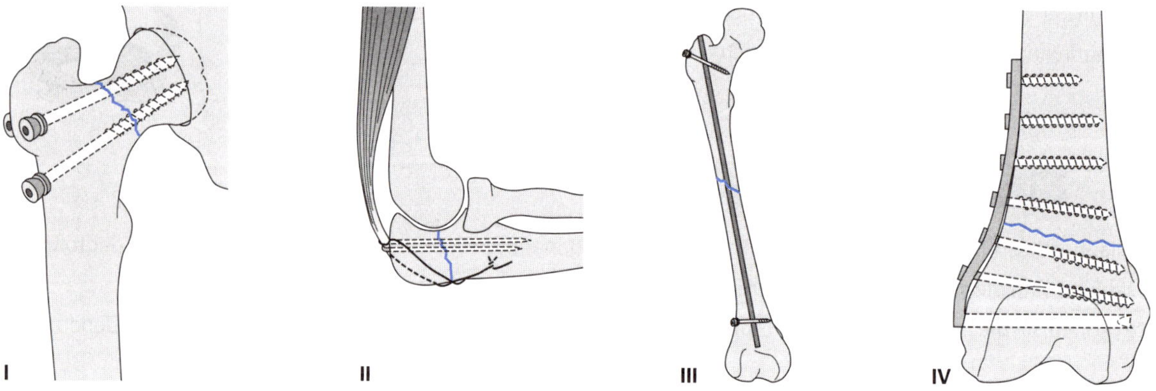

Abb. 1.7

I		

II		

III		

IV		

Aufgabe **34** → **Komplikationen**

Verschiedene Besonderheiten können den Verlauf der Knochenbruchheilung stören. Die Ursachen der frakturspezifischen Komplikationen sind unterschiedlich.
Erklären Sie kurz, was unter den vier folgenden Komplikationen zu verstehen ist.

1) Sudeck-Dystrophie oder Morbus Sudeck: ____________________

____

____

2) Pseudarthrose: ____________________

____

____

3) Kompartment-Syndrom, auch Logensyndrom genannt: ____________________

____

____

____

4) Frakturkrankheit: ____________________

____

____

Die Volkmann-Kontraktur ist eine Spätfolge des Kompartmentsyndroms, bei dem es durch Ischämie zum Absterben und Schrumpfen der Muskulatur kommt. Die nach Volkmann benannte Kontraktur tritt bevorzugt am Unterarm und Unterschenkel auf.

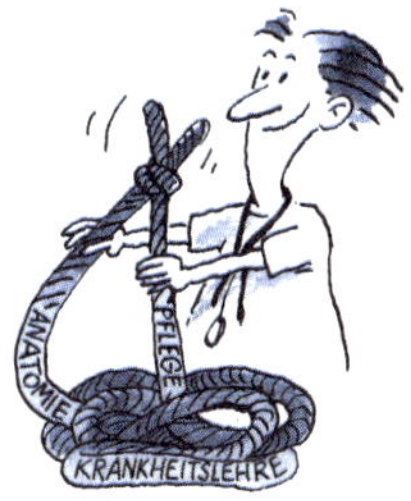

Pflege

Aufgabe 35 → Basiswissen Hartverband

Die Ruhigstellung im Rahmen der konservativen Frakturbehandlung kann mit einem Kunststoff- oder Gipsverband erfolgen. Bestimmte Gipstechniken und Kontrollen nach dem Gipsen vermindern die Gefahr von Komplikationen.

Bitte kreuzen Sie die richtige Aussagenkombination an

1) Wegen der Gefahr der Hautaufweichung (Mazeration) darf nie unter Gips Haut auf Haut, z. B. zwischen den Fingern, zu liegen kommen.
2) An druckexponierten Stellen wie Ellenbogen oder Fersen und dort, wo Nerven oberflächlich verlaufen (z. B. N. ulnaris), ist auf eine ausreichende Polsterung zu achten.
3) Um eine hohe Kooperationsbereitschaft des Patienten zu erreichen, ist er über die Vorgehensweise sowie Art und Dauer der Gipsbehandlung zu informieren.
4) Die Gipsentfernung mit der oszillierenden Fräse kann bei falscher Handhabung zu Verbrennungen auf der ungeschützten Haut führen.
5) Um Störungen des Abbindevorganges und Bruchschäden am frischen Gips zu vermeiden, sollte der zirkulär angelegte Gips immer erst nach 1–2 Tagen gespalten werden.

○ a) Nur die Aussagen 1, 2, 3 und 5 sind richtig.
○ b) Nur die Aussagen 1, 2, 3 und 4 sind richtig.
○ c) Nur die Aussagen 2, 3, 4 und 5 sind richtig.
○ d) Nur die Aussagen 1, 3, 4 und 5 sind richtig.
○ e) Alle Aussagen sind richtig.

Aufgabe 36 → Pflegeschwerpunkte Gipsbehandlung

Herr Franz ist 53 Jahre alt und hat sich im Garten beim Sturz auf die gestreckte linke Hand eine distale Radiusfraktur zugezogen. In der Ambulanz wurde der Bruch reponiert und zunächst eine palmar gespaltene Gipsschiene angelegt. Sie soll später gegen einen geschlossenen Unterarmgips ausgetauscht werden.

1) Was ist häufig der Grund für diese Form des Vorgehens bei der Primärversorgung?

____

Der Patient wird anschließend zu Ihnen auf die Station verlegt.

2) Welche wichtigen Kontrollen führen Sie nach dem Gipsen durch?
Sie haben sich dazu das Kürzel DMS als Gedächtnisstütze gemerkt.

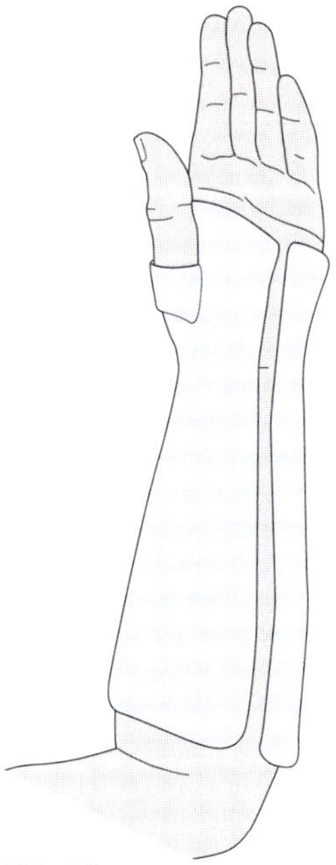

Abb. 1.8

D = Durchblutung: ______________________________

M = Motorik: ______________________________

S = Sensibilität:

3) Um die vorhandene Weichteilschwellung zu vermindern, aber auch, damit die Feuchtigkeit des frischen Gipses verdunsten kann, muss der Arm von Herrn Franz in besonderer Weise gelagert werden.
Beschreiben Sie kurz, worauf Sie bei der Armlagerung achten.

- ______________________________
- ______________________________

Ein Grundsatz der Gipsbehandlung lautet: „Ein Patient, der über seinen Gips klagt, hat immer Recht." Das bedeutet, dass in jedem Fall die Schmerzursache abgeklärt werden muss. Erst dann ist die Gabe von Schmerzmitteln sinnvoll.

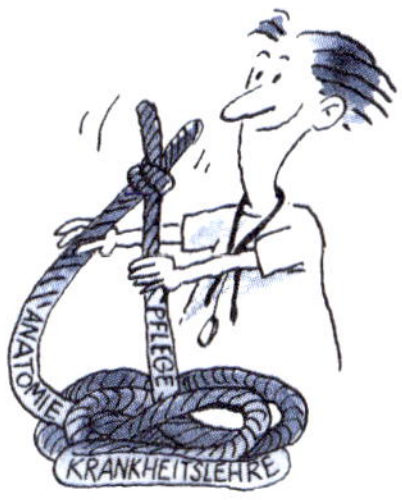

Aufgabe 37 ▸ Spätkomplikation nach Unterarmgips

Welche der folgenden Spätkomplikationen droht Herrn Franz, da sie typischerweise nach Frakturen am Unterarm auftreten kann?
Bitte kreuzen Sie an. (1)

- ○ a) Pseudarthrose
- ○ b) Kompartment-Syndrom
- ○ c) Sudeck-Dystrophie

Eine weitere konservative Behandlungsmöglichkeit ist die Retension einer Fraktur durch Drahtextension. Dieses Therapieverfahren ist vor allem zur Ruhigstellung von Frakturen langer Röhrenknochen geeignet oder präoperativ, wenn eine sofortige Osteosynthese nicht möglich ist.

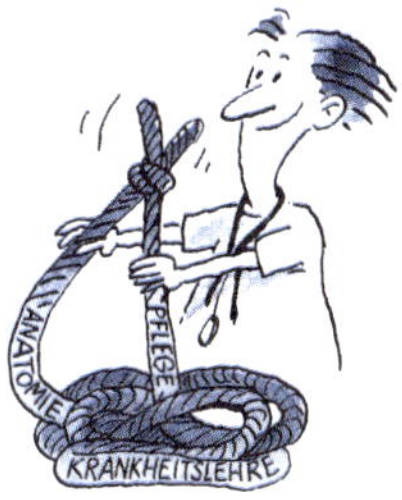

Aufgabe 38 → Beobachtung bei Drahtextension

Bei einem nächtlichen Sturz in ihrer Wohnung hat sich die 67-jährige Frau Scholz eine Tibiaschaftfraktur zugezogen. Da sie allein lebt, wurde sie erst am Mittag des darauffolgenden Tages von ihrer Nachbarin gefunden. Aufgrund des schlechten Allgemeinzustandes entschied sich der behandelnde Arzt für eine Kalkaneusextension mit Kirschner-Draht.

Welchen behandlungsspezifischen Gefahren versuchen Sie durch frühzeitige Kontrollen und Beobachtungen entgegenzuwirken? Beachten Sie bitte die Achtung-Zeichen in der folgenden Abbildung.

1) ______________________
2) ______________________
3) ______________________
4) ______________________
5) ______________________
6) ______________________

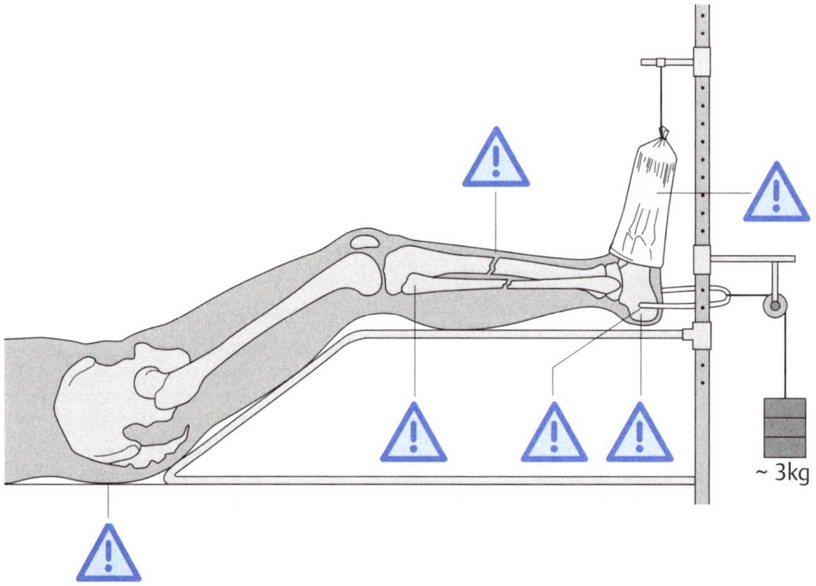

Abb. 1.9

Aufgabe 39 → Luxationsprophylaxe nach Totalendoprothese

Nach medialer Schenkelhalsfraktur links wurde bei Frau Schulze, 73 Jahre alt, eine zementierte Totalendoprothese (TEP) implantiert. Um eine Prothesenluxation zu vermeiden, müssen Sie, besonders in den ersten postoperativen Tagen, auf eine korrekte Lagerung und Mobilisation von Frau Schulze achten.

Durch welche speziellen Lagerungsmaßnahmen versuchen Sie, das betroffene Bein zu stabilisieren und einer drohenden Prothesenluxation vorzubeugen?

1) ______________________
2) ______________________
3) ______________________
4) ______________________

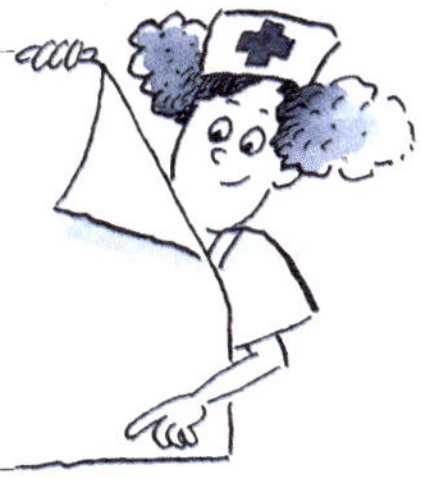

Die Luxationsgefahr in den ersten postoperativen Tagen ist insbesondere wegen der Immobilisierung und der damit einhergehenden reduzierten Muskelkraft auf der betroffenen Seite groß. Die Glutäalmuskulatur kann dem Hüftgelenk nicht genügend Halt bieten. Beachten Sie dies bei der Beantwortung der folgenden Aufgabe.

Aufgabe 40 → Rehabilitation nach TEP

Im Rahmen der rehabilitativen Pflege geben Sie Frau Schulze und ihren Angehörigen Verhaltenshinweise, die einer Luxation bzw. frühzeitigen Lockerung des künstlichen Gelenks vorbeugen sollen.
Kreuzen Sie die richtigen Hinweise für ein luxationsvorbeugendes Bewegungsverhalten an. (3)

- ○ a) Im Stehen sollten die Beine nicht in extremer Ein- oder Auswärtsdrehung stehen.
- ○ b) Beim Sitzen die Beine übereinander schlagen.
- ○ c) In der Klinik erlernte Bewegungsübungen und Muskeltraining zu Hause weiterführen.
- ○ d) Überlastungen anderer Körperabschnitte durch Gehhilfen oder frakturbedingte Veränderung der Bewegungsabläufe vermeiden.
- ○ e) Langes Sitzen ist besser als Stehen und Laufen.

1.4 Spezielle Pflege eines Menschen nach Amputation

Krankheitslehre

Aufgabe 41 → Basiswissen Amputation

Ergänzen Sie bitte den folgenden Lückentext mit den unten stehenden Begriffen*.
Als ____________ wird das Absetzen eines endständigen Körper- oder Organabschnittes bezeichnet, mit ____________ das operative Abtragen oder Ablösen. Die häufigste Indikation ist die ____________ ____________ (pAVK), gefolgt von ____________ und nicht beherrschbaren Infektionen. Eine Gliedmaßenabsetzung im Gelenk heißt ____________. Die Amputationshöhe wird durch verschiedene Faktoren bestimmt, wobei der allgemeine Grundsatz gilt, je ____________ das Amputationsniveau, desto ____________ die Rehabilitationsmöglichkeiten. Mit ____________ wird die Verbindung der Muskelstümpfe bezeichnet, die eine bessere Polsterung des knöchernen Stumpfes erlaubt und z. B. bei der ____________ besonders wichtig ist. So kann ein ____________, schmerzfreier Stumpf, der Voraussetzung für eine optimale ____________ ist, erreicht werden.

* *Myoplastik; ~~höher~~; ~~traumatischen Verletzungen~~; Ablatio; Exartikulation; geringer; ~~Amputation~~; ~~periphere arterielle Verschlusskrankheit~~; Oberschenkelamputation; belastungsfähiger; Prothesenversorgung*

Aufgabe 42 → Komplikationen nach Amputation

Eine Reihe von Problemen und Komplikationen kann die prothetische Versorgung des Amputationsstumpfes erschweren.

Bewerten Sie bitte die folgenden Aussagen, indem Sie ankreuzen.

a) Als Folge der Durchtrennung von Blut- und Lymphgefäßen kann es im Bereich des Stumpfendes zu ödematösen Schwellungen kommen, die die Wundheilung verzögern. ○ richtig ○ falsch

b) Wucherungen an den Nervenenden, sogenannte Amputationsneurome, verstärken die Schmerzen und können Muskelreaktionen wie Stumpfzittern oder Stumpfschlagen auslösen. ○ richtig ○ falsch

c) Die Gefahr der Entstehung von Streckkontrakturen nach einer Oberschenkelamputation ist groß und erschwert die Prothesenversorgung. ○ richtig ○ falsch

d) Die Hautdurchspießung durch einen vom Knochenstumpf ausgehenden Knochensporn kann eine Nachamputation erforderlich machen. ○ richtig ○ falsch

Aufgabe 43 → Phantomgefühl/Phantomschmerz

Herr Becker ist 65 Jahre alt. Nach sieben Jahren Claudicatio intermittens und erfolgloser konservativer Therapie wurde eine Oberschenkelamputation links durchgeführt. Seit einigen Tagen klagt er über Missempfindungen im Oberschenkelrest und attackenartige Schmerzen im nicht mehr vorhandenen Glied.

Welche charakteristische Beschreibung für das Phantomgefühl und den Phantomschmerz wird Herr Becker angeben?

- ____
  ____
- ____
  ____
- ____
  ____

Aufgabe 44 → Stumpflagerung

Bei Herrn Franz, 24 Jahre alt, musste nach einem Motorradunfall der rechte Unterschenkel amputiert werden.

Beurteilen Sie folgende Aussagen zur Stumpflagerung auf ihre Richtigkeit, indem Sie ankreuzen.

a) Bei der Stumpflagerung von Herrn Franz ist auf eine Beugestellung im Hüftgelenk zu achten. ○ richtig ○ falsch

b) Zur Unterstützung der Streckstellung ist die kurzzeitige Bauchlagerung oder das Auflegen eines Sandsäckchens auf den Stumpf geeignet. ○ richtig ○ falsch

c) Die Folgen einer Beugekontraktur liegen in einer erschwerten Anpassung der Prothese und dem Halten des Gleichgewichts. ○ richtig ○ falsch

d) Zur Schmerzreduzierung und Weichlagerung des Amputationsstumpfes sollte immer ein kleines Kissen unter das Knie gelegt werden. ○ richtig ○ falsch

e) Durch Herabhängen des Amputationsstumpfes aus dem Bett kann Herr Franz die Stumpfhaut entlasten und einer Kontraktur vorbeugen. ○ richtig ○ falsch

Zur Beantwortung der folgenden Aufgabe können Sie Ihr Wissen zur Hautpflege bei Stomaversorgung (Arbeitsbuch: Spezielle Pflege Band 1, Kap. 4.8) gut anwenden.

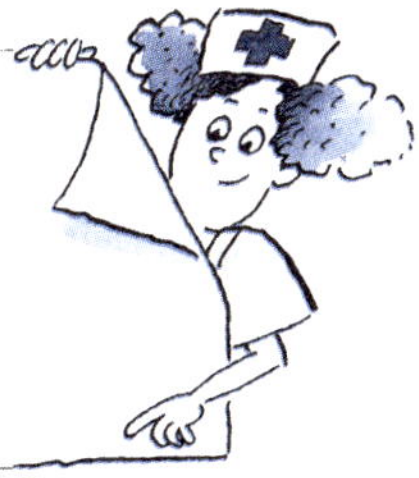

Aufgabe 45 → Pflege der Stumpfhaut

Ein Schwerpunkt der postoperativen Pflege nach Amputation liegt in der optimalen Versorgung der Stumpfhaut. Hierdurch soll die Belastungsfähigkeit des Stumpfes erhöht und möglichen Stumpfproblemen vorgebeugt werden.
Geben Sie Herrn Franz, der die Stumpfpflege erlernen will, Hinweise zur Versorgung der Stumpfhaut unter den folgenden Gesichtspunkten.

1) Stumpfhygiene und Stumpfwaschung:

- __________
- __________

2) Abhärtungsmaßnahmen:

- __________
- __________

3) schweißhemmende Maßnahmen:

- __________
- __________

Aufgabe 46 → Stumpfwicklung

Um das Auftreten einer stärkeren postoperativen Weichteilschwellung zu verhindern, erfolgt für 3–6 Wochen vor der Prothesenversorgung die Stumpfwicklung.

Welche der folgenden Aussagen zur Stumpfwicklung treffen zu?

1) Die an der Stumpfspitze beginnende Wicklung erfolgt, um Einschnürungen zu vermeiden, immer in zirkulären Touren.
2) Der Druck beim Bandagieren soll vom Stumpfende (distal) zum Körper hin (proximal) kontinuierlich abnehmen.
3) Die Ziele der Bandagierung sind in der Hauptsache die Hämatom- und Ödemprophylaxe und dienen einer vorbereitenden Formung des Stumpfes für die Prothesenversorgung.
4) Das benachbarte Gelenk wird immer mit eingebunden, sollte aber trotzdem gut bewegt werden können.
5) Der Verband sollte, um eine bessere Druckverteilung zu erreichen, nur alle zwei Tage gewechselt werden.

○ a) Nur die Aussagen 1, 2, 3 und 4 sind richtig.
○ b) Nur die Aussagen 1, 2, 3 und 5 sind richtig.
○ c) Nur die Aussagen 2, 3 und 4 sind richtig.
○ d) Nur die Aussagen 1, 2 und 5 sind richtig.
○ e) Alle Aussagen sind richtig.

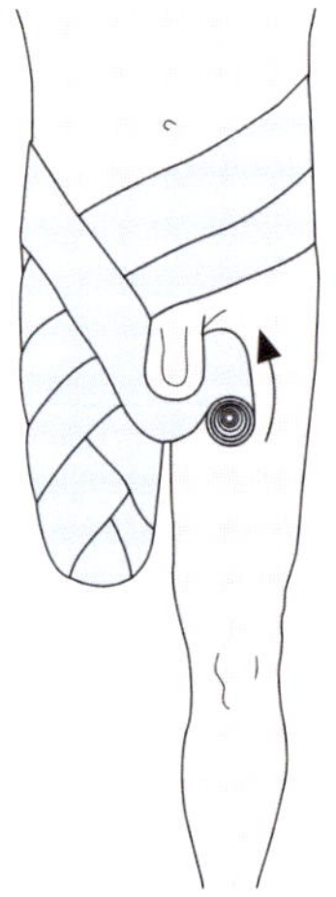

Abb. 1.**10** s. auch Juchli, L.: Pflege, Kap. 33.

1 Spezielle Pflege eines Menschen mit Erkrankungen des Bewegungssystems

1.1 Spezielle Pflege eines Menschen bei Bandscheibenprolaps

Aufgabe 1

waagrecht:	senkrecht:
1 Cauda equina	2 Diskus
3 Kyphose	4 Vertebra
5 Iliosakralgelenk	6 Axis
8 Foramen intervertebrale	7 Lordose
10 Os sacrum	9 Atlas

Aufgabe 2

1 oberer Gelenkfortsatz
2 Querfortsatz
3 Wirbelloch
4 Wirbelkörper
5 Gallertkern
6 Bandscheibe mit Faserring
7 unterer Gelenkfortsatz
8 Dornfortsatz

Aufgabe 3

a, c, d, e

Aufgabe 4

1) Vorwölbung/Protusion
2) Bandscheibenvorfall/Prolaps
Einrisse im Faserring und hinteren Längsband; Der Kern kann dann teilweise vorfallen und auf Rückenmark oder Spinalnerv drücken.

Aufgabe 5

d

Aufgabe 6

1) schmerzhafte Lendenwirbelsäule mit Entlastungshaltung zur gesunden Seite
2) Schmerzverstärkung bei Husten, Niesen und Pressen
3) Sensibilitätsstörungen an der Außenseite des Beines bis zur Großzehe

Aufgabe 7

- nichtsteroidale Antiphlogistika
- muskelentspannende Medikamente
- Physiotherapie, Wärme

Aufgabe 8

1) Laminektomie
2) Hemilaminektomie

Aufgabe 9

1b, 2a

Aufgabe 10

1)
- die ersten 6–12 postoperativen Std. flache Rückenlagerung
- dann auch Seitenlagerung möglich
- drehen nur langsam, zu zweit und nur in En-bloc-Position
- keine ruckartigen Bewegungen

2)
- ruckartige Bewegungen oder Drehungen
- Sitzen wegen größerer Druckbelastung der Wirbelsäule
- Bücken und Beugen, z. B. beim Waschen

Aufgabe 11

richtig: b, c
falsch: a, d

Aufgabe 12

1) langes Sitzen und Stehen, schweres Heben und Tragen während der ersten 6 postop. Wochen vermeiden
2) Stress, berufliche Belastungen vermeiden
3) einseitiges oder verdrehtes Sitzen, Bücken und Beugen unterlassen
4) Sportarten, die die Wirbelsäule belasten, insbesondere Brustschwimmen und Tennis, sind verboten
5) Besuche von Übungskursen zur Stärkung der Rückenmuskulatur, z. B. Rückenschulung

Aufgabe 13

- kinästhetische Prinzipien nutzen
- In Arbeitspausen Wirbelsäule entlasten
- wirbelsäulenbelastende und weniger belastende Tätigkeiten im Wechsel
- vorhandene Hilfsmittel einsetzen
- Patientenressourcen nutzen, Arbeitsablauf organisieren

1.2 Spezielle Pflege eines Menschen bei rheumatischen Erkrankungen

Aufgabe 14

d

Aufgabe 15

1 Oberschenkelknochen (Femur)
2 Schleimbeutel (Bursa supra- bzw. infrapatellaris)
3 Kniescheibe (Patella)
4 Gelenkknorpel
5 Meniskus
6 Kniescheibenband
7 Schienbein (Tibia)

Aufgabe 16

1) Entzündlich-rheumatische Formen
2) Nicht-entzündliche degenerative Formen
3) Weichteilrheumatismus
zu 1) chronische Polyarthritis, Morbus Bechterew, reaktive Arthritis
zu 2) Gonarthrose, degenerative Wirbelsäulenerkrankungen
zu 3) Lupus erythematodes, Systemische Sklerodermie

Aufgabe 17

1) chronischer Polyarthritis, auch rheumatische Arthritis
2) reaktiver Arthritis (Sonderform Morbus Reiter)
3) Morbus Bechterew
4) Lyme-Arthritis, auch Borreliose
5) Lupus erythematodes

Aufgabe 18

Tragfähigkeit; Übergewicht; Überlastung; X-Beine; Steifigkeit; Anlaufschmerz; Dauerschmerz; Entzündung; Arthroskopie

Aufgabe 19

richtig: a, c, d
falsch: b

Aufgabe 20

a, b, d, e, f

Aufgabe 21

- Gelenkschwellung mit Rötung und Überwärmung
- Funktionseinschränkung der Gelenke
- Gelenkdeformation
- Nervenreizungen, Muskelverspannungen

Aufgabe 22

richtig: b, c, d
falsch: a

Aufgabe 23

1) nichtsteroidale Antirheumatika (kortisonfreie Schmerzmittel)
2) Glukokortikoide
3) langsam wirkende Antirheumatika; sogenannte Basistherapie

Aufgabe 24

1) gastrointestinale Beschwerden, Magen-Darm-Ulcera, Kopfschmerzen, Schwindel, allergische Hauterscheinungen, Leber-, Nierenschäden
2) Osteoporose, Muskelschwäche, Bluthochdruck, Blutzuckererhöhung, Depression, Magenbeschwerden, Appetitsteigerung mit Gewichtszunahme
3) Entzündung der Haut- und Schleimhäute, Blutbildveränderungen, Fieber, Haarausfall, Nierenerkrankungen

Aufgabe 25

1) täglich gezielte Bewegungsübungen für alle Gelenke durchführen
2) in beschwerdefreien Zeiten regelmäßig Sport treiben
3) Gelenke und verspannte Muskulatur vor den Übungen aufwärmen
4) gelenkentlastende Hilfsmittel in den Alltag einbeziehen
5) Überlastung der Gelenke, z. B. durch schweres Tragen, vermeiden

Aufgabe 26

1a, d, e
2b, c

1.3 Spezielle Pflege eines Menschen mit Frakturen

Aufgabe 27

1d, 2c, 3e, 4a, 5b

Aufgabe 28

1 Ellen-Hakenfortsatz (Olekranon)
2 Radiusköpfchen (Caput radi)
3 Speiche (Radius)
4 Elle (Ulna)
5 Ellenköpfchen (Caput ulnae)
6 Griffelfortsatz der Speiche (Processus styloides radii)

Aufgabe 29

a2, b1, c2, d1, e1

Aufgabe 30

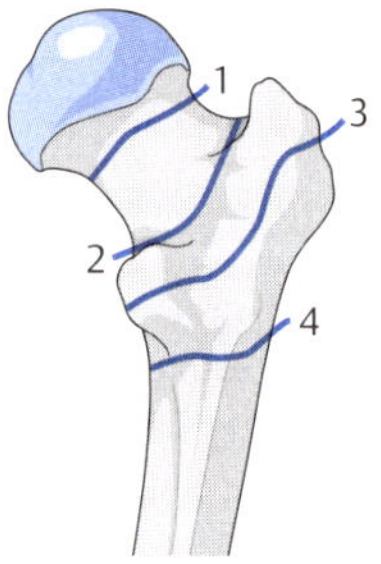

Aufgabe 31

1a, c, d, g
2b, e, f

Aufgabe 32

1) Reposition
2) Retension/Fixation
3) Rehabilitation/Physiotherapie

Aufgabe 33

I 3b, II 2a, III 1d, IV 4c

Aufgabe 34

1) Lokale Stoffwechsel- und Durchblutungsstörung, die posttraumatisch auftritt und deren Ursache ungeklärt ist. Die betroffene Extremität schmerzt, die Haut ist glänzend und bläulich verfärbt.
2) Hat nach 6–8 Monaten keine Frakturheilung stattgefunden, spricht man von Falschgelenk. Allgemeine bzw. lokale Faktoren wie fehlende Ruhigstellung oder Wundinfektionen können die Ursache sein.
3) Durch blutige oder ödematöse Volumenzunahme innerhalb der Muskelfaszie (Muskelloge) kommt es zur Druckerhöhung, die die umgebenden Strukturen wie Nerven, Gefäße und Muskulatur schädigt. Es werden drei klinische Stadien unterschieden.
4) Folge andauernder Ruhigstellung, die insbesondere bei konservativer Frakturbehandlung zu Durchblutungsstörungen mit Muskelatrophie, Knochenentkalkung und Inaktivitätsdystrophie des Gelenkes führt.

Aufgabe 35

b

Aufgabe 36

1)
eine zu erwartende Weichteilschwellung
2)
Durchblutung: Hautfarbe bzw. Hauttemperatur der Finger der rechten Hand
Motorik: Beweglichkeit wie Beugung und Streckung der Finger
Sensibilität: Schmerzen, Engegefühl, Parästhesien
3)
- Arm auf Schiene hochlagern
- für gute Belüftung sorgen (evtl. Bettbogen)

Aufgabe 37

c

Aufgabe 38

1) Dekubitus an der Ferse
2) Druckschädigung am N. fibularis
3) Spitzfuß
4) Bohrkanalinfektion
5) Distraktion/Pseudarthrose
6) Dekubitus am Steißbein

Aufgabe 39

1) anfangs betroffenes Bein leicht abgespreizt in Schaumstoffschiene lagern
2) Außen- und Innenrotation des betroffenen Beines vermeiden
3) Überkreuzen der Beine beim Drehen oder seitlichen Lagern vermeiden
4) Oberkörper nicht über ca. 40° hochlagern

Aufgabe 40

a, c, d

1.4 Spezielle Pflege eines Menschen nach Amputation

Aufgabe 41

Amputation; Ablatio; periphere arterielle Verschlusskrankheit; traumatischen Verletzungen; Exartikulation; höher; geringer; Myoplastik; Oberschenkelamputation; belastungsfähiger; Prothesenversorgung

Aufgabe 42

richtig: a, b, d
falsch: c

Aufgabe 43

- Wahrnehmen des Phantomgliedes, insbesondere distal mit Unterschenkel und Fuß
- verschiedene Formen der Empfindungsqualitäten möglich (Kribbeln, Ziehen, Brennen usw.)
- starke Schmerzen, meist attackenartig, wenige Minuten dauernd bis Dauerschmerz

Aufgabe 44

a, d, e

Aufgabe 45

1) z. B.

- täglich Stumpfhaut mit warmem Wasser und milder Seife waschen
- sorgfältig abtrocknen
- warmes Stumpfbad mit pflegenden Zusätzen
- spezielle Stumpfpflegemittel

2) z. B.

- kräftiges Trockenreiben mit Frotteetuch
- warme und kalte Wechselbäder
- Bürstenmassage
- Luft und Sonne einwirken lassen

3) z. B.

- Unverträglichkeit des Stumpfstrumpfes oder des Schaftmaterials ausschließen
- schweißreduzierende Waschungen z. B. mit Salbeitee oder Eichenrindenextrakt
- täglich Stumpfstrumpf wechseln
- sparsame Verwendung von Stumpfpuder

Aufgabe 46

c

2 Spezielle Pflege eines Menschen mit Erkrankungen des Gehirns und des Nervensystems

B. Freudenberger

Anatomie/Physiologie

Aufgabe 1 → Einteilung Nervensystem

Neben dem Hormonsystem steuert und koordiniert das Nervensystem als übergeordnetes Zentrum die verschiedenen Aufgaben und Funktionsabläufe im menschlichen Organismus. Hierbei bildet das gesamte Nervensystem eine unzertrennliche Einheit, in der Informationen aufgenommen, verarbeitet und weitergegeben werden.
Eine Unterteilung kann nur unter topographischen und funktionellen Gesichtspunkten erfolgen.
Ordnen Sie bitte folgende Anteile des Nervensystems zu, indem Sie die entsprechenden Buchstaben in die Kästchen eintragen.

a) Hirnnerven
b) Sympathikus
c) Großhirn
d) Ganglien
e) Rückenmark
f) Zwischenhirn
g) periphere Nerven
h) Rautenhirn (Kleinhirn, Brücke, verlängertes Mark)
i) Parasympathikus
j) Rückenmarknerven
k) enterisches Nervensystem
l) Mittelhirn

Zentrales Nervensystem:					
Peripheres Nervensystem:					
Vegetatives Nervensystem:					

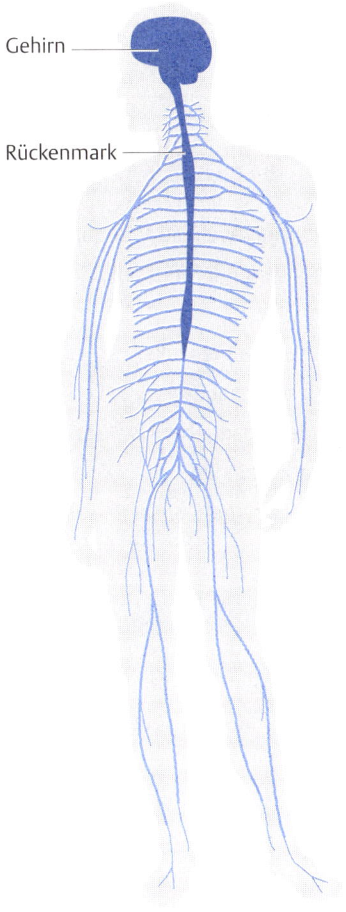

Abb. 2.1 s. auch Schwegler, J.: Der Mensch – Anatomie und Physiologie, Kap. 12.

Aufgabe 2 → Nervenzelle

Der kleinste funktionelle Baustein des Nervensystems ist das sog. Neuron, die Nervenzelle mit ihren Fortsätzen. Ergänzen Sie die folgende Abbildung mit den korrekten Beschriftungen.

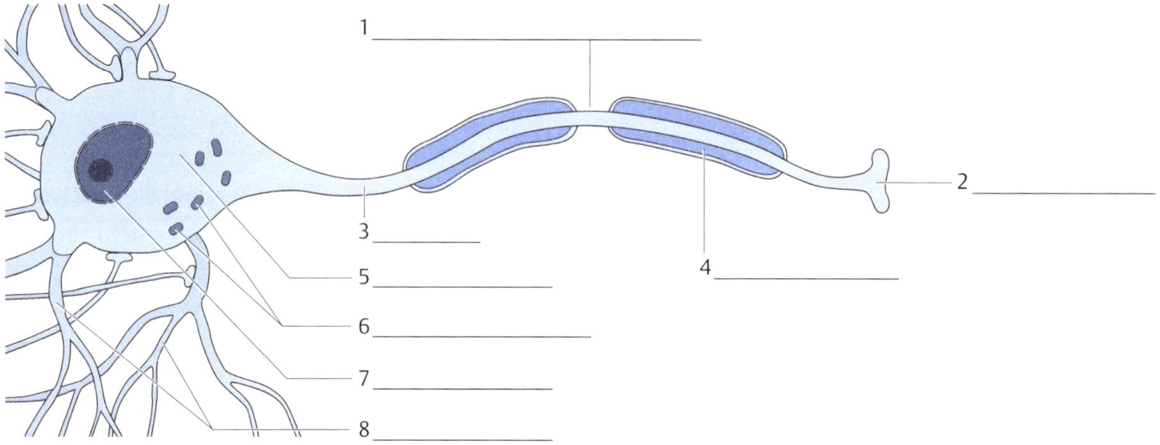

Abb. 2.2 s. auch Schwegler, J.: Der Mensch – Anatomie und Physiologie, Kap. 1.

Aufgabe 3 → Gliazellen

Neben den Neuronen sind auch die sogenannten Gliazellen Bestandteile des Nervengewebes.
Welche Aufgaben hat dieses interstitielle Zellgewebe des Nervensystems?
Bitte kreuzen Sie an. (4)

- ○ a) Stützgerüst für die Nervenzellen
- ○ b) Stoffaustausch zwischen Nervenzellen und Blutbahn
- ○ c) Abbau zugrunde gegangener Nervenzellen mittels Phagozytose
- ○ d) Bildung der Markscheiden
- ○ e) Freisetzung von Enzymen, die zum Abbau der Neurotransmitter benötigt werden

Aufgabe 4 → Erregungsfortleitung

Ergänzen Sie nachstehenden Text mit den richtigen Begriffen*.

Über die ______ sind die Neuronen miteinander oder mit anderen Zellen verbunden. Die Kontaktstelle zwischen zwei Neuronen oder zwischen einem Neuron und einer Muskel- bzw. einer Drüsenzelle bezeichnet man als ______ .

Innerhalb eines Neurons erfolgt die Erregungsleitung ______ . Die Erregung breitet sich in ______ Nervenfasern über lokale Aktionspotentiale entlang des Axons relativ ______ aus. In ______ Nervenfasern springt sie von einem Schnürring zum nächsten, d. h. bei dieser sogenannten ______ Erregungsübertragung ist die Leitungsgeschwindigkeit ______ .

An den Synapsen geschieht die Erregungsübertragung ______ . Erreicht ein Aktionspotential am Ende eines Axons die ______ , werden dort sogenannte ______ aus den ______ in den ______ hinein ausgeschüttet. Durch

__________ gelangen diese zu den Rezeptoren der gegenüberliegenden __________

Je nach Synapsentyp kommt es dort zu einem fortgeleiteten Aktionspotential, d. h. einer Impulsweiterleitung, oder zu einer Hemmung der Impulsübertragung. Anschließend wird die Überträgersubstanz innerhalb kürzester Zeit entweder durch __________ im synaptischen Spalt abgebaut oder wieder in das Axonende aufgenommen.

Die Synapse zwischen einer motorischen Nervenfaser und einer (oder mehreren) Muskelzellen wird als __________ bezeichnet; als Überträgerstoff dient hier __________ .

* *Acetylcholin; Axone; chemisch; Diffusion; elektrisch; Enzyme; langsam; markhaltigen; marklosen; motorische Endplatte; Neurotransmitter; postsynaptischen Membran; präsynaptische Endigung; saltatorischen; schnell, Synapse; synaptischen Spalt; synaptischen Vesikeln*

Vertiefen Sie diesbezüglich Ihre Kenntnisse zu den Grundlagen der Elektrophysiologie (Ruhemembranpotential, Aktionspotential) und wiederholen Sie auch die Anatomie und Physiologie des Muskelgewebes, speziell die mechanischen Vorgänge am Muskel.

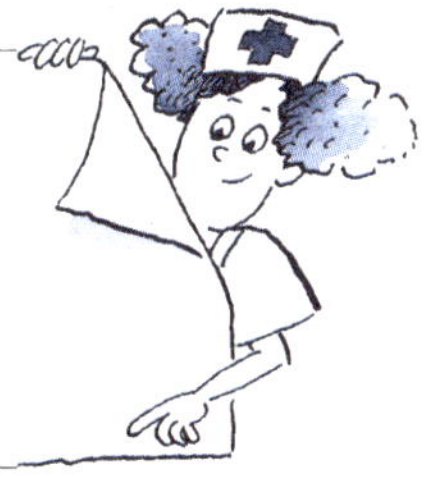

Denken Sie bei dieser Aufgabe auch an die Multiple Sklerose, bei der aufgrund einer Entzündung die Markscheiden der Nervenbahnen zerstört werden. Dadurch wird die Erregungsleitung verlangsamt und je nach Lokalisation der Erkrankung zeigen sich entsprechende sensorische bzw. motorische Störungen.

Lesen Sie weiterhin über Neurotransmitter nach. Beachten Sie hierbei, dass Störungen in den Neurotransmitterhaushalten auch als Ursache für neurologisch/psychiatrische Erkrankungen (z. B. Mb. Parkinson, Depression, Schizophrenie) in der Diskussion stehen und viele Psychopharmaka in den Neurotransmitterhaushalt eingreifen.

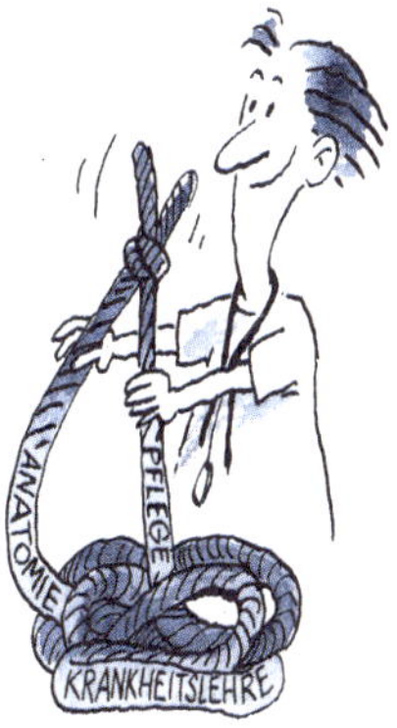

Aufgabe 5 → Anteile des Gehirns

Das Gehirn liegt gut geschützt in der knöchernen Schädelhöhle zwischen Schädelbasis und Schädeldach. Es wiegt beim Erwachsenen zwischen 1300 und 1500 Gramm und kann anatomisch in verschiedene Anteile aufgegliedert werden. Ergänzen Sie die folgende Abbildung mit den korrekten Beschriftungen.

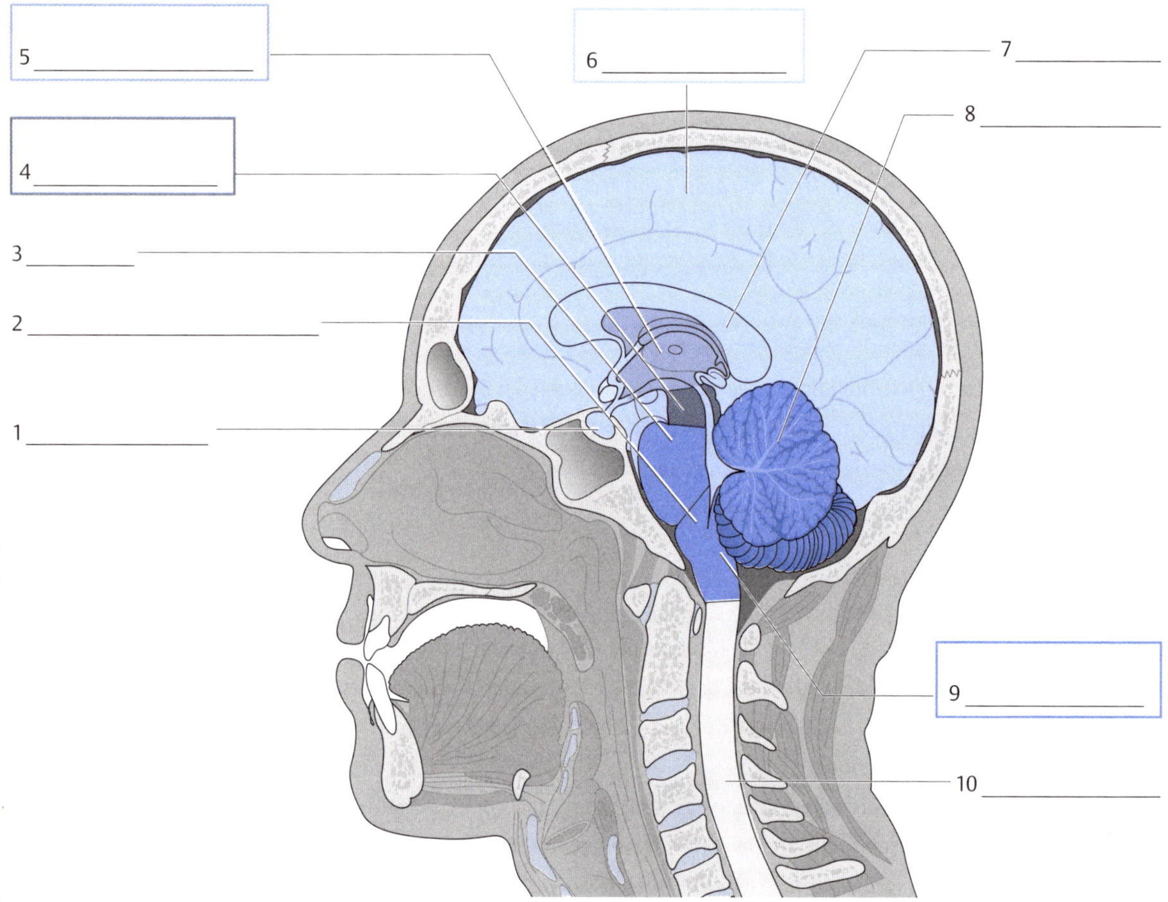

Abb. 2.3 s. auch Schwegler, J.: Der Mensch – Anatomie und Physiologie, Kap. 12.

Aufgabe 6 → Aufgaben Hirnanteile

Die zentrale Steuereinheit des Nervensystem, ist das Gehirn, bei dem einzelne Hirnabschnitte bestimmte Aufgaben erledigen.

Ordnen Sie den folgenden Hirnteilen die entsprechenden Aufgaben zu, indem Sie Verbindungslinien ziehen.

	a) wichtige Schaltstelle für das optische und akustische System
1) Großhirn	b) Denken, Bewusstsein; Gedächtnis, Kreativität; Sprechen, Sprachverständnis, Lesen, Schreiben
2) Zwischenhirn	c) Verarbeitung aller Informationen aus dem Körper selbst oder der Umwelt; Steuerung von lebenswichtigen Vorgängen (z. B. Kontrolle der Körpertemperatur, Regulation des Wasserhaushalts, Steuerung der Nahrungsaufnahme)
	d) Kontrolle des Gleichgewichts
3) Mittelhirn	e) Reflexzentren für Schlucken, Husten, Niesen
	f) Aufnahme und Verarbeitung von Sinnesempfindungen (z. B. Sehen, Hören, Hautreize, Tiefensensibilität); Steuerung der willkürlichen Bewegungen und des Muskeltonus
4) Verlängertes Mark	g) Kontrolle von (unwillkürlichen) Bewegungen
	h) Kontrolle über das vegetative Nervensystem; Wichtigste Verbindung zum Hormonhaushalt (Hauptorgan Hypophyse)
5) Kleinhirn	i) Feinregulation und Koordination von Bewegung und Muskeltonus (Feinmotorik)
	j) zentrale Steuerung der Atmung, Regulation des Kreislaufs

Schauen Sie sich nach Beantwortung der Aufgabe die Lage und den Aufbau der Zwischenhirnbestandteile Hypothalamus und Hypophyse noch einmal an und wiederholen Sie kurz das Hormonsystem, speziell die Hypothalamus- und Hypophysenvorderlappenhormone.

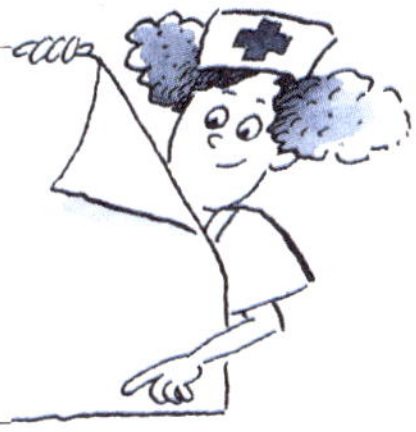

Aufgabe 7 → Gehirnabschnitt Großhirn

1) Bewerten Sie folgende Aussagen zum Großhirn, indem Sie ankreuzen.

a) Das Großhirn mit seinen beiden Hemisphären ist der am höchsten differenzierte und größte Gehirnabschnitt des menschlichen Gehirns. ○ richtig ○ falsch

b) Die Oberfläche der Großhirnrinde wird durch etliche Windungen (Gyrus) und Furchen (Sulcus) vergrößert. ○ richtig ○ falsch

c) Bei den meisten Menschen ist die linke Großhirnhälfte Sitz der Sprache, der Zahlenkenntnis und des abstrakten, logischen Denkens, während die rechte Großhirnhälfte vorwiegend Grundlage ist für Kreativität, künstlerische Begabung, Einsicht und Vorstellungskraft. Zwischen beiden Hemisphären besteht allerdings keine Verbindung. ○ richtig ○ falsch

d) Bei 80–90 % der Menschen dominiert die rechte über die linke Großhirnhemisphäre. ○ richtig ○ falsch

e) Nervenfasern bilden die weiße Substanz des Großhirns: Kommissurenbahnen stellen die Verbindung zwischen beiden Hemisphären her, Assoziationsbahnen verknüpfen verschiedene Rindenbereiche innerhalb einer Hemisphäre und Projektionsbahnen (Pyramidenbahn, extrapyramidale Bahnen) verbinden das Großhirn mit tiefer gelegenen Teilen des zentralen Nervensystems. ○ richtig ○ falsch

f) Nach dem Prinzip der Somatotopik existiert eine motorische und somatosensorische Repräsentation des Körpers im Gehirn. Da ca. 90 % der Pyramidenbahnfasern in der Medulla oblongata die Seite wechseln (Pyramidenkreuzung), wird die rechte Körperhälfte auf der linken Großhirnhälfte und die linke Körperhälfte auf der rechten Großhirnhälfte abgebildet. ○ richtig ○ falsch

2) Kennzeichnen Sie in der folgenden Abbildung die vier Hirnlappen farbig, in die jede Großhirnhemisphäre aufgeteilt werden kann, und benennen Sie diese.

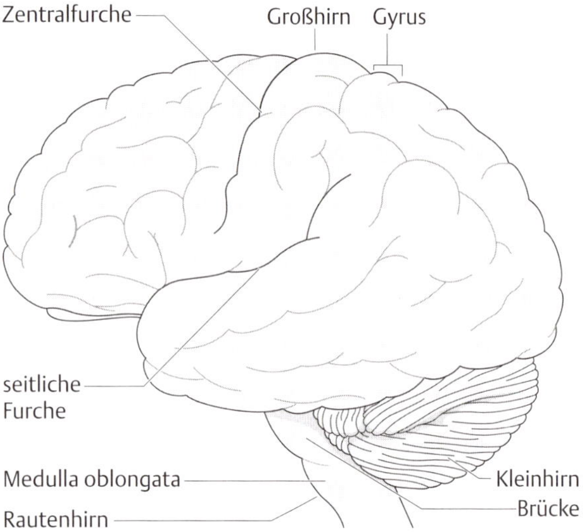

Abb. 2.4 s. auch Schwegler, J.: Der Mensch – Anatomie und Physiologie, Kap. 12.

- ______________________
- ______________________
- ______________________
- ______________________

Wo befindet sich

– das motorische Sprachzentrum (Broca-Sprachzentrum)? ______________________

– das sensorische Sprachzentrum (Wernicke-Sprachzentrum)?

____

Die Pyramidenkreuzung erklärt, warum eine linksseitige Hirnschädigung eine Lähmung auf der rechten Körperseite und eine rechtsseitige Hirnschädigung eine Lähmung auf der linken Körperseite zur Folge hat.

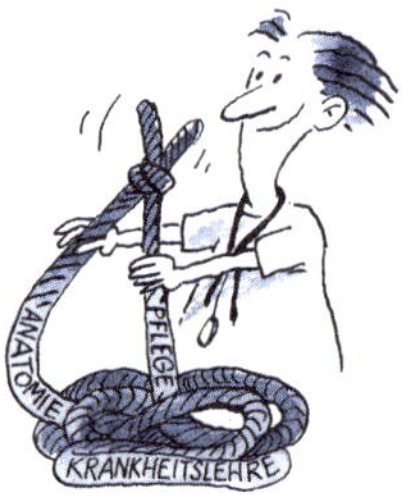

Aufgabe 8 → Äußerer Aufbau Rückenmark

Als Teil des zentralen Nervensystems verbindet das Rückenmark das Gehirn mit dem peripheren Nervensystem. Bewerten Sie folgende Aussagen zum Rückenmark, indem Sie ankreuzen.

a) Das Rückenmark ist ein zylindrischer, etwa fingerdicker Strang, der aus dem verlängerten Mark hervorgeht und sich, ausgehend vom großen Hinterhauptsloch, über die gesamte Länge des Wirbelkanals erstreckt. ○ richtig ○ falsch

b) Das Rückenmark ist in 8 Hals-, 12 Brust-, 5 Lenden-, 5 Kreuzbein- und 1–2 Steißsegemente gegliedert. Von jedem Segment wird links und rechts durch das entsprechende Zwischenwirbelloch jeweils ein Spinalnerv abgegeben; die Ausnahme bildet hierbei das erste zervikale Spinalnervenpaar, das zwischen der Schädelbasis und dem ersten Halswirbel austritt. ○ richtig ○ falsch

c) Durch die Vorderwurzeln der Spinalnerven verlassen motorische (efferente) Nervenfasern das Rückenmark in Richtung Skelettmuskulatur, während sensible (afferente) Nervenfasern aus der Peripherie durch die Hinterwurzeln das Rückenmark erreichen. ○ richtig ○ falsch

d) Die Seitenhörner enthalten Nervenzellen des vegetativen Nervensystems. ○ richtig ○ falsch

e) Im Gegensatz zum Gehirn wird das Rückenmark nur durch die harte und weiche Hirnhaut, zwischen denen der Liquor fließt, umgeben, da die Spinnwebenhaut in Höhe der Medulla oblongata endet. ○ richtig ○ falsch

f) Während sich im Gehirn die weiße Substanz außen und die graue Substanz innen befindet, wird die weiße Substanz des Rückenmarks von grauer Substanz umgeben. ○ richtig ○ falsch

Klären Sie in Bezug auf diese Aufgabe den Begriff „Cauda equina" und lesen Sie über Ursprung und Verlauf wichtiger Rückenmarknerven (z. B. Ischiasnerv) nach.

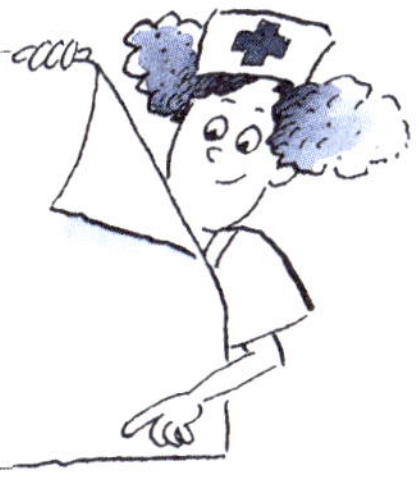

Aufgabe 9 → Feinbau des Rückenmarks

Ergänzen Sie die folgenden Abbildungen zum Feinbau des Rückenmarks mit den korrekten Beschriftungen.

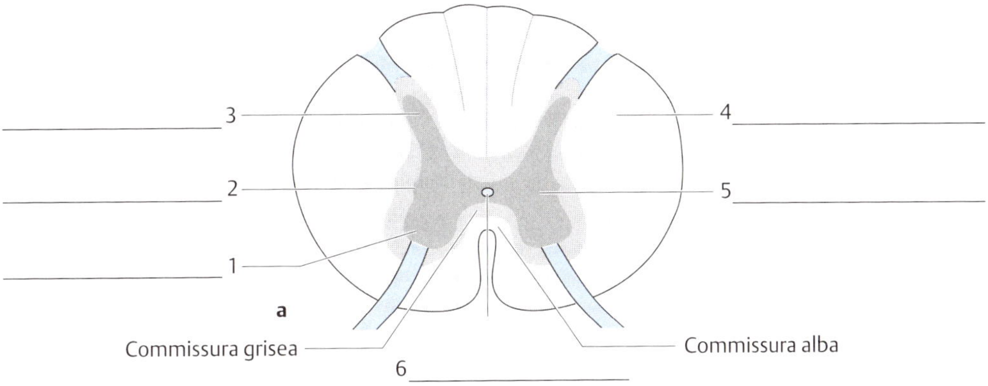

Abb. 2.**5a** s. auch Schwegler, J.: Der Mensch – Anatomie und Physiologie, Kap. 12.

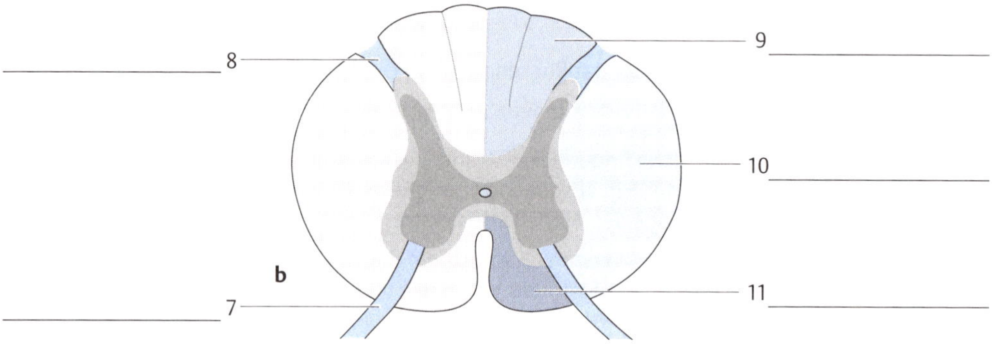

Abb. 2.5**b** s. auch Schwegler, J.: Der Mensch – Anatomie und Physiologie, Kap. 12.

Aufgabe 10 → Reflexe

Reflexe sind unbewusste, stereotype Reaktionen des Organismus auf innere oder äußere Reize. Sie laufen selbständig ab, stehen aber unter ständiger Kontrolle des Gehirns.

a) Nennen Sie die Bestandteile eines sogenannten Reflexbogens in der richtigen Reihenfolge.

- ______________________
- ______________________
- ______________________
  ____
- ______________________
- ______________________

b) Man unterscheidet Eigen- und Fremdreflexe.

Ordnen Sie den jeweiligen Reflexarten die entsprechenden Merkmale/klinisch relevanten Beispiele zu, indem Sie Verbindungslinien ziehen.

1) Eigenreflex

2) Fremdreflex

a) polysynaptisch
b) Patellarsehnenreflex
c) kurze Reflexzeit
d) Rezeptor und Effektor im gleichen Organ
e) Bauchdeckenreflex
f) Rezeptor und Effektor in unterschiedlichen Organen
g) monosynaptisch
h) längere Reflexzeit
i) Achillessehnenreflex
j) Plantarreflex (Fußsohlenreflex)

Aufgabe 11 → Hirnhäute

Das Gehirn wird vollständig von drei Hirnhäuten umgeben.

Ergänzen Sie diesbezüglich die folgende Abbildung mit den richtigen Bezeichnungen.

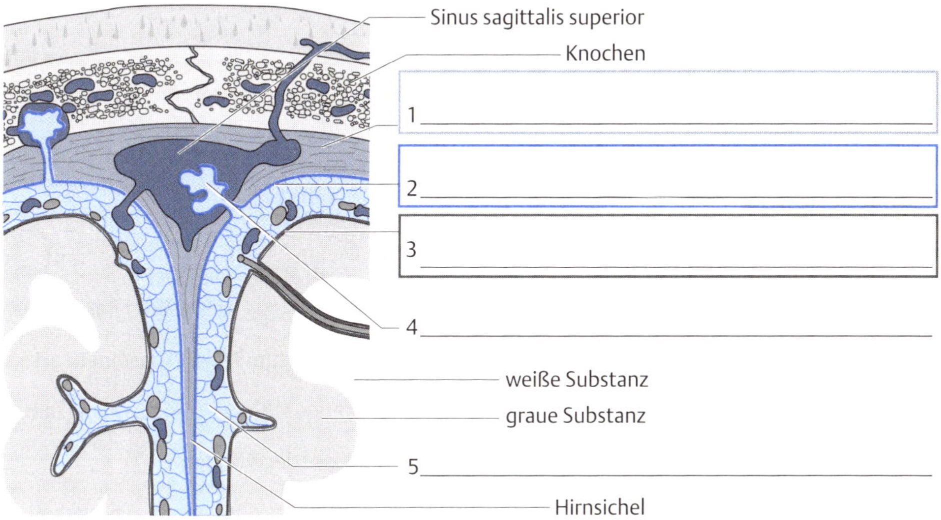

Abb. 2.**6** s. auch Schwegler, J.: Der Mensch – Anatomie und Physiologie, Kap. 12.

Beachten Sie die Anordnung der Hirnhäute in der richtigen Reihenfolge von außen nach innen.

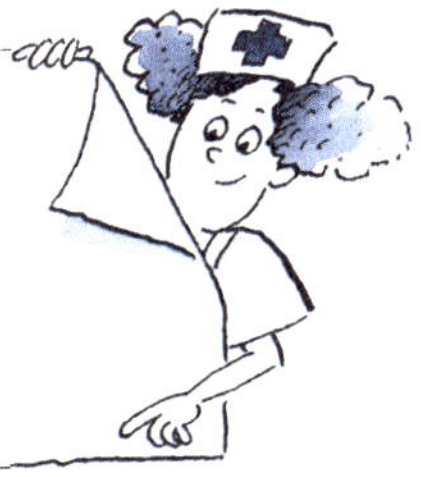

Aufgabe 12 → Liquor

Bitte kreuzen Sie an. (5)

Der Liquor ...

- ○ a) ist eine klare und farblose Flüssigkeit, die in den Adergeflechten der vier Gehirnventrikel aus Blutplasma filtriert und über die Arachnoidalzotten ins venöse Blut resorbiert wird.
- ○ b) hat die Aufgabe, Gehirn und Rückenmark vor schädigenden Einflüssen von außen (z. B. Erschütterungen, Stoß oder Druck) zu schützen. Außerdem versorgt er das umliegende Nervengewebe mit Nährstoffen.
- ○ c) wird täglich in einem Volumen von 300 ml gebildet und zirkuliert in den inneren und äußeren Liquorräumen in einer Menge von etwa 75 ml.
- ○ d) fließt von den beiden Seitenventrikeln über den III. Ventrikel und den Aquädukt in den IV. Ventrikel. Von dort strömt er über insgesamt drei Öffnungen in den Subarachnoidalraum.
- ○ e) hat im Liegen einen Druck von 7-12 cm-Wassersäule.
- ○ f) ähnelt in der Zusammensetzung dem Blutplasma, d. h. in der Hirn-Rückenmarks-Flüssigkeit befinden sich keine Zellen (maximal 5 pro µl), und die Eiweiß- und Salzkonzentration unterscheidet sich nur unwesentlich von der des Blutes.
- ○ g) kann zu diagnostischen und therapeutischen Zwecken mittels Lumbal-, Subokzipital- oder Ventrikelpunktion entnommen werden.

Aufgabe **13** → **Gehirn Arterielle/Venöse Blutversorgung**

Ergänzen Sie nachstehenden Text mit den richtigen Begriffen*.

Da das Gehirn einen hohen Bedarf an Sauerstoff hat, wird ihm etwa ein Fünftel des sauerstoffreichen Blutes vom großen Kreislauf zugeführt. Bei Unterbrechung der Blutzirkulation tritt bereits nach drei Minuten Bewusstlosigkeit auf.

Die Blutversorgung des Gehirns erfolgt einerseits über die linke und rechte ______________________, andererseits über die rechte und linke ____________________. Letztere zweigen von der jeweiligen ____________________ ab, treten gemeinsam mit dem __________________ durch das Foramen magnum in die Schädelhöhle ein und vereinigen sich vor dem __________________ zur ____________________.

Während sich die innere Halsschlagader in die ________________________ und die ________________________ teilt, bildet sich die ________________________ als Ast der Basilararterie.

An der ____________ sind Basilararterie und beide inneren Halsschlagadern durch kleine Arterien zu einem arteriellen Gefäßring, dem sog. ________________________________, zusammengeschlossen, so dass langsam eintretende Durchblutungsstörungen einzelner Arterien möglicherweise kompensiert werden können.

Alle genannten Arterien im Gehirn und ihre zahlreichen Verzweigungen verlaufen zunächst im ______________________. Erst sehr feine Äste dringen von der Gehirnoberfläche aus in die tiefer liegende Gehirnsubstanz ein.

Die harte Hirnhaut und die Innenseite der Schädelknochen werden von Ästen der ________________________ mit Blut versorgt. Die größte dieser sogenannten Gehirnhautarterien, die zwischen ______________ und ____________ verläuft, ist die ________________________.

Der venöse Abfluss findet zuerst über oberflächlich im Subarachnoidalraum liegende Venen statt, die wiederum in große starrwandige ____________ münden. Von dort fließt das venöse Blut in die rechte und linke ________________________

* *A. basilaris; A. carotis externa; A. carotis interna; A. cerebri anterior; A. cerebri media; A. cerebri posterior; A. meningea media; A. subclavia; A. vertebralis; Circulus arteriosus Willisii; Dura mater; Hirnbasis; Periost; Rautenhirn; Rückenmark; Subarachnoidalraum; Sinus; V. jugularis interna*

Vervollständigen Sie Ihr Wissen, indem Sie zum einen den jeweiligen Gehirnarterien den Gehirnabschnitt, der von ihnen versorgt wird, zuordnen und zum anderen die Blutversorgung des Rückenmarks wiederholen.

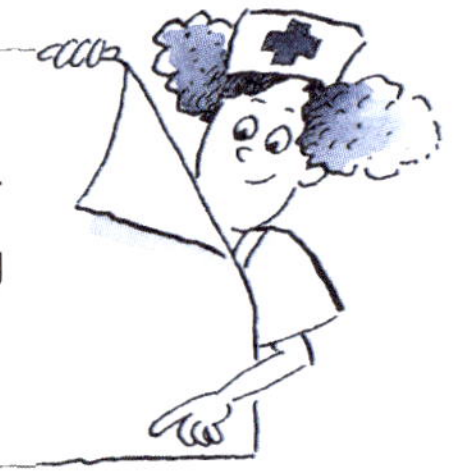

Diese Frage steht in enger Verbindung zu Krankheitsbildern intrakranieller Blutungen (Compressio cerebri), z. B. Subduralblutung, Epiduralblutung, Subarachnoidalblutung, intrazerebrale Blutung.

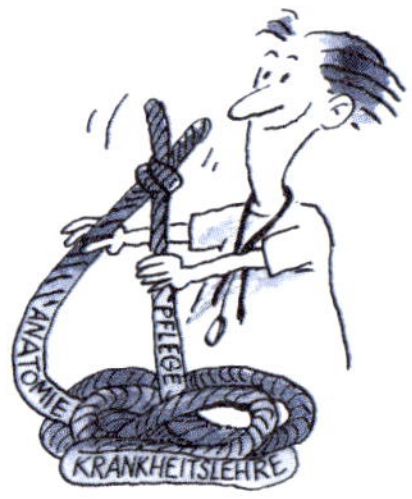

Aufgabe 14 → Hirnnerven

Die 12 Hirnnerven gehören zum peripheren Nervensystem, sind paarig angelegt, entspringen dem Hirnstamm und haben motorische, sensorische oder motorisch-sensorische Funktionen.

Ordnen Sie die folgenden Aufgaben den jeweiligen untenstehenden Hirnnerven zu, indem Sie die entsprechenden Buchstaben eintragen.

a) innerviert den äußeren geraden Augenmuskel (→ Abduktion des Augapfels)
b) übermittelt Empfindungen aus dem hinteren Zungendrittel und der Rachenhöhle; innerviert sowohl die Rachenwand- und Kehlkopfmuskulatur als auch die Ohrspeicheldrüse
c) versorgt den Augenlidheber und fast alle äußeren Augenmuskeln
d) versorgt sämtliche Muskeln der Zunge
e) versorgt nicht nur Kopf und Hals, sondern auch die meisten inneren Organe im Brust- und Bauchraum; übermittelt Empfindungen aus dem Kehlkopfbereich und den inneren Organen
f) innerviert den oberen schrägen Augenmuskel (→ Innenrotation des Auges und Blicksenkung)
g) übermittelt Empfindungen aus dem Hör- und Gleichgewichtsorgan
h) übermittelt Geruchswahrnehmungen
i) innerviert die beiden Halsmuskeln M. trapezius und M. sternocleidomastoideus (→ Schulteranhebung, Kopfdrehung)
j) übermittelt Reize aus der Augennetzhaut zum Gehirn
k) versorgt sowohl die gesamte mimische Muskulatur des Gesichts als auch Tränendrüse, Unterkiefer- und Unterzungenspeicheldrüse; übermittelt Geschmacksreize aus den vorderen zwei Dritteln der Zunge
l) übermittelt Sinnesempfindungen von Gesicht, Auge, Nase, Mundhöhle (Zahnschmerzen); innerviert die Kaumuskeln

I	N. olfactorius	_____	VII	N. facialis	_____
II	N. opticus	_____	VIII	N. vestibulocochlearis	_____
III	N. oculomotorius	_____	IX	N. glossopharyngeus	_____
IV	N. trochlearis	_____	X	N. vagus	_____
V	N. trigeminus	_____	XI	N. accessorius	_____
VI	N. abducens	_____	XII	N. hypoglossus	_____

Aufgabe 15 → Nerven Plexus brachialis

Der ausgedehnte Plexus brachialis wird von den Rükenmarknerven des unteren Halsmarks gebildet; aus ihm gehen die drei großen Armnerven N. radialis, N. medianus und N. ulnaris hervor.

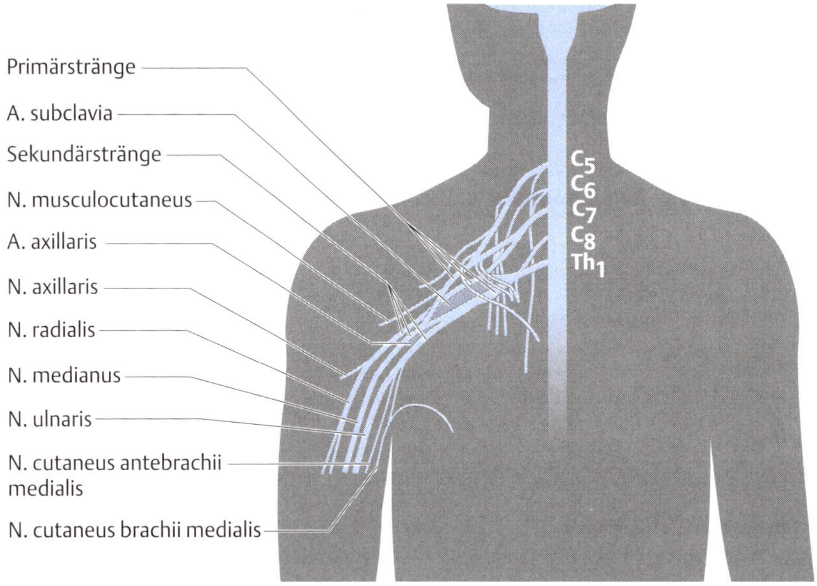

Abb. 2.7 s. auch Schwegler, J.: Der Mensch – Anatomie und Physiologie, Kap. 12.

Durch falsche Lagerung, Injektion oder Einklemmen können die genannten Nerven geschädigt werden.
Welches klassische Zeichen können Sie jeweils erkennen bei

a) Lähmung des N. radialis? ______________________

b) Lähmung des N. medianus? ______________________

c) Lähmung des N. ulnaris? ______________________

Aufgabe 16 → Vegetatives Nervensystem

Das vegetative Nervensystem wird auch als unwillkürliches oder autonomes Nervensystem bezeichnet, weil es unabhängig vom Willen und Bewusstsein des Menschen arbeitet.
Die Steuerung lebenswichtiger Funktionen erfolgt über das Zusammenspiel zweier gegensätzlich wirkender Systeme: Während das sympathische System überwiegt, wenn der Mensch äußerlich aktiv ist, dominiert das parasympathische System, wenn der Mensch nach außen passiv ist.
Ordnen Sie bitte folgende Wirkungen/Merkmale der jeweiligen Anteile des vegetativen Nervensystems anhand der entsprechenden Ziffern in untenstehende Tabelle ein.

1) katabole Stoffwechselsituation, d. h. Freisetzen von Energie
2) anabole Stoffwechselsituation, d. h. Speicherung von Nährstoffen
3) Beschleunigung von Herz- und Atemfrequenz
4) Verengung des Bronchialsystems
5) Steigerung der Kontraktionskraft des Herzens
6) Steigerung der Verdauungsdrüsentätigkeit
7) Anregung der Darmperistaltik

8) verstärkte Durchblutung der Skelettmuskulatur
9) Harnentleerung; Förderung der Defäkation
10) Pupillenverengung
11) reichlich Schweißabsonderung
12) organnahe Ganglien
13) organferne, rückenmarksnahe Ganglien (Grenzstrang, „paravertebrale Ganglienkette")
14) Acetylcholin (prä- und postganglionär)
15) Acetylcholin (präganglionär) und Noradrenalin (postganglionär)

	Sympathikus	Parasympathikus
Stoffwechselfunktion		
Wirkungen		
Aufbau		
Überträgerstoffe		

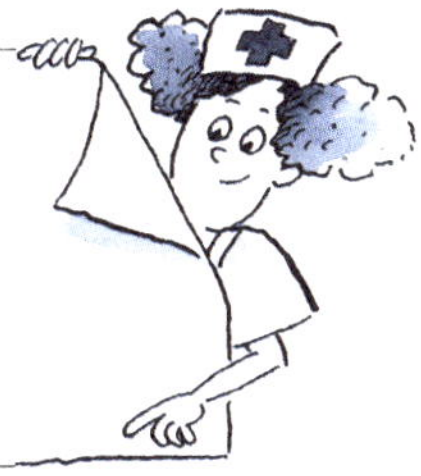

Um das vergangene Kapitel abzurunden, sollten Sie auch die Anatomie/Physiologie der Organe wiederholen, die für das Nervensystem Informationen aufnehmen; es sind dies die Haut und die Sinnesorgane Auge, Ohr mit Gleichgewichtsorgan, Riech- und Geschmacksorgan.

2.1 Spezielle Pflege eines Menschen mit Apoplex

Krankheitslehre

Aufgabe 17 → Sozialmedizinische Bedeutung

Der Apoplex (engl. *stroke*) wird auch Schlaganfall, Gehirnschlag, apoplektischer Insult oder zerebraler Insult genannt. Er ist eine besondere Form der arteriellen Durchblutungsstörung und wird definiert als akute Störung der Gehirndurchblutung mit neurologischen Ausfällen wie z. B. Lähmungen (insbesondere Hemiparese), Sensibilitäts- und/oder Bewusstseinsstörungen.

Bewerten Sie folgende statistische Aussagen zur Bedeutung des Schlaganfalls, indem Sie ankreuzen.

a) Nach den Herz- und Krebserkrankungen stehen die Gefäßerkrankungen an dritter Stelle der Todesursachenstatistik. ○ richtig ○ falsch

b) Etwa 0,1 % der Gesamtbevölkerung leidet an zerebralen Durchblutungsstörungen. ○ richtig ○ falsch

c) In Deutschland treten jährlich mindestens 200 000 neue Schlaganfälle auf. Männer sind hierbei häufiger betroffen als Frauen. Weiterhin steigt die Zahl der Betroffenen in den jüngeren Altersgruppen stetig an. ○ richtig ○ falsch

d) Arteriosklerose ist die häufigste Ursache für zerebrale Durchblutungsstörungen. ○ richtig ○ falsch

e) Nach Aussage der Stiftung Deutsche Schlaganfallhilfe könnten durch Aufklärung der Bevölkerung pro Jahr ungefähr 120 000 Schlaganfälle vermieden, das Leben von ca. 40 000 Menschen gerettet und der Betrag von 6,5 Milliarden DM eingespart werden. ○ richtig ○ falsch

f) Innerhalb des ersten halben Jahres nach dem Apoplex verstirbt etwa die Hälfte der Betroffenen, ca. 30 % der Überlebenden benötigen dauerhaft pflegerische Hilfe. ○ richtig ○ falsch

Aufgabe 18 → Ursachen Apoplex

In ca. 80–85 % der Fälle beruht die Apoplexie auf einer zerebralen Mangeldurchblutung (Ischämie), in ca. 15–20 % auf einer intrazerebralen Blutung.

Nennen Sie hierzu jeweils drei mögliche Ursachen.

Mangeldurchblutung des Gehirns:

- ______________________________

- ______________________________

- ______________________________

Intrazerebrale Blutung

- ______________________________
- ______________________________
- ______________________________

Aufgabe **19** → **Schweregrade Apoplex**

Bei verminderter Gehirndurchblutung kommt es zunächst zu einer Hypoxie mit beeinträchtigter Gehirnfunktion und kurzzeitigen neurologischen Störungen. Bei länger anhaltender Hypoxie stirbt das Gehirngewebe ab (Hirninfarkt), die neurologischen Ausfälle sind nun irreversibel.
Definieren Sie den klinischen Verlauf der folgenden Schweregrade gestörter Gehirndurchblutung.

TIA (Transitorische ischämische Attacke): ______________________________

PRIND (Prolongiertes ischämisches neurologisches Defizit): ______________________________

PS (progressive stroke): ______________________________

CS (complete stroke): ______________________________

Aufgabe **20** → **Warnzeichen Apoplex**

Sie betreuen in der ambulanten Pflege einen Patienten mit zerebralen Durchblutungsstörungen.
Welche Warnzeichen deuten auf einen drohenden Schlaganfall hin? Bitte kreuzen Sie an. (8)

- ○ a) Amaurosis fugax
- ○ b) Doppelbilder
- ○ c) Meningismus
- ○ d) Schwindelanfälle, Gangunsicherheiten
- ○ e) Hypokinese
- ○ f) flüchtige halbseitige Schwäche
- ○ g) spastische Parese
- ○ h) Parästhesien
- ○ i) Wortfindungsstörungen
- ○ j) Skotome
- ○ k) Aura
- ○ l) plötzlich auftretende, sehr starke Kopfschmerzen

Aufgabe 21 → Symptome Apoplex – *Kreuz und quer*

Je nach betroffenem Gehirnbezirk sind beim Apoplex die unterschiedlichsten Symptome, auch in Kombination, zu beobachten. Bitte lösen Sie das folgende Kreuzworträtsel zum Thema „Mögliche Symptome Apoplex".

waagrecht:

2 Halbseitenblindheit
5 Missempfindungen
8 krankhafte Schläfrigkeit; Wecken durch äußere Reize jederzeit möglich
10 tiefschlafähnlicher Zustand; Wecken nur durch starke Reize möglich (unkontrollierte Abwehrreaktionen)
11 Unfähigkeit zu lesen
13 Störung der Bewegungskoordination
16 vollständige Lähmung einer Körperseite
18 Lähmung einer Gesichtshälfte
19 Unfähigkeit zu zweckmäßigen, zielstrebigen Bewegungen/Handlungen trotz erhaltener Bewegungsfähigkeit
20 Unfähigkeit zu schreiben
21 stärkster Grad der Bewusstseinstrübung; Wecken durch äußere Reize nicht möglich

senkrecht:

1 Lähmung nur einer Extremität
3 Unvermögen, Harn und/oder Stuhl willkürlich zurückzuhalten
4 leichter Grad einer Bewusstseinsstörung mit verlangsamtem Denken und Handeln
6 Unfähigkeit, die eigene Krankheit/die eigenen Fähigkeiten korrekt wahrzunehmen und einzuschätzen
7 Erinnerungsverlust
9 Vernachlässigung/Nichtbeachten der betroffenen Körperhälfte
12 unvollständige Lähmung einer Körperseite
14 Störungen des Erkennens trotz intakter Sinnesorgane
15 Unfähigkeit zu sprechen und/oder die Sprache zu verstehen
17 Unfähigkeit zu rechnen

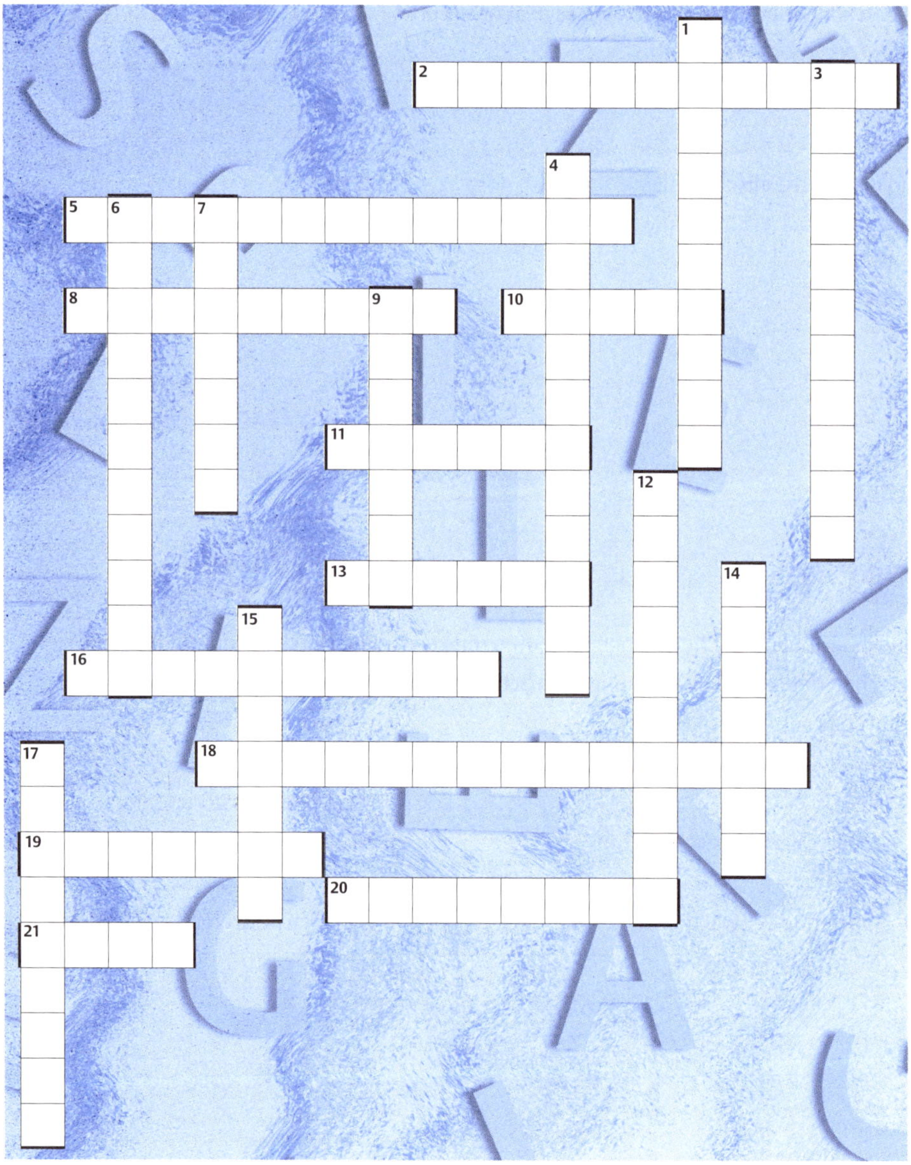

Aufgabe **22** → **Psychische Störungen**

Um die gesamte Tragweite des Krankheitserlebens zu verdeutlichen, dürfen nicht nur motorische und sensible Symptome aufgezählt werden, vor allem weil psychische Störungen die pflegerische Arbeit beeinträchtigen können.
Mit welchen psychischen Veränderungen müssen Sie rechnen? Bitte mindestens 5 Angaben.

- ____________________
- ____________________
- ____________________
- ____________________
- ____________________

____

Psychische Störungen können verursacht sein durch die Hirnschädigung selbst oder als Reaktion auf gravierende Auswirkungen der Krankheit.

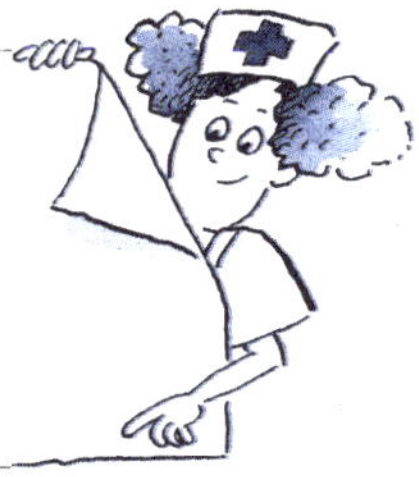

Aufgabe **23** → **Therapie Apoplex**

Die Therapie sollte möglichst frühzeitig einsetzen, um die Gehirnschädigung so gering wie möglich zu halten, d. h. die Ausdehnung der neurologischen Ausfälle zu begrenzen und somit auch die Überlebenschancen der Patienten zu verbessern.
Welche der folgenden Maßnahmen sind zur Akuttherapie von ischämischen apoplektischen Insulten nicht geeignet? Bitte kreuzen Sie an. (2)

○ a) Überwachung/Sicherung der Atmung (ggf. Intubation und künstliche Beatmung) und der Herz-Kreislauf-Tätigkeit (ggf. Digitalisierung)
○ b) Hämodilutionsbehandlung, d. h. Verbesserung der Fließeigenschaften des Blutes (und damit auch verbesserte Gehirndurchblutung) durch kolloidale Lösungen (Haes)
○ c) Low-dose-Heparinisierung zur Thromboseprophylaxe
○ d) evtl. therapeutische Vollheparinisierung, z. B. zur Verhütung von weiteren Blutgerinnseln aus dem linken Herzen
○ e) systemische intravenöse Lyse-Therapie innerhalb der ersten 6 Stunden (zur Auflösung des Thrombus)
○ f) Bekämpfung des Hirnödems mit Osmotherapie oder Glukokortikoid-Behandlung
○ g) Blutdrucksenkung auf Werte unter 130/70 mmHg auch bei Hypertonikern
○ h) Schocklagerung zum Zwecke einer verbesserten Gehirndurchblutung durch Erhöhung des hydrostatischen Druckes in den Gehirnarterien
○ i) Bobath-Konzept zur Verhinderung einer spastischen Lähmung

Oftmals werden Schlaganfall-Patienten als Notfälle auf Intensivstationen überwacht und betreut. Optimal ist die Unterbringung in einer besonderen Behandlungseinheit, einer sog. „stroke unit“, wo eine interdisziplinäre Betreuung von Pflegenden, Physiotherapeuten, Ärzten, Logopäden, Psychologen u. a. erfolgt.

Besonders die pflegerische Qualität hat größte Bedeutung für die Behandlung und Rehabilitation von Schlaganfallkranken.

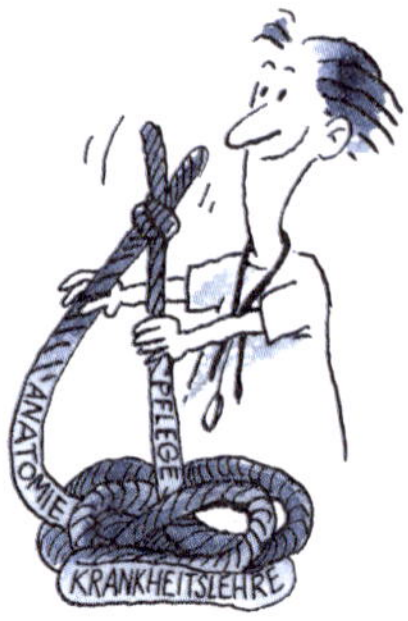

Pflege

Aufgabe 24 → Globales Pflegeziel Apoplexie

Wie lautet die globale pflegerische Zielsetzung bei Patienten mit Apoplexie?

Aufgabe 25 → Bedeutung der Pflege bei Apoplex

„Bei Schlaganfall-Patienten hat die Pflege eine besondere Bedeutung für den Therapieerfolg.“ Untermauern Sie diese These mit 3 kurzen Begründungen.

-
-
-

Aufgabe 26 → Grundprinzipien Bobath-Konzept

Das Bobath-Konzept ist eine bewährte, weltweit anerkannte Behandlungsmethode für Menschen, die an Apoplexie oder an einem anderen Hirnschaden mit neurologischen Ausfallserscheinungen erkrankt sind.

Welche der folgenden Grundprinzipien entsprechen nicht dem Bobath-Konzept? (2)

- ○ a) Förderung der Wahrnehmung der gelähmten Körperhälfte
- ○ b) Anbahnung funktioneller Bewegungsabläufe unter Einbeziehung der betroffenen Seite
- ○ c) Kompensation der Ausfälle über die nicht betroffene Seite
- ○ d) Regulierung des Muskeltonus
- ○ e) 24-Stunden-Konzept
- ○ f) Frührehabilitation
- ○ g) engste interdisziplinäre Zusammenarbeit aller an der Therapie beteiligten Berufsgruppen, d. h. auch Einbeziehen der Angehörigen
- ○ h) Wohlbefinden und Sicherheit des Patienten
- ○ i) Schonung anstatt Anforderung

Das Bobath-Konzept basiert auf vier physiologischen Grundlagen:

1) Bewegungen werden in beiden Großhirnhälften gleichzeitig geplant.
2) Bewegung und Stellung des Körpers werden permanent ins Gehirn rückgemeldet.
3) Das Gehirn hat ungenutzte Ressourcen, d. h. bestimmte verlorengegangene Funktionen können von nicht geschädigten Gehirnbereichen übernommen werden.
4) Das Gehirn ist zwar lebenslang lernfähig, kann jedoch nicht zwischen positiven und negativen Lerninhalten (z. B. normale und spastische Bewegungsmuster) unterscheiden.

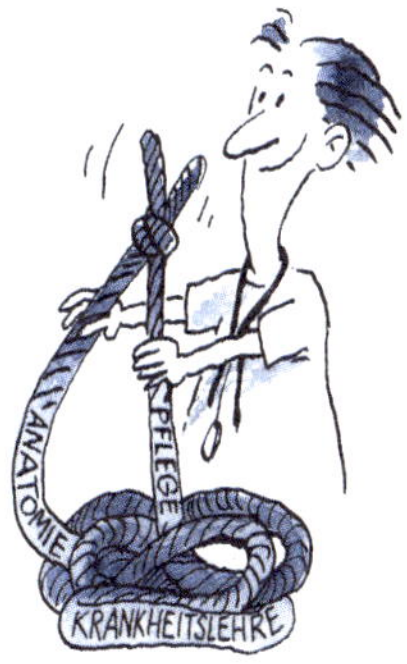

Aufgabe 27 → Gestaltung der Umgebung

Um dem Patienten seine betroffene Seite immer wieder bewusst zu machen, muss das Krankenzimmer/die Umgebung von Ihnen besonders gestaltet werden.

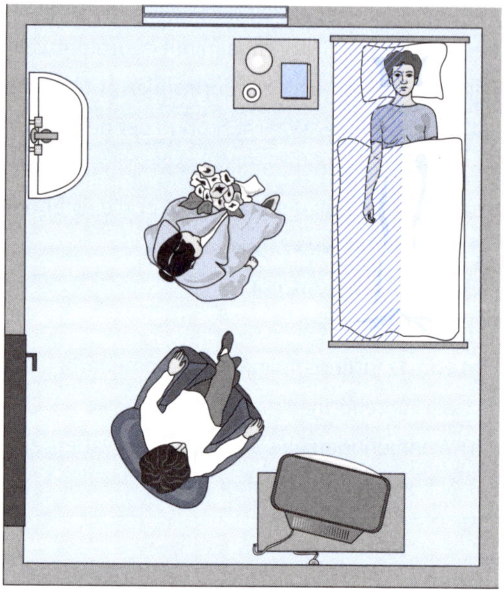

Abb. 2.8 s. auch Juchli, L.: Pflege, Kap. 23

Nennen Sie diesbezüglich 4 praktische Beispiele.

-
-
-
-

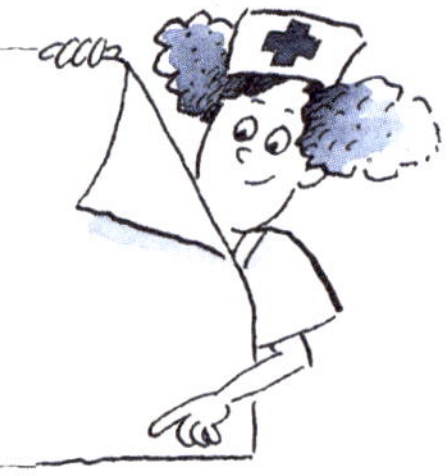

In diesem Zusammenhang gilt auch:

1) Alle pflegerischen Tätigkeiten werden von der betroffenen Seite her durchgeführt.

2) Besucher halten sich auf der betroffenen Seite auf.

3) Jegliche Kommunikation erfolgt von der betroffenen Seite aus (Besucher aufklären!).

Aufgabe 28 Wahrnehmungsförderung

Sie pflegen einen Patienten nach Schlaganfall.

Durch welche Maßnahmen können Sie die Wahrnehmung vor allem der betroffenen Seite fördern? Bitte 3 Angaben.

- ______________________
- ______________________
- ______________________

Aufgabe 29 Allgemeine Hinweise Bobath-Lagerung

Bei der Lagerung nach der Bobath-Methode müssen Sie, unabhängig von der Art der Lagerung, einige grundsätzliche Richtlinien stets berücksichtigen.

Bewerten Sie diesbezüglich folgende Aussagen, indem Sie ankreuzen.

a) Die Lagerung erfolgt immer nach „Lehrbuch"; sie muss dem jeweiligen Patienten nicht individuell angepasst sein. ○ richtig ○ falsch

b) Bei Störungen der Oberflächen- und Tiefensensibilität muss vorsichtig, d. h. einschleichend, mit der Lagerung begonnen werden. ○ richtig ○ falsch

c) Um ihm Orientierung zu bieten, sollte der Patient möglichst parallel zur Bettkante gelagert werden. ○ richtig ○ falsch

d) Bei jeder Lagerung sollte das Kopfteil des Bettes vollständig flach gestellt werden, da die Spastik schon durch ein gering erhöhtes Kopfteil begünstigt wird. ○ richtig ○ falsch

e) Um die Funktionsstellung von Hand und Fuß sicherzustellen, wird dem Patienten im Rahmen der Kontrakturenprophylaxe ein Gegenstand (Binde, Ball) in die betroffene Hand gegeben bzw. eine Fußstütze (Bettkiste, Kissen, Sandsack) eingebettet. ○ richtig ○ falsch

f) Für die Bobath-Lagerung sind superweiche Matratzen besonders gut geeignet. ○ richtig ○ falsch

g) Als Lagerungsmaterial sind gut anpassbare Kissen besser geeignet als Schaumstoffkissen. ○ richtig ○ falsch

h) Zur Erhöhung der Eigenaktivität sollte am Bett des Patienten eine Aufrichthilfe, z. B. „Bettbügel" oder „Strickleiter", angebracht werden. ○ richtig ○ falsch

Aufgabe 30 → Lagerungsarten

Bei der Pflege von halbseitengelähmten Patienten sollten Sie höherwertige Lagerungsarten häufiger einsetzen als niederwertige Lagerungsarten.

A) Ordnen Sie die folgenden Lagerungen* nach ihrer Wertigkeit.

* *Lagerung auf hemiplegischer Seite; Sitzen im Stuhl am Tisch; Rückenlage; Lagerung auf nicht betroffener Seite; Langsitz im Bett; Sitzen im (Roll-)Stuhl*

Höchste Wertigkeit

Niedrigste Wertigkeit

B) Ordnen Sie den folgenden therapeutischen Lagerungen die richtigen Charakteristika zu, indem Sie Verbindungslinien ziehen.

1) Lagerung auf der betroffenen Seite
2) Lagerung auf der nicht betroffenen Seite
3) Lagerung auf dem Rücken

a) tonusregulierend
b) erlaubt Aktivitäten mit der nicht betroffenen Körperhälfte
c) gesunde Seite ist blockiert
d) nicht tonusregulierend, spastizitätsfördernd
e) tonusregulierend und stimulierend
f) gezielte Lagerung des Armes ist möglich, z. B. bei geschwollener Hand
g) Kontaktaufnahme mit der betroffenen Seite, da sich der Arm im Gesichtsfeld befindet
h) reflexaktivste Lagerungsart

Die höchstwertige Lagerung ist gekennzeichnet durch
- Erweiterung des Gesichtsfeldes,
- volle Bewegungsfreiheit,
- Hemmung des spastischen Musters an Schultergelenk und Hüfte,
- Spitzfußprophylaxe,
- Pneumonieprophylaxe durch verbesserte Lungenventilation,
- verringerte Dekubitusgefährdung.

Verdeutlichen Sie sich auch Vor- und Nachteile sowie die korrekte Durchführung aller therapeutischen Bobath-Lagerungen.

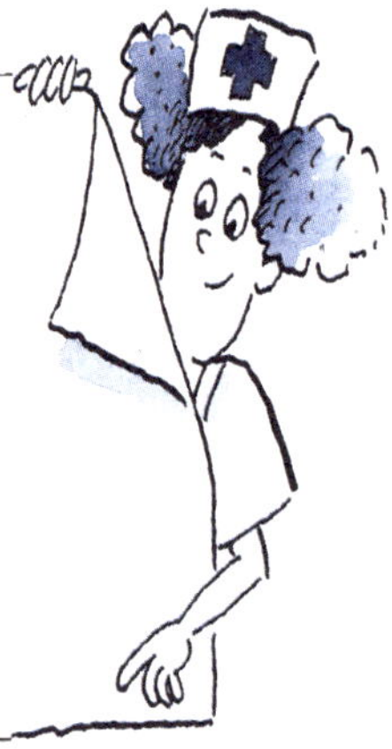

Aufgabe **31** **Spastik bei Apoplex**

Durch die zerebrale Schädigung kommt es bei Schlaganfall-Patienten meistens zu vollständigen oder unvollständigen Lähmungen der Körperhälfte, die dem betroffenen Hirngebiet gegenüber liegt. Die Lähmungen sind anfänglich schlaff, werden nach einigen Tagen bis mehreren Wochen aber spastisch. Mit dieser Spastik ergeben sich typische Fehlhaltungen, die als sogenannte spastische Haltungsmuster bezeichnet werden. Häufig entwickelt sich an der oberen Extremität ein Beugespasmus und an der unteren Extremität ein Streckspasmus.
Sie pflegen eine Patientin mit diesem typischen spastischen Grundmuster.

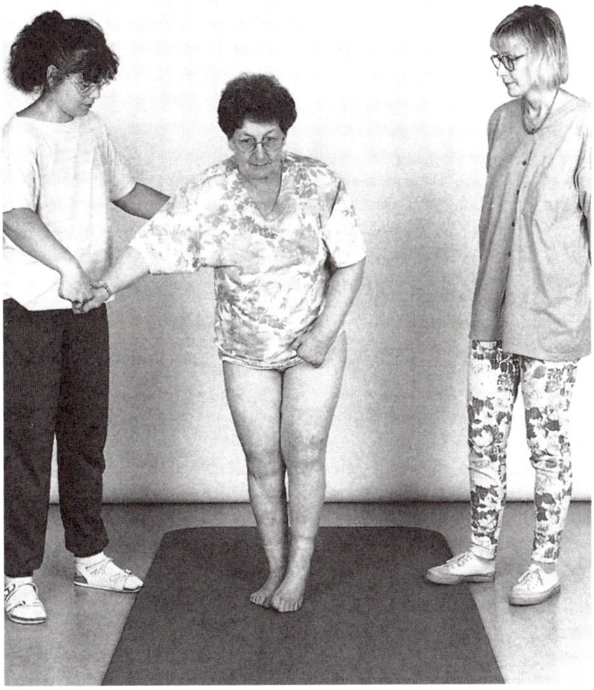

Abb. 2.**9** s. auch Urbas, L.: Pflege eines Menschen mit Hemiplegie nach dem Bobath-Konzept

1) Welche konkreten Auswirkungen können Sie hierbei beobachten, und welche spastizitätshemmenden Maßnahmen setzen Sie jeweils entgegen, z. B. bei therapeutischen Lagerungen im Bett?
Bitte tragen Sie die Antworten in folgende Tabelle ein.

	Spastik	Hemmung der Spastik
Kopf		
Schulter		
Arm	Oberarm Ellenbogen	
Hand	Handgelenk Daumen und Finger	
Hüfte	Becken Hüftgelenk	
Bein		
Knie		
Fuß	Zehen	

2) Welche Aussagen zur Spastik sind richtig? Bitte kreuzen Sie an. (4)
Spastik ...
- ○ a) ist auch im fortgeschrittenen Krankheitsverlauf noch zu beeinflussen.
- ○ b) macht normale Haltung und Bewegung unmöglich.
- ○ c) kann über die Ausgangsstellung bzw. Lage nicht beeinflusst werden.
- ○ d) setzt passiven Bewegungen Widerstand entgegen.
- ○ e) bedeutet unwillkürliche und unkontrollierte Kraftentfaltung.
- ○ f) wird verstärkt durch (einseitige) Kraftanstrengung, Angst, Schmerzen, Hektik und Überforderung.

Aufgabe 32 Körperpflege und Basale Stimulation

Auch die Körperpflege erfolgt unter der therapeutischen Zielsetzung, die Wahrnehmung und die motorischen Funktionen der betroffenen Seite zu fördern. Für die praktische Umsetzung dieser Ziele eignet sich am besten das Konzept der „Basalen Stimulation" (Bienstein u. Fröhlich 1991).

Bewerten Sie hierzu die folgenden prinzipiellen Aussagen, indem Sie ankreuzen.

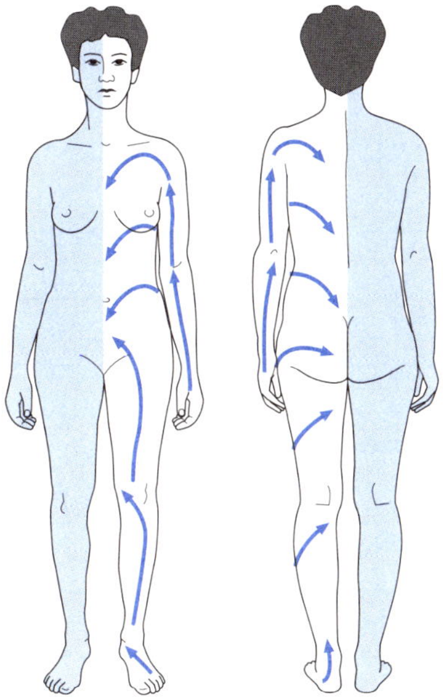

Abb. 2.**10** s. auch Juchli, L.: Pflege, Kap. 23.

a) In der akuten Krankheitsphase muss die Körperpflege als Ganzkörperwaschung im Bett erfolgen. Allerdings sollte sich der Patient so früh wie möglich am Waschbecken waschen. Bei beiden Möglichkeiten muss einerseits der betroffene Arm in die Handlungsabläufe einbezogen und andererseits der Patient spezifisch zur aktiven Mithilfe angeleitet werden. ○ richtig ○ falsch

b) Möglichst die persönlichen Pflegeutensilien des Patienten verwenden (z. B. Waschlotion/Seife, Hautpflegemittel, Zahncreme, Parfüm, Rasierwasser). ○ richtig ○ falsch

c) Die Pflegekraft steht auf der betroffenen Seite. ○ richtig ○ falsch

d) Möglichst rauhe/feste Waschlappen und Handtücher benutzen. Ebenso alle Körperpflegemaßnahmen mit „Nachdruck" (d. h. fest, intensiv und langsam) durchführen. ○ richtig ○ falsch

e) Aus hygienischen Gründen den Körper von „oben" nach „unten" und den Intimbereich von „vorne" nach „hinten" waschen. ○ richtig ○ falsch

f) Körperregionen von der nicht betroffenen Seite aus zur betroffenen Seite hin waschen (Ausnahme: Intimregion). ○ richtig ○ falsch

Aufgabe 33 → Prophylaxen bei Hemiplegie

Um Folgeschäden zu vermeiden, führen Sie bei halbseitengelähmten Patienten Prophylaxen durch.

Geben Sie stichwortartig jeweils 1 Begründung und jeweils 2 prophylaktische Maßnahmen für folgende Pflegeprobleme an.

1) *Der Patient ist dekubitusgefährdet.*

Begründung: ______________________________

Maßnahmen: ______________________________

____

2) *Der Patient ist pneumoniegefährdet.*

Begründung: ______________________________

Maßnahmen: ______________________________

____

3) *Der Patient ist kontrakturengefährdet.*

Begründung: ______________________________

Maßnahmen: ______________________________

____

4) *Der Patient ist thrombosegefährdet.*

Begründung: ______________________________

Maßnahmen: ______________________________

____

5) *Der Patient ist intertrigogefährdet.*

Begründung: ______________________________

Maßnahmen: ______________________________

____

6) *Der Patient ist obstipationsgefährdet.*

Begründung: ______________________________

Maßnahmen: ______________________________

____

Bei fehlendem Lidschluss müssen Sie die Binde- und Hornhaut vor Austrocknung schützen. Siehe hierzu auch das Arbeitsbuch: Spezielle Pflege 1. Band, Kap. 1.8, Aufgabe 74 (Prophylaxe bei fehlendem Lidschlag).

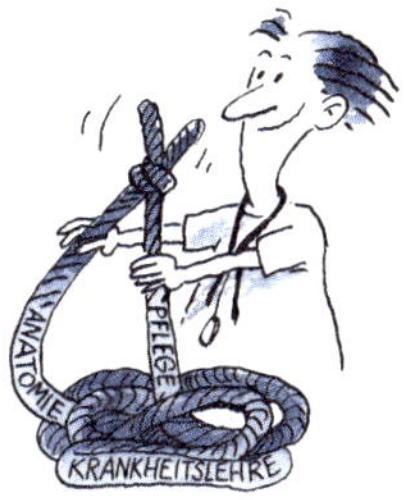

Aufgabe 34 → Auswirkungen Aphasie

Menschen mit Apoplexie können unter Sprachstörungen leiden. Je nach betroffener Sprachregion und Ausmaß der Schädigung können Sprechen, Verstehen, Lesen und/oder Schreiben beeinträchtigt sein. Obwohl in der Praxis häufig Mischbilder vorkommen, müssen Sie doch die Erscheinungsbilder der Aphasie-Hauptformen im Rahmen der Krankenbeobachtung unterscheiden können.
Welche Auswirkungen können Sie bei welchen Aphasieformen erkennen? Bitte ordnen Sie zu, indem Sie Verbindungslinien ziehen.

1) Motorische (= Broca-)Aphasie
2) Sensorische (= Wernicke-)Aphasie
3) Amnestische Aphasie
4) Globale Aphasie

a) Wortfindungsstörungen
b) Sprachverständnis und -produktion sind erheblich gestört
c) Telegrammstil; kleiner Wortschatz; phonematische Paraphrasien
d) Sprachverständnis ist erhalten
e) flüssiges Sprechen; Logorrhoe; Worte zwar verständlich, aber inhaltsleer/ohne Sinn
f) Sprachautomatismen, Floskeln, inhaltsleere Redewendungen, nur Einzelwörter
g) stark verminderte/verlangsamte Sprachproduktion
h) semantische Paraphrasien und Neologismen
i) abgehackter, fragmentarischer Sprachfluss; Sprechen ist mit großer Anstrengung verbunden
j) Sprachverständnis ist schwer gestört
k) sinnwahrende Umschreibungen

Aufgabe 35 → Aphasie Allgemeine Verhaltensregeln

Sie pflegen einen aphasischen Patienten.
Welche allgemeinen Verhaltensregeln versuchen Sie hierbei praktisch umzusetzen? Bitte kreuzen Sie an. (8)

○ a) Sie sprechen ruhig und deutlich in einfachen, kurzen, klaren Sätzen und unterstützen diese mit Mimik, Gestik, Zeichen und/oder Bildern.
○ b) Sie behandeln den Patienten nicht wie ein Kind, sondern achten ihn als Person und Mensch.
○ c) Sie wenden keine „Kindersprache" an.
○ d) Sie kritisieren nicht, sondern machen Mut, loben und weisen auf kleinste Fortschritte hin.
○ e) Sie sprechen sehr laut, um sich verständlich zu machen.
○ f) Sie wenden sich dem Betroffenen zu und schauen ihn beim Sprechen an.
○ g) Sie haben Geduld, Zeit und Ruhe und sind aufmerksam.
○ h) Sie verwenden ausschließlich Sprechhilfen.
○ i) Sie stellen Fragen, die mit „Ja"/„Nein" oder nonverbal beantwortet werden können.
○ j) Sie warten Antworten ab und vergewissern sich durch Rückfragen, dass Sie richtig verstanden haben.

Aufgabe 36 → Kau- und Schluckstörungen bei Apoplex

Apoplektische Insulte verursachen in vielen Fällen erhebliche Probleme bei der Nahrungsaufnahme, insbesondere Kau- und Schluckstörungen.

Welche Beobachtungen an einem betroffenen Patienten deuten auf eine mögliche Kau- und Schluckstörung hin? (7 Angaben)

- ______________________________
- ______________________________
- ______________________________
- ______________________________
- ______________________________
- ______________________________
- ______________________________

Aufgabe 37 → Schluck-, Kau- und Ess-/Trinktraining

In der Akutphase des Krankheitsgeschehens oder bei Schlucklähmung erfolgt die Ernährung per Sonde oder PEG. Weil Essen und Trinken von den Betroffenen u. a. mit Wohlbefinden, Freude, Lebensqualität, Geselligkeit und einem bestimmten gesellschaftlichen Status in Verbindung gebracht werden, muss so bald als möglich auf orale Ernährung umgestellt werden. Besondere Bedeutung hat hier das Schluck-, Kau- und Ess-/Trinktraining.

1) Bewerten Sie diesbezüglich die folgenden Aussagen, indem Sie ankreuzen.

a) Das Schlucken kann wesentlich erleichtert werden, wenn der Patient seine Mahlzeiten nicht im Liegen, sondern im Sitzen am Tisch (beste Möglichkeit!) oder im Langsitz einnimmt. ○ richtig ○ falsch

b) Vor den Übungen zur Stimulation der Sensibilität und Motorik im Mundbereich bzw. vor dem Schlucktraining sollte immer eine Reinigung des Mundes erfolgen. Gleichermaßen muss nach dem Essen die Mundhöhle auf Speisereste kontrolliert und gereinigt werden. ○ richtig ○ falsch

c) Es sollten möglichst große Portionen vorbereitet werden, um den Patienten anzuspornen. ○ richtig ○ falsch

d) Bei der Speisenwahl ist zwischen süßen und sauren Speisen (→ Wirkung auf die Speichelsekretion) abzuwechseln; Nahrung mit intensivem Geschmack ist zu bevorzugen. ○ richtig ○ falsch

e) Flüssige Nahrung kann leichter geschluckt werden als Nahrung mit breiiger Konsistenz; den höchsten Schwierigkeitsgrad hat feste Kost. ○ richtig ○ falsch

f) Anfänglich sollten zur „forcierten Reizdarbietung“ Nahrungsmittel mit unterschiedlicher Konsistenz gleichzeitig zugeführt werden (z. B. Suppe mit Einlage). ○ richtig ○ falsch

g) Während des Kauvorgangs sollte der Patient zuerst mit der gelähmten Seite, erst dann mit der nicht betroffenen Seite kauen. ○ richtig ○ falsch

h) Um die Gefahr des Verschluckens zu verringern, sollte der Patient z. B. durch Fernsehen oder Gespräche abgelenkt werden. ○ richtig ○ falsch

i) Die Kau- und Schluckbewegungen des Patienten können durch den sog. Kieferkontrollgriff unterstützt werden. ○ richtig ○ falsch

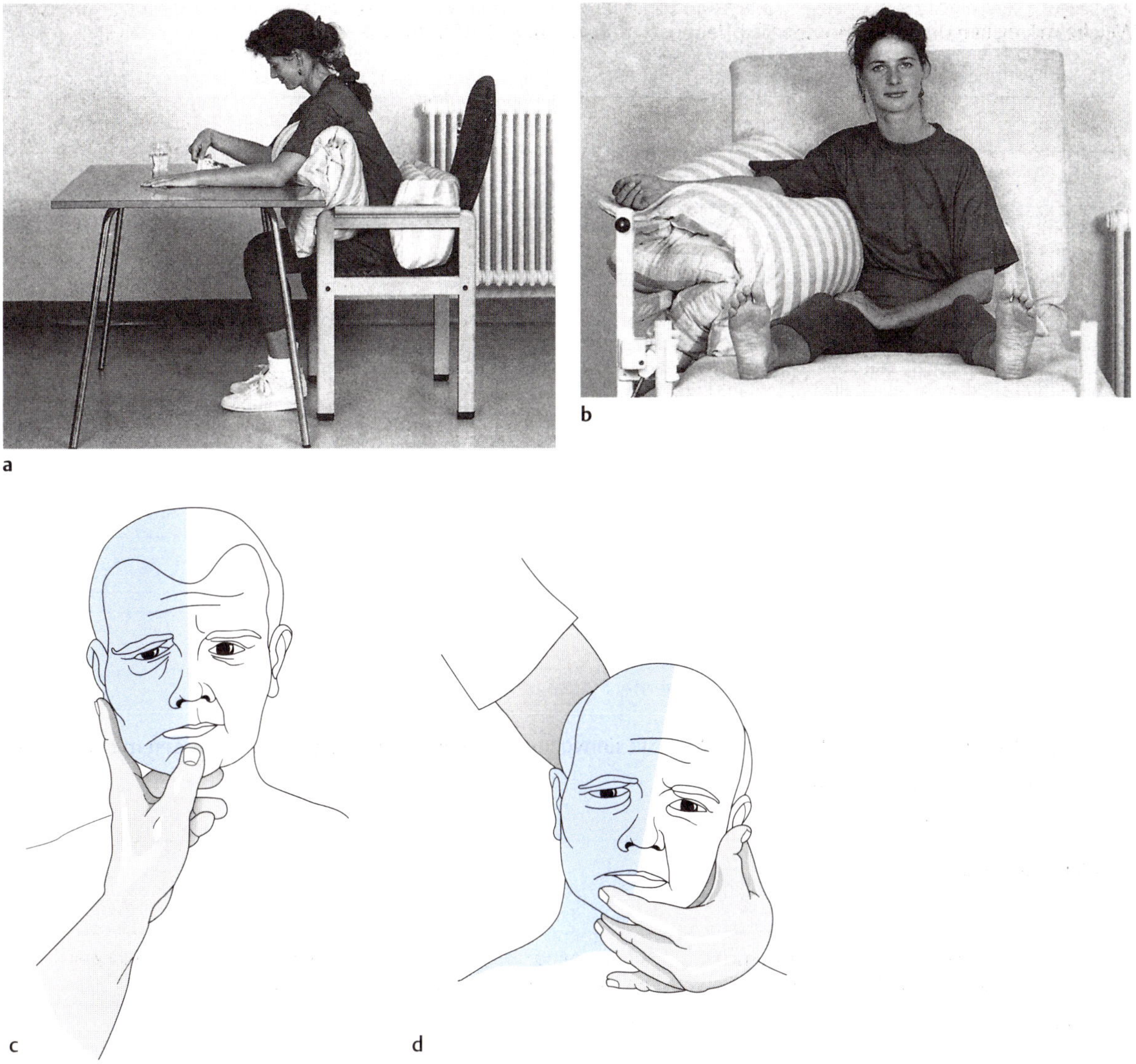

Abb. 2.**11a** bis **d** s. auch Urbas, L.: Pflege eines Menschen mit Hemiplegie nach dem Bobath-Konzept.

2) Nennen Sie die wichtigste Voraussetzung für eine orale Nahrungs- und Flüssigkeitszufuhr und begründen Sie Ihre Antwort mit einem Schlagwort.

Voraussetzung: ______________________ Begründung: ______________________

Lesen Sie in diesem Zusammenhang über Hilfsmittel zum selbstständigen Essen, aber auch über sonstige Hilfsmittel für Schlaganfall-Patienten nach.

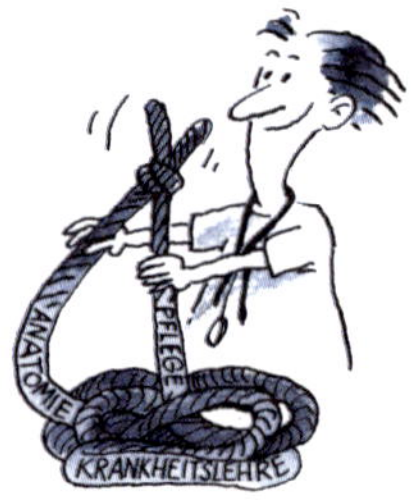

Aufgabe 38 → Urininkontinenz bei Apoplex

Bei einem Schlaganfall-Patienten tritt das Problem Urininkontinenz meist nur in der Akutphase, d. h. in den ersten Wochen, auf.
Welche möglichen Ursachen müssen Sie pflegerisch in Erwägung ziehen? Bitte 5 Angaben.

- ______________________________
- ______________________________
- ______________________________
- ______________________________
- ______________________________

Aufgabe 39 → Urininkontinenz Pflegemaßnahmen

Welche der folgenden Pflegemaßnahmen setzen Sie sinnvollerweise bei einem Schlaganfall-Patienten mit Urininkontinenz ein? Bitte kreuzen Sie an. (6)

Miktionsschema
Datum:

Zeit	Urinabgang wenig	viel	auf Wunsch Patient	auf Anregung Pflegepersonal	Urinmenge ml	Flüssigkeitszufuhr ml	Bemerkungen
07.00							
08.00							
09.00							
10.00							
11.00							
usw.							

Abb. 2.**12** s. auch Juchli, L.: Pflege, Kap. 9.

- ○ a) Blasenverweilkatheter
- ○ b) frühzeitige Mobilisation
- ○ c) Miktionsprotokoll erstellen
- ○ d) Toilettentraining
- ○ e) angemessene Inkontinenzhilfsmittel
- ○ f) Elektrostimulation des Miktionszentrums (wird zur Zeit erprobt)
- ○ g) intermittierendes Einmalkatheterisieren
- ○ h) Selbsthilfetraining
- ○ i) bestimmte Übungen zur Wahrnehmungsförderung/Bewusstmachung von Blasenfüllung und Harndrang

Bezüglich allgemeinen Pflegemaßnahmen und psychosozialen Problemen bei Urininkontinenz siehe auch Kap. 2.2.

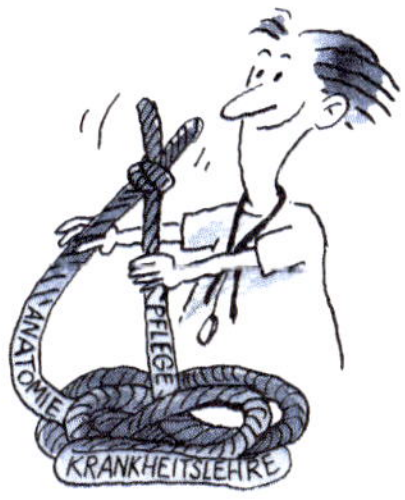

2.2 Spezielle Pflege eines Menschen mit Multipler Sklerose

Krankheitslehre

Aufgabe 40 → Krankheitsentstehung Multiple Sklerose

Die Multiple Sklerose (MS) ist eine der häufigsten neurologischen Erkrankungen in den nördlichen Regionen von Europa und den USA.
Bewerten Sie folgende Aussagen zur Multiplen Sklerose, indem Sie ankreuzen.

a) Die MS ist eine bakteriell bedingte, entzündliche Erkrankung des zentralen Nervensystems. ○ richtig ○ falsch

b) Bei der MS findet die herdförmige Zerstörung vorwiegend in der grauen Substanz (Markscheiden) von Gehirn und Rückenmark statt. ○ richtig ○ falsch

c) Die MS wird aufgrund der im Zentralnervensystem verstreuten Entzündungsherde auch Encephalomyelitis disseminata (ED) genannt. ○ richtig ○ falsch

d) Die MS macht sich bevorzugt im frühen und mittleren Erwachsenenalter (20.–40. Lebensjahr) erstmalig bemerkbar, wobei Frauen häufiger betroffen sind als Männer. ○ richtig ○ falsch

e) Die MS verläuft typischerweise in Schüben mit Abständen von Wochen bis Jahren. Es können jedoch auch chronisch progrediente Krankheitsverläufe auftreten, die mit kontinuierlich zunehmenden Beeinträchtigungen einhergehen. ○ richtig ○ falsch

Neben anderen Berufsgruppen muss auch die Pflege gegenüber dem Patienten immer wieder betonen, dass MS nicht in jedem Fall mit Immobilität, völliger Unselbstständigkeit und schwerer Behinderung gleichzusetzen ist.

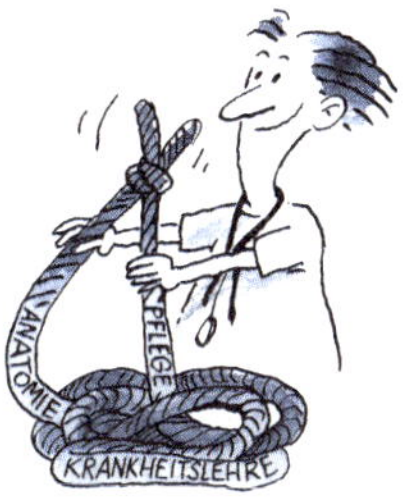

Aufgabe 41 → Multiple Sklerose – *Kreuz und quer*

Bei der Multiplen Sklerose sind zahlreiche Symptome möglich, die sowohl allein oder zusammen als auch aus völligem Wohlbefinden auftreten können. Die Diagnose ist schwierig, vor allem bei gering ausgeprägter Symptomatik.
Lösen Sie das folgende Kreuzworträtsel zum Thema „Mögliche Symptome und diagnostische Maßnahmen bei Multipler Sklerose".

waagrecht:

4 äußert sich in verschwommenem Sehen (mögliches Frühsymptom)
5 verursacht Gesichtsschmerzen
6 ... werden verursacht durch Augenmuskellähmungen infolge Hirnstammbeteiligung
9 Zittern bei gezielten Bewegungen, das sich bei Zielannäherung verstärkt; sog. „Zielwackeln"
11 Die Vorgeschichte der MS erfragt der Arzt in der ...
15 Untersuchung, mit deren Hilfe sich die Funktionsstörung des Sehnervs objektivieren lässt (Abk.)
17 Pathologische ...s sind bei Hirnstammbeteiligung vorhanden (Abk.)
18 verminderte Berührungs- und Schmerzempfindung
19 Bei einer durch die Krankheit bedingten psychischen Veränderung handelt es sich meist um eine ... Depression

senkrecht:

1 Wichtig ist bei MS auch die gründliche ... Untersuchung
2 Bei fortgeschrittenem Krankheitsgeschehen kann es zu ... kommen
3 mit dieser Untersuchung können die Entmarkungsherde dargestellt werden
7 ... Banden sind bei der Liqoruntersuchung nachweisbar.
8 Störung der Bewegung und Haltung; führt zu einem unsicheren, breitbeinigen Gang
10 Motorische Störungen bewirken ... Lähmungen
12 Infolge hirnorganischer Veränderungen kann es nicht nur zu depressiven Verstimmungen, sondern auch zu ... kommen
13 Untersuchung, bei der durch Reizung eines Sinnesorgans ausgelöste Potentialänderungen am Gehirn aufgezeichnet werden (... Potentiale)
14 Bei Kleinhirnbeteiligung kann eine ... Sprache beobachtet werden
16 unwillkürliche, rhythmische Bewegungen der Augen aufgrund Kleinhirnbeteiligung

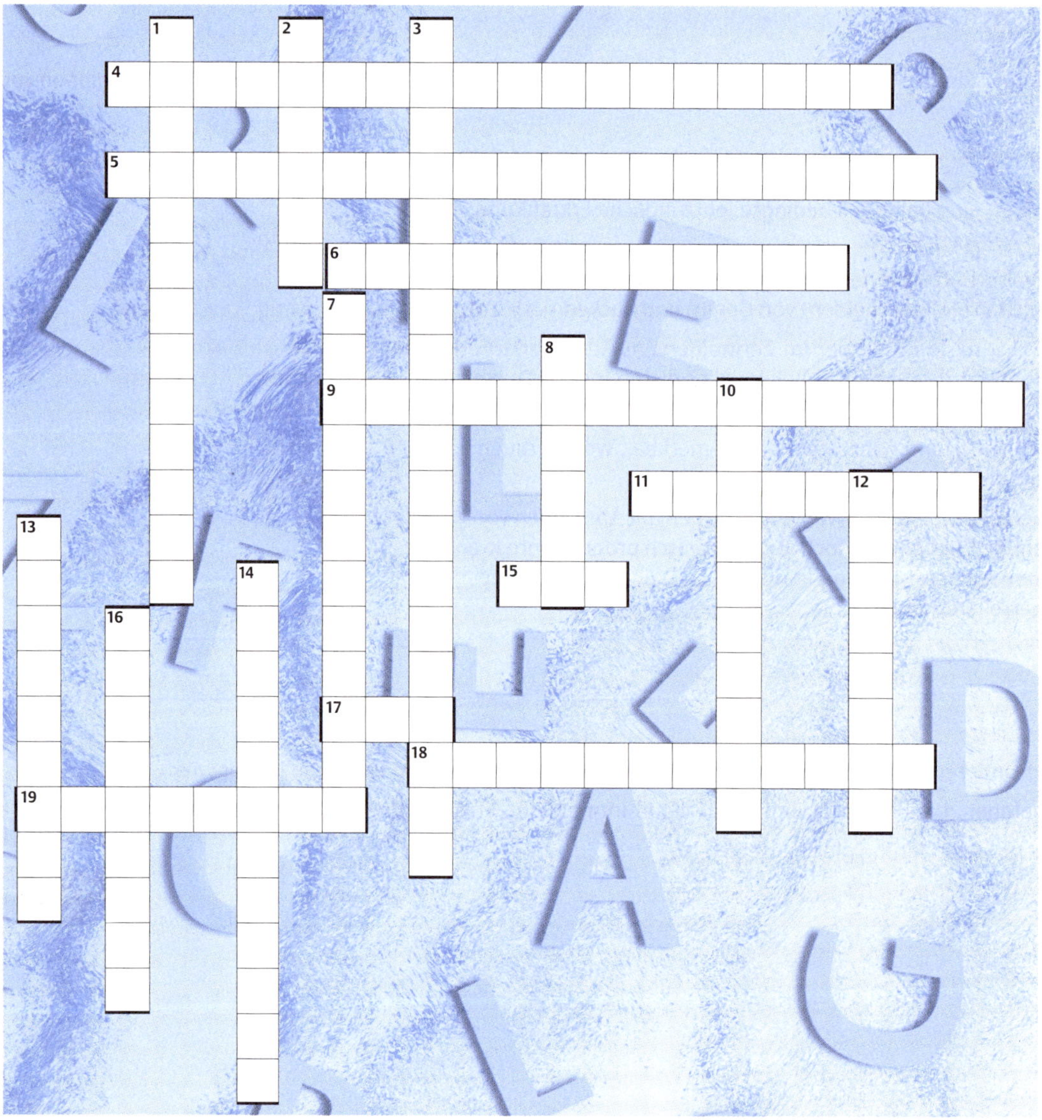

Aufgabe 42 → Therapie Multiple Sklerose

Die wichtigste therapeutische Maßnahme bei der MS ist die ______________________________

Aufgabe 43 → Medikamentöse Therapie Multiple Sklerose

Da eine kausale Behandlung derzeit noch nicht möglich ist, muss symptomatisch therapiert werden.
Welche Medikamente werden zur Zeit eingesetzt, um einen akuten Schub zu behandeln, die Häufigkeit der Schübe zu verringern und/oder das chronische Fortschreiten zu verlangsamen?
Bitte kreuzen Sie an. (5)

- ○ a) immunsuppressive Substanz Azathioprin (Imurek)
- ○ b) Beta-Interferon
- ○ c) Antiphlogistika, z. B. Aspisol (Acetylsalicylsäure)
- ○ d) Kortikosteroide (am besten Urbason)
- ○ e) zytostatische Substanz Zyklophosphamid (Endoxan)
- ○ f) Immunglobuline, z. B. Polyglobin
- ○ g) Vitamin B_{12}-Präparate
- ○ h) ACTH (Adrenokortikotropes Hormon)

Pflege

Aufgabe 44 → Medikamentennebenwirkungen

Sie pflegen einen MS-Patienten, der hochdosiert mit Kortisonpräparaten behandelt wird.
Auf welche medikamentös bedingten Nebenwirkungen müssen Sie besonders achten? Bitte kreuzen Sie an. (6)

- ○ a) Hypertonie
- ○ b) Gewichtszunahme
- ○ c) Hyperglykämie
- ○ d) Phlebothrombose
- ○ e) Ödeme
- ○ f) Exanthem
- ○ g) gastrointestinale Blutungen (Magenulkus!)
- ○ h) Dyspnoe
- ○ i) Hyperkaliämie
- ○ j) Infektanfälligkeit

Aufgabe 45 → Bewegungsübungen Multiple Sklerose

Damit MS-Patienten so lange wie möglich beweglich und selbstständig bleiben, setzen Sie zur Förderung der Beweglichkeit aktive, bei zunehmender Verschlechterung ergänzende passive Bewegungsübungen ein.
Welche grundsätzlichen Regeln berücksichtigen Sie hierbei? Bitte 6 Angaben.

- ______________________________
- ______________________________
- ______________________________
- ______________________________
- ______________________________
- ______________________________

MS-Selbsthilfegruppen informieren u. a. über spezielle Bewegungsübungen.
Am besten jedoch trainiert der Betroffene seine Beweglichkeit im alltäglichen Leben entsprechend seinen individuellen Möglichkeiten, d. h. er führt seine gewohnten Lebensaktivitäten (z. B. Familie, Beruf, Hobbys) so lange wie möglich weiter.
Geeignete Hilfsmittel können eventuell vorhandene Bewegungsstörungen kompensieren. Allerdings ist ein Rollstuhleinsatz so weit hinauszuschieben, bis keine andere Art der Fortbewegung mehr möglich ist.
Das Trainieren von Alltagsfähigkeiten wie auch die Lagerung von bettlägerigen Patienten mit spastischen Lähmungen orientiert sich am Bobath-Konzept. Vergleichen Sie hierzu, und auch bzgl. eventueller Prophylaxen, die spezielle Pflege bei Menschen mit Apoplexie.

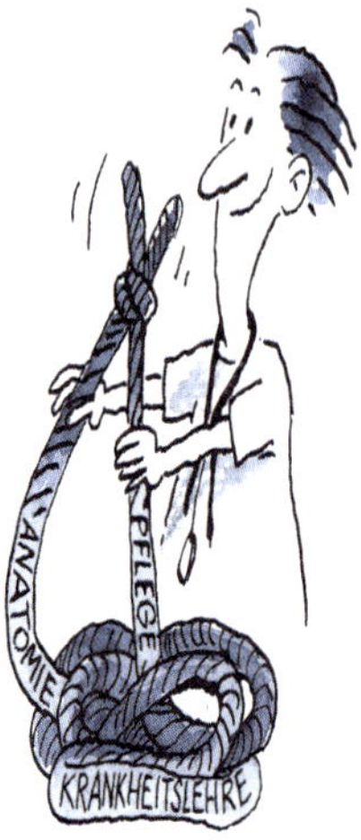

Aufgabe 46 Urininkontinenz Multiple Sklerose

Sie pflegen eine an MS erkrankte Frau. Die Patientin leidet an Urininkontinenz, hat jedoch keine instrumentelle Harnableitung, sondern ist prophylaktisch mit Vorlagen versorgt und kann zum Toilettentraining auf den Nachtstuhl.
Nennen und begründen Sie allgemeine Pflegemaßnahmen, mit denen Sie einen Harnwegsinfekt zu vermeiden versuchen. (4 Angaben)

- ______

Begründung: ______

- ______

Begründung: ______

- ______

Begründung: ______

- ______

Begründung: ______

Aufgabe 47 Urininkontinenz Psychosoziale Probleme

Zu welchen psychosozialen Problemen kann eine Inkontinenz führen? (mindestens 6 stichwortartige Angaben)

- ______
- ______
- ______
- ______
- ______
- ______

Aufgabe 48 → Urininkontinenz Probleme und Maßnahmen

Störungen bei der Urinausscheidung können in Form einer motorischen Dranginkontinenz und/oder einer Reflexinkontinenz auftreten.
Mit welchen pflegerischen Problemen müssen Sie jeweils rechnen und welche therapeutischen Maßnahmen/Pflegemaßnahmen sind jeweils sinnvoll?
Bitte ordnen Sie die folgenden (für die jeweiligen Inkontinenzformen typischen) Aussagen anhand der Ziffern in die unten stehende Tabelle ein. Mehrfachnennungen sind möglich!

Pflegeprobleme

1) Überlaufblase mit Harnträufeln
2) Harnwegsinfektionen
3) erhöhte Miktionsfrequenz
4) Harndrang wird nicht gespürt
5) sehr starker Harndrang
6) zu kurze Zeitspanne zwischen Harndrang und Entleerung
7) erhebliche Restharnmengen

Therapeutische Maßnahmen/Pflegemaßnahmen

8) Toilettentraining
9) spezielles Entleerungstraining (Blasenklopftraining)
10) evtl. suprapubischer Blasenkatheter und dessen Versorgung
11) Bestimmung der Restharnmenge (möglichst mittels Ultraschalldiagnostik → Arzt)
12) Miktionsprotokoll
13) Versorgung mit aufsaugenden Inkontinenzhilfsmitteln
14) intermittierendes Einmalkatheterisieren
15) Urinbeobachtung auf Harnwegsinfektionen (z. B. Farbe, Geruch)

	Motorische Dranginkontinenz	Reflexinkontinenz
Pflegeprobleme		
Therapeutische Maßnahmen/ Pflegemaßnahmen		

Lesen Sie in diesem Zusammenhang auch über weitere Inkontinenzformen nach, z. B. Stress-, sensorische Drang-, Überlaufinkontinenz, psychogene und pharmakogene Inkontinenz.
Die Pflege bei Blasen- (und Darm-)störungen ist ähnlich dem Vorgehen bei Querschnittlähmung (siehe auch Kap. 2.5).

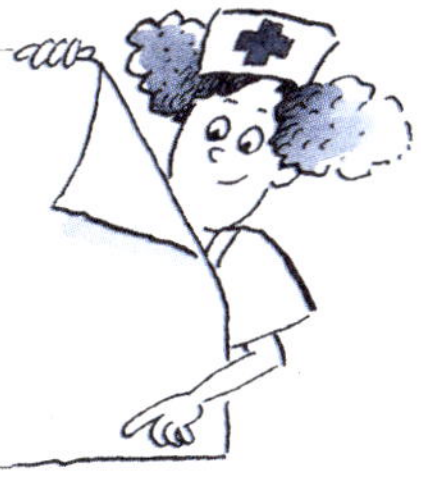

Aufgabe 49 → Ernährungsberatung Multiple Sklerose

Sie beraten eine MS-Patientin, die durch eine gesunde Ernährung ihre Krankheit günstig beeinflussen will.
Bewerten Sie folgende Empfehlungen, indem Sie ankreuzen.

a) ausgewogene Vollwertkost	○ empfehlenswert	○ umstritten
b) spezielle MS-Diäten (z. B. Evers-Diät)	○ empfehlenswert	○ umstritten
c) Normal-/Idealgewicht	○ empfehlenswert	○ umstritten
d) Zufuhr mehrfach ungesättigter Fettsäuren (Pflanzenfette)	○ empfehlenswert	○ umstritten
e) Vermeiden von tierischen Fetten	○ empfehlenswert	○ umstritten
f) Salz und Zucker in Maßen (bei Kortisontherapie)	○ empfehlenswert	○ umstritten

Aufgabe 50 → Pflegemaßnahmen bei Sehstörungen

Bei der MS können Sehstörungen den Betroffenen in den verschiedensten Lebensbereichen einschränken. Hierbei klären Sie den Patienten über die Tatsache auf, dass die Sehbehinderung meist nur vorübergehend auftritt.
Welche Hilfestellungen können Sie dem Betroffenen weiterhin geben
a) bei der Fortbewegung? (4 Angaben)

- ______________________________
- ______________________________
- ______________________________
- ______________________________

b) bei der Nahrungsaufnahme? (4 Angaben)

- ______________________________
- ______________________________
- ______________________________
- ______________________________

2.3 Spezielle Pflege eines Menschen mit Morbus Parkinson

Krankheitslehre

Aufgabe 51 → Krankheitszeichen Morbus Parkinson

Das Parkinson-Syndrom ist eine im höheren Lebensalter häufig auftretende Erkrankung des extrapyramidal-motorischen Nervensystems, bei der es durch degenerative Prozesse im Bereich der Basalganglien (vorwiegend in der Substantia nigra) zu einem Dopaminmangel und somit zu einem relativen Überwiegen von Acetylcholin kommt.

1) Welche Kardinalsymptome kennen Sie? Bitte kreuzen Sie an. (3)

○ a) Hypo-/Akinese
○ b) Myoklonien
○ c) Sopor
○ d) Rigor
○ e) Ataxie
○ f) Hyposmie/Anosmie
○ g) Nystagmus
○ h) Tremor
○ i) Trismus

2) Welches damit verbundene, typische äußere Erscheinungsbild (z. B. Körperhaltung, Gangbild) können Sie beobachten? (6 Angaben)

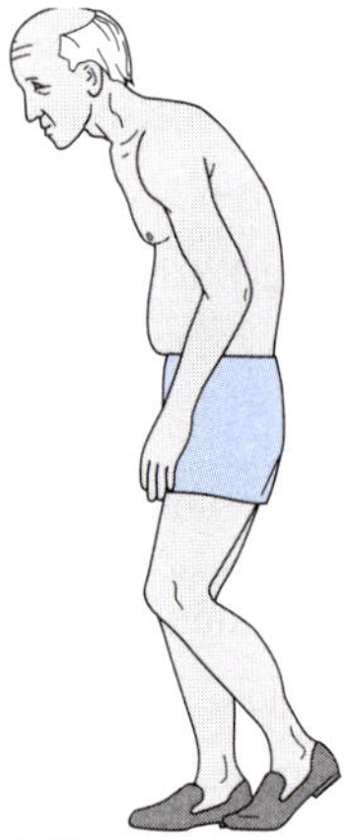

Abb. 2.**13**

▸ ______________________________

▸ ______________________________

▸ ______________________________

▸ ______________________________

▸ ______________________________

▸ ______________________________

Aufgabe 52 → Medikamentöse Therapie

Medikamente können die Parkinson-Krankheit zwar nicht ursächlich behandeln, jedoch die Hauptsymptomatik günstig beeinflussen. Die medikamentöse Therapie versucht, das gestörte Gleichgewicht der beiden Neurotransmitter Dopamin und Acetylcholin entweder durch Dopaminzufuhr oder Acetylcholinhemmung zu normalisieren.
Bewerten Sie folgende Aussagen zur medikamentösen Therapie, indem Sie ankreuzen.

a) Als Antiparkinsonmedikamente stehen zur Verfügung: L-Dopa + Decarboxylasehemmer, Dopaminagonisten, MAO-Hemmer, Amantadine und Anticholinergika. ○ richtig ○ falsch

b) Ziel der medikamentösen Therapie ist die völlige Symptomfreiheit. ○ richtig ○ falsch

c) Die absolut regelmäßige Medikamenteneinnahme ist von besonderer Wichtigkeit. ○ richtig ○ falsch

d) Dopamin kann die Blut-Hirn-Schranke nicht passieren; deshalb wird es in Form der Vorstufe L-Dopa verabreicht. Da die Nahrungsaufnahme dessen Resorption beeinflusst, sollen L-Dopa-Präparate mindestens 30 Minuten vor oder frühestens 90 Minuten nach einer Mahlzeit eingenommen werden. Der Beginn der L-Dopa-Medikation erfolgt einschleichend. ○ richtig ○ falsch

e) Eine möglichst genaue Einstellung der modernen Medikamente kann den ursprünglich progredienten Verlauf der Erkrankung verhindern. ○ richtig ○ falsch

f) Antiparkinsonmedikamente können aufgrund der langandauernden „überhängenden" Wirkung (lange Halbwertzeit!) in bestimmten Situationen, z. B. vor Operationen, plötzlich abgesetzt werden. ○ richtig ○ falsch

g) Die Wirksamkeit der Behandlung lässt nach einigen (ca. 5) Jahren nach. ○ richtig ○ falsch

Lesen Sie in den entsprechenden Beipackzetteln der Antiparkinsonpräparate nach.

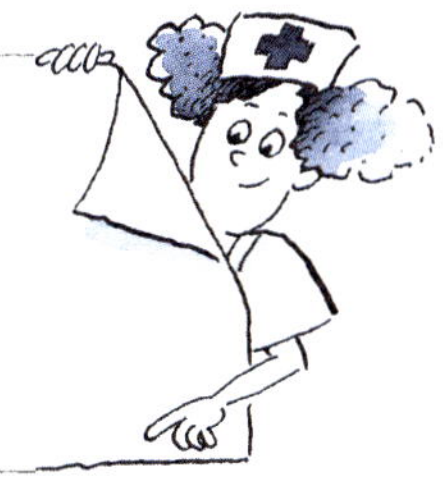

Pflege

Aufgabe 53 → Beobachtung Medikamentennebenwirkungen

Nebenwirkungen bei der medikamentösen Therapie des Mb. Parkinson sind abhängig von der Dosierung. Aus diesem Grund versucht der Arzt, einen Mittelweg zwischen möglichst geringer Nebenwirkung und größtmöglicher Wirkung zu finden. Um ihn hierbei zu unterstützen, müssen Sie unerwünschte Wirkungen der Antiparkinsonmedikamente bei den von Ihnen betreuten Patienten beobachten, dokumentieren und dem Arzt mitteilen.
Welche der folgenden Nebenwirkungen können Antiparkinsonmedikamente hervorrufen? Bitte kreuzen Sie an. (7)

○ a) Übelkeit, Erbrechen
○ b) Obstipation
○ c) Miktionsbeschwerden, Harnverhalt
○ d) hypertone Kreislaufdysregulation
○ e) bradykarde Herzrhythmusstörungen
○ f) Dyskinesien
○ g) Dysästhesien
○ h) Fluktuationen, On-Off-Phänomene
○ i) psychotische Symptome, Verwirrung, Unruhe
○ j) Halluzinationen, Albträume

Aufgabe 54 → Aktivierende Pflege

Sie pflegen Parkinsonkranke unter dem Aspekt „Aktivierende Pflege".
Welche Schwerpunkte berücksichtigen Sie hierbei im Besonderen? Bitte 5 Angaben.

- ______________________________
- ______________________________
- ______________________________
- ______________________________
- ______________________________

Aufgabe 55 → Pflegeziel Morbus Parkinson

Mit welchem vorrangigen Ziel pflegen Sie parkinsonkranke Menschen?

____

Aufgabe 56 → Erhalt des normalen Bewegungsablaufes

Die Hypokinese beim Mb. Parkinson bedeutet einen Mangel an willkürlichen und unwillkürlichen Bewegungen, d. h. unzureichende Spontan-, Reaktiv- und physiologische Mitbewegungen.
Durch welche konkreten Pflegemaßnahmen können Sie den normalen Bewegungsablauf bei Herrn Schneider, einem mobilen Parkinson-Patienten, erhalten? (4 Angaben)

- ______________________________
- ______________________________
- ______________________________
- ______________________________

Aufgabe 57 → Gehtraining Morbus Parkinson

Die Lageveränderungen im Bett, das Aufstehen aus sitzender Position, das Treppensteigen und das Gehen sind Bewegungsabläufe, die Sie mit dem Parkinson-Patienten im Rahmen der Rehabilitation besonders gut üben sollten.
Bewerten Sie folgende Aussagen zum Gehtraining bei Mb. Parkinson, indem Sie ankreuzen.

a) Gehübungen sollten mindestens 3 mal pro Tag durchgeführt werden. ○ richtig ○ falsch

b) Gehübungen sollten immer auf rutschfestem Boden und immer mit festem, sicherem Schuhwerk durchgeführt werden. ○ richtig ○ falsch

c) Bei der Einleitung und Ausführung von Gehbewegungen sind instruierende Kommandos des Pflegepersonals sinnvoll. Auch sollte der Patient selbst den Bewegungsablauf laut mitsprechen. ○ richtig ○ falsch

d) Kleinere Hindernisse auf dem Gehweg können belassen werden, um das Anforderungsniveau des Gehtrainings anzuheben. ○ richtig ○ falsch

e) Das Gehtraining darf nicht unter Zeitdruck erfolgen. Ausreichende Ruhepausen sind vor allem bei Ermüdung/nicht ausreichender Konzentration einzuhalten. Auch ist eine Überforderung des Patienten zu vermeiden. ○ richtig ○ falsch

Normalerweise wird die Ausführung von Bewegungen durch verbale Anweisungen gestört. Gerade ältere Menschen sind durch gleichzeitiges Zuhören und Ausführen einer Bewegung überfordert.

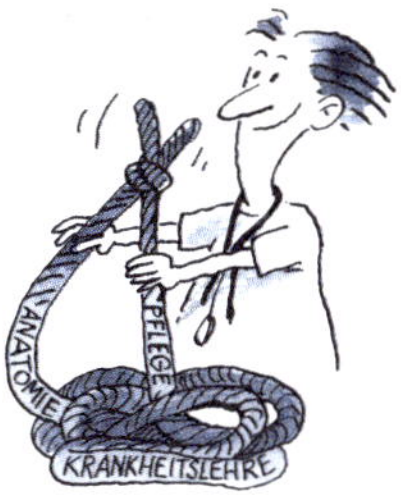

Aufgabe 58 → Sturzprophylaxe

Trotz permanentem mobilitätserhaltenden/-fördernden Training und Schulungen zur sicheren Fortbewegung besteht bei Menschen mit Mb. Parkinson eine erhöhte Sturzgefahr.
Stellen Sie sich vor, Sie arbeiten in der ambulanten Krankenpflege. Welche sturzprophylaktischen Gesichtspunkte würden Sie in einem Beratungsgespräch mit Frau Schulz, einer Mb.-Parkinson-Patientin, zur sicheren Gestaltung ihres Wohnraums ansprechen? Bitte 6 Angaben.

- ______________________________
- ______________________________
- ______________________________
- ______________________________
- ______________________________
- ______________________________

Aufgabe 59 → Pneumonieprophylaxe Morbus Parkinson

Die Hypokinese schränkt auch die Atemmuskulatur ein; es resultiert eine flache Atmung mit schlechter Lungenventilation.

Welche der folgenden, die Lungenbelüftung verbessernden Pflegemaßnahmen setzen Sie bei Parkinson-Patienten bevorzugt ein? Bitte kreuzen Sie an. (2)

- ○ a) atemunterstützende Lagerungen, z. B. A-, V-, T-, Oberkörperhochlagerung
- ○ b) atemerleichternde Sitzpositionen, z. B. Kutschersitz
- ○ c) Atemgymnastik, z. B. tiefes Durchatmen, Kontaktatmung, Ausatmen gegen Widerstand
- ○ d) Anwendung von Geräten zur Atemunterstützung, z. B. Triflow-Atemtrainer
- ○ e) atemstimulierende Einreibung

Aufgabe 60 → Erhöhte Talgproduktion und Schweißausbrüche

Erhöhte Talgproduktion und massive Schweißausbrüche sind vegetative Krankheitserscheinungen bei Mb. Parkinson. Planen Sie für die folgenden Pflegeprobleme jeweils 4 Maßnahmen.

a) Der Patient leidet an fettiger Haut, hat ein „Salbengesicht".

- ____________________
- ____________________
- ____________________
- ____________________

b) Der Patient schwitzt leicht, leidet an Schweißausbrüchen.

- ____________________
  ____
  ____
- ____________________
- ____________________
- ____________________

Auch die Chorea Huntington gehört – wie der Mb. Parkinson – zu den extrapyramidalen Erkrankungen. Diese autosomal-dominant vererbte Erkrankung, die zwischen dem 30. und 50. Lebensjahr beginnt, geht mit typischen extrapyramidalen Bewegungsstörungen, organisch bedingten Veränderungen der Psyche und im Spätstadium mit Demenz einher.

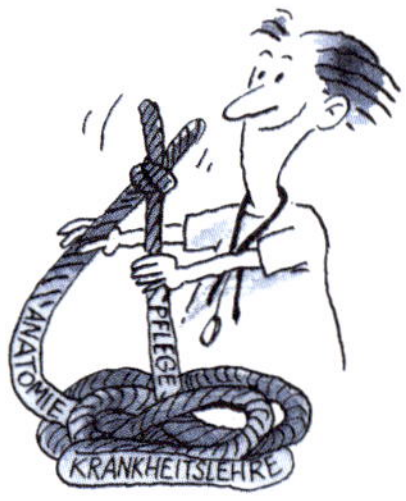

Aufgabe 61 → Spezielle Augenpflege

Bei seltenem Lidschlag führen Sie eine spezielle Augenpflege durch.
Bewerten Sie diesbezüglich die folgenden Aussagen, indem Sie ankreuzen.

a) Die spezielle Augenpflege erfolgt in flacher Rückenlage. ○ richtig ○ falsch
b) Es müssen immer sterile Materialien/Lösungen verwendet werden. ○ richtig ○ falsch
c) Augen immer vom inneren zum äußeren Augenwinkel auswischen. ○ richtig ○ falsch
d) Jeden Tupfer nur einmal, d. h. nur für einen Wisch, benutzen. ○ richtig ○ falsch
e) Sorgfältiges und behutsames Vorgehen sind unabdingbar. ○ richtig ○ falsch

Aufgabe 62 → Beratung Ernährung/Nahrungsaufnahme

Sie führen ein Beratungsgespräch mit einem Parkinson-Kranken und seinen Angehörigen.
Welche Aspekte hinsichtlich Ernährung und Nahrungsaufnahme versuchen Sie zu vermitteln? (8 stichpunktartige Angaben)

- ______________________
- ______________________
- ______________________
- ______________________
- ______________________
- ______________________
- ______________________
- ______________________

Aufgabe 63 → Vorgehen bei Depression

Krankheitsbedingt oder durch die veränderte Lebenssituation kommt es bei parkinsonkranken Menschen oft zu einer depressiven Stimmungslage.
Welche allgemeinen pflegerischen Aspekte wenden Sie in diesem Fall an? Bitte kreuzen Sie an.

a) Gesprächsbereitschaft/Verständnis zeigen, aktives Zuhören ○ geeignet ○ ungeeignet
b) nichtdepressives Verhalten bestärken, z. B. durch angemessenes Lob ○ geeignet ○ ungeeignet
c) depressives Verhalten kritisieren ○ geeignet ○ ungeeignet
d) Zuversicht vermitteln ○ geeignet ○ ungeeignet
e) Fähigkeiten in den Vordergrund stellen, Fortschritte bewusst machen ○ geeignet ○ ungeeignet
f) Wut, Ärger aussprechen lassen ○ geeignet ○ ungeeignet
g) Aktivitäten in einen festen Tagesablauf gliedern ○ geeignet ○ ungeeignet
h) Trost (im Sinne von „Es wird schon wieder“) ○ geeignet ○ ungeeignet
i) Lösungsangebote/Ratschläge vorgeben ○ geeignet ○ ungeeignet
j) Zwang („Sie müssen jetzt…“) ○ geeignet ○ ungeeignet
k) psychotherapeutische Hilfe vermitteln ○ geeignet ○ ungeeignet

2.4 Spezielle Pflege eines Menschen mit Epilepsie

Krankheitslehre

Aufgabe 64 → Epilepsiearten

Es gibt weit über 200 verschiedene Anfallsleiden; sie können in generalisierte und fokale Anfälle eingeteilt werden. Bitte ordnen Sie diesbezüglich zu, indem Sie Verbindungslinien ziehen.

	a) Dämmerattacken (psychomotorische Anfälle)
1) Generalisierte Anfälle	b) Absencen
	c) BNS- (Blitz-Nick-Salaam-)Krämpfe
	d) einfache Herdanfälle
2) Fokale Anfälle	e) Grand-mal-Anfälle
	f) Jackson-Anfälle

Aufgabe 65 → Symptome Grand-mal-Anfall

Der Grand-mal-Anfall gilt als die „klassische" Form der Epilepsie. Er läuft in verschiedenen Stadien ab. Beschreiben Sie die jeweilige von Ihnen zu beobachtende Symptomatik, die die folgenden Grand-mal-Stadien charakterisiert.

1) Vorboten (treten schon einige Tage oder Stunden vor dem Anfall auf):

2) Aura (tritt kurz vor dem Anfall auf; Dauer: wenige Sekunden):

3) Tonisches Stadium (Dauer: einige Sekunden):

4) Klonisches Stadium (Dauer: wenige Minuten):

5) Erschöpfungsstadium (Dauer: einige Stunden):

Wiederholen Sie in diesem Zusammenhang auch die Erscheinungsbilder anderer häufiger Epilepsiearten (siehe Aufgabe 64).

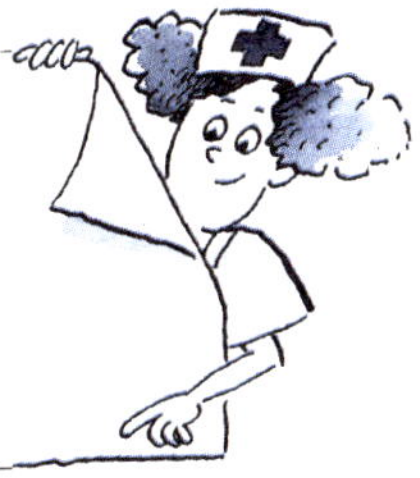

Aufgabe 66 → Status epilepticus

Was verstehen Sie unter einem Status epilepticus?

Aufgabe 67 → Diagnose

Welche Untersuchung hat bei der Diagnostik von Epilepsien die größte Bedeutung? Bitte kreuzen Sie an. (1)

- ○ a) Schädel-CT
- ○ b) Schädel-Kernspintomographie
- ○ c) zerebrale Angiographie
- ○ d) EEG
- ○ e) Blutuntersuchungen

Aufgabe 68 → Medikamentöse Therapie Epilepsie

Eine medikamentöse Behandlung mit Antiepileptika (Antikonvulsiva) ist angezeigt bei wiederholten epileptischen Anfällen, um weitere Anfälle zu verhindern.
Bewerten Sie folgende Aussagen zur medikamentösen Therapie, indem Sie ankreuzen.

a) Die Wahl des Antiepileptikums richtet sich nach der Anfallsart, dem EEG-Befund und der individuellen Verträglichkeit.	○ richtig	○ falsch
b) Die Medikamente müssen regelmäßig, mindestens 2 Jahre, oft aber lebenslang eingenommen werden.	○ richtig	○ falsch
c) Die Einnahme der Tabletten sollte immer auf nüchternen Magen erfolgen.	○ richtig	○ falsch
d) Antiepileptika werden ein- bzw. ausschleichend an- und abgesetzt.	○ richtig	○ falsch
e) Die Dosierung der antiepileptischen Medikation wird durch regelmäßige Blutspiegelbestimmungen kontrolliert. Die hierzu nötige Blutentnahme wird morgens in nüchternem Zustand durchgeführt.	○ richtig	○ falsch
f) Bei nicht vorhandenem venösen Zugang können Antiepileptika in Tablettenform zur schnellen Behandlung eines Anfalls auch sublingual verabreicht werden.	○ richtig	○ falsch

Pflege

Aufgabe 69 → Erstmaßnahmen Großer Anfall

Sie betreuen auf einer neurologischen Station einen Epilepsiekranken, dessen Medikation umgestellt wird. Als Sie ihm auf dem Flur begegnen, stürzt er plötzlich aus scheinbarem Wohlbefinden zu Boden. Er hat einen großen Anfall.
Welche Erstmaßnahmen führen Sie durch? Bitte kreuzen Sie an. (7)

○ a) Kopf des Betroffenen halten/abpolstern
○ b) scharfkantige Gegenstände aus dem Weg räumen bzw. Betroffenen aus gefährdender Umgebung entfernen
○ c) Betroffenem sofort Sauerstoff verabreichen
○ d) beengende Kleidung öffnen
○ e) Betroffenen festhalten/fixieren
○ f) Kopf des Betroffenen sobald wie möglich zur Seite drehen; Betroffenen nach dem Anfall in stabile Seitenlage bringen
○ g) Atemwege freihalten, ggf. Mundhöhle von Erbrochenem säubern
○ h) Arzt benachrichtigen
○ i) Medikamente/kühle Flüssigkeit oral eingeben
○ j) Betroffenen nicht alleine lassen und gut überwachen

In der heutigen Zeit wird empfohlen, keinen Gummikeil zwischen die Backenzähne zu schieben. Begründet wird dies mit der Tatsache, dass ein Zungenbiss meist zu Beginn eines Anfalls vorkommt und der Keil somit zu spät eingelegt werden kann. Ein weiterer Grund ist die Verletzungsgefahr für den Betroffenen (z. B. Verletzungen der Mundhöhle, Ausbrechen von Zähnen) und den Helfer (z. B. Bissverletzungen).

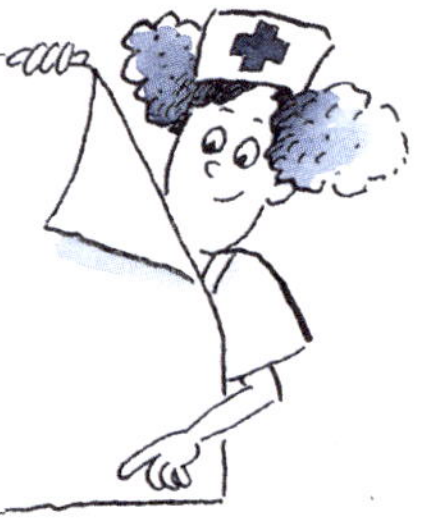

Aufgabe 70 Beobachtung der Anfälle

Anfälle sind genau zu beobachten, um den Arzt bei Diagnose und Therapie zu unterstützen.

1) Was beobachten und dokumentieren Sie bei einem Anfall? (6 Angaben)

- ______
- ______
- ______
- ______
- ______
- ______

2) Wie lange nach einem Krampfanfall überwachen Sie einen Patienten?

______

Aufgabe 71 Beratung: Anfallauslösende Faktoren/Lebensführung

Sie führen ein Beratungsgespräch mit einer jungen Epileptikerin.

1) Auf welche anfallauslösenden Faktoren weisen Sie sie hin? Bitte kreuzen Sie an. (7)

- ○ a) Vitaminmangel
- ○ b) Infekte
- ○ c) Schlafmangel, Übermüdung; ungeregelter Tagesablauf
- ○ d) Flimmer-/Flackerlicht, z. B. Fernsehen, Tätigkeit am Computer, Diskothek
- ○ e) starke direkte Sonneneinstrahlung
- ○ f) große Höhen
- ○ g) Angst, Schrecken
- ○ h) hohe Geschwindigkeiten
- ○ i) Alkohol (ebenso Kaffee und Nikotin) in großen Mengen
- ○ j) Alkoholentzug (bei Alkoholikern)
- ○ k) Vollmond
- ○ l) Stress, Überanstrengung

2) Wie beraten Sie sie bezüglich ihrer Lebensführung? Bitte kreuzen Sie an.

a) regelmäßige Arztbesuche	○ wichtig	○ weniger wichtig
b) regelmäßige Medikamenteneinnahme/auf Nebenwirkungen der Medikamente achten	○ wichtig	○ weniger wichtig
c) Führen eines Anfallkalenders	○ dauerhaft	○ bis 6 Monate nach dem letzten Anfall
d) Computerspiele	○ in Maßen erlaubt	○ verboten
e) Schwangerschaft	○ unbedenklich	○ bedenklich
f) Führen eines Kraftfahrzeugs	○ uneingeschränkt möglich	○ mit spezieller Erlaubnis möglich
g) Sport, z. B. Schwimmen, Inlineskating, Reiten, Bergsteigen u.ä.	○ unbedenklich	○ bedenklich
h) Tennis, Jogging, Kegeln u.ä.	○ unbedenklich	○ bedenklich
i) Leistungssport	○ unbedenklich	○ bedenklich
j) Merkblatt mit Erste-Hilfe-Maßnahmen mit sich führen	○ immer	○ nicht immer
k) Beteiligung an Selbsthilfegruppen	○ sinnvoll	○ weniger sinnvoll

Bei der Berufswahl ist zu beachten, dass berufliche Tätigkeiten in Höhen (z. B. Dachdecker, Gerüstbauer)/an ungeschützten Maschinen und Berufe mit Wechselschichtdienst ungeeignet sind. Auch das Führen öffentlicher Verkehrsmittel (Omnibus, Zug) ist verboten.

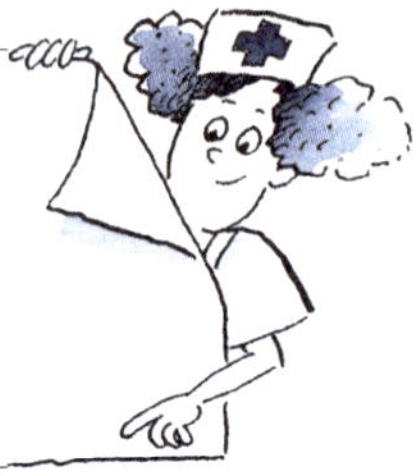

2.5 Spezielle Pflege eines Menschen mit Querschnittlähmung

Krankheitslehre

Bei der Querschnittlähmung handelt es sich um eine vollständige oder unvollständige Schädigung des Rückenmarks auf einer bestimmten Höhe mit oder ohne Verletzung der Wirbelsäule. Hieraus resultieren neurologische Ausfälle distal der betroffenen Stelle.

Aufgabe 72 → Spinaler Schock

Im Rahmen der Querschnittlähmung kommt es beim Betroffenen zum spinalen Schock.

1) Was verstehen Sie darunter?

___

___

___

2) Wodurch ist der spinale Schock nicht gekennzeichnet? Bitte kreuzen Sie an. (2)

- ○ a) schlaffe Lähmung
- ○ b) Verlust der Sensibilität unterhalb der betroffenen Stelle
- ○ c) gesteigerte Eigen- und Fremdreflexe
- ○ d) vollständige Blasen- und Darmlähmung
- ○ e) hypertoner Blutdruck aufgrund gestörter Vasomotorik
- ○ f) gestörte Thermoregulation

3) Wie lange dauert der spinale Schock an?

___

___

___

Aufgabe 73 → Querschnittlähmung Auswirkungen

Die durch die Querschnittlähmung verursachten Funktionsbeeinträchtigungen hängen ab von der Höhe und dem Ausmaß der Rückenmarkschädigung.
Ordnen Sie diesbezüglich zu, indem Sie Verbindungslinien ziehen.

1) Tetraplegie
2) Paraplegie
3) komplette Lähmung
4) inkomplette Lähmung
5) Brown-Séquard-Syndrom
6) Kaudasyndrom
7) Atemlähmung

a) teilweise Schädigung des Rückenmarks
b) halbseitige Rückenmarkschädigung mit spastischer Lähmung auf der Seite der Läsion und gestörter Schmerz- und Temperaturempfindung auf der Gegenseite
c) schlaffe Lähmung beider Beine, Reithosenanästhesie, Lähmung von Blase und Mastdarm
d) vollständige Lähmung der vier Extremitäten und des Rumpfes
e) Schädigung oberhalb des Rückenmarksegments C5
f) Schädigung unterhalb des Rückenmarksegments Th1 bis einschließlich hochlumbal L1
g) vollständige Unterbrechung motorischer, sensibler und vegetativer Nervenbahnen
h) vollständige Lähmung der unteren Extremitäten und bestimmter Rumpfanteile
i) Schädigung des tiefer gelegenen Halsmark- und oberen Brustmarkbereiches (C5–C8, einschließlich Th1)

Pflege

Aufgabe 74 → Erste Hilfe und Transport bei Rückenmarksverletzten

(Möglicherweise) Rückenmarksverletzte sind so schonend wie möglich zu behandeln.
Wie lässt sich diese Forderung in der Praxis umsetzen? (4 Angaben)

▸ ___
▸ ___
▸ ___
▸ ___

Denken Sie dabei auch an die Hilfe am Unfallort und den Transport in die Klinik.

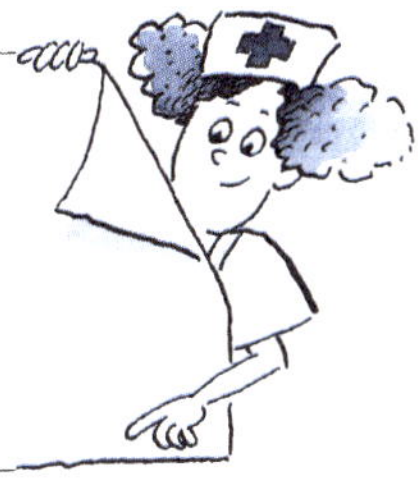

Aufgabe **75** → **Krankenbeobachtung Querschnittlähmung**

Besonders in der Akutphase sind lebenswichtige Funktionen zu überwachen und zu dokumentieren. Der Patient wird deshalb anfänglich intensivmedizinisch betreut.

Aufgrund welcher Gefahrenmomente/Komplikationsmöglichkeiten kontrollieren Sie

a) Puls und Blutdruck? (2 Angaben)

- ______________________________
- ______________________________

b) Temperatur? (2 Angaben)

- ______________________________
- ______________________________

  ____

c) Stuhlausscheidung? (1 Angabe)

- ______________________________

Aufgabe 76 Prophylaxen bei Querschnittlähmung

Der Querschnittgelähmte ist in höchstem Maße durch Dekubitus, Pneumonie, Thrombose und Kontrakturen gefährdet. Entwickeln Sie unter Berücksichtigung der genannten Begründungen stichpunktartig die Pflegemaßnahmen für folgende (potentielle) Pflegeprobleme bei Ihrem Patienten.

Pflegeprobleme (mit Begründung)	Pflegemaßnahmen
1) Der Patient ist dekubitusgefährdet aufgrund von a) fehlender Wahrnehmung von Druck, Schmerz. b) Immobilität (keine selbstständige Umlagerung möglich, Bettruhe). c) beeinträchtigter Hautdurchblutung (gestörte Vasomotorik!), starker Ödemneigung.	▸ ______ ______ ______ ______ ▸ ______ ______ ______ ▸ ______ ______ ______ ______ ______ ▸ ______ ______ ______ ▸ ______ ______ ▸ ______ ______ ______ ▸ ______ ______ ______

d) feuchtem Hautmilieu bei Inkontinenz.	▶
2) Der Patient ist pneumoniegefährdet aufgrund von a) eingeschränkter motorischer Atemleistung (Einschränkung der Atem-/Atemhilfsmuskulatur). b) nicht oder nur unzureichend vorhandener Fähigkeit abzuhusten (Lähmung von Zwischenrippen- und Bauchmuskulatur). c) langer Liegedauer (flache Atmung!), Immobilität.	▶ ▶ ▶ ▶ ▶ ▶ ▶
3) Der Patient ist thrombosegefährdet aufgrund von a) fehlender Muskelvenenpumpe und Vasomotorenlähmung ⇒ venöse Stase.	▶ ▶ ▶

b) Immobilität, langen Liegezeiten.	▸ ______________________ ______________________ ______________________

Aufgabe **77** → **Lagerung/Mobilisation nach Querschnittverletzung**

Nach einer traumatischen Querschnittverletzung wird die Wirbelsäule ruhiggestellt. Im Gegensatz zur konservativen Behandlung verkürzt die operative Stabilisierung der Fraktur die Liegephase, so dass frühzeitig mit der Mobilisation begonnen werden kann.

Welche der folgenden Maßnahmen sind im Rahmen der Lagerung/Mobilisation von querschnittgelähmten Patienten nicht angezeigt? Bitte kreuzen Sie an. (4)

○ a) überstreckte Lagerung der Wirbelsäule im Frakturbereich bei konservativer Behandlung

○ b) häufiges Umlagern: Rücken-, Bauch-, Seitenlage bei stabiler Wirbelsäule, Bauch- und Rückenlage bei instabiler Wirbelsäule

○ c) Lagerung der Gelenke in physiologischer Grundstellung in Verbindung mit regelmäßigen Bewegungsübungen

○ d) Bauchlage zur Vorbeugung von Beugekontrakturen (z. B. in der Hüfte)

○ e) gepolsterte Funktionshandschuhe bei Paraplegie

○ f) Beobachtung hinsichtlich Beweglichkeit, Schmerzen, Gelenkfehlstellungen

○ g) Mobilisationsplan vorher mit dem Patienten wegen demotivierender Wirkung (Endstation Rollstuhl!) nicht besprechen

○ h) Bewegung als beste Hemmung der Spastik

○ i) anfängliche Mobilisation durch stufenweise sich steigerndes Aufrichten des Oberkörpers über mehrere Tage hinweg

○ j) Bettgalgen für Paraplegiker

○ k) Bauchgurt als Mobilisations- und Transferhilfe bei Tetraplegie

○ l) möglichst frühzeitiges Stehtraining auch bei hypotoner Kreislaufinstabilität

Aufgabe **78** → **Dekubitusprophylaxe Rollstuhlfahrer**

In der Spätphase sitzt der Querschnittgelähmte im Rollstuhl, wo trotz der Mobilität weiterhin Dekubitusgefahr besteht. Wie betreibt der querschnittgelähmte Rollstuhlfahrer Dekubitusprophylaxe? (3 Angaben)

▸ ______________________

▸ ______________________

▸ ______________________

Aufgabe 79 → Hypertone Kreislaufkrise

Sie pflegen Herrn Hofmann, einen Patienten mit einer hohen Querschnittlähmung. Herr Hofmann äußert starke Kopfschmerzen und ist nassgeschwitzt. Bei der sofortigen Blutdruckmessung stellen Sie stark hypertone Werte fest.
Wodurch können die Beschwerden verursacht sein? Bitte kreuzen Sie an. (4)

- ○ a) Überfüllung der Harnblase
- ○ b) starker Meteorismus
- ○ c) Thrombose
- ○ d) hochgradige Obstipation
- ○ e) Überwärmung
- ○ f) eingewachsener Zehennagel
- ○ g) Nachwirkung einer kurz vorher durchgeführten Mobilisation

Aufgabe 80 → Spezielles Blasentraining

Je nach der Lokalisation der Rückenmarkschädigung unterscheidet man bei Paraplegikern verschiedene Lähmungstypen der Harnblase.

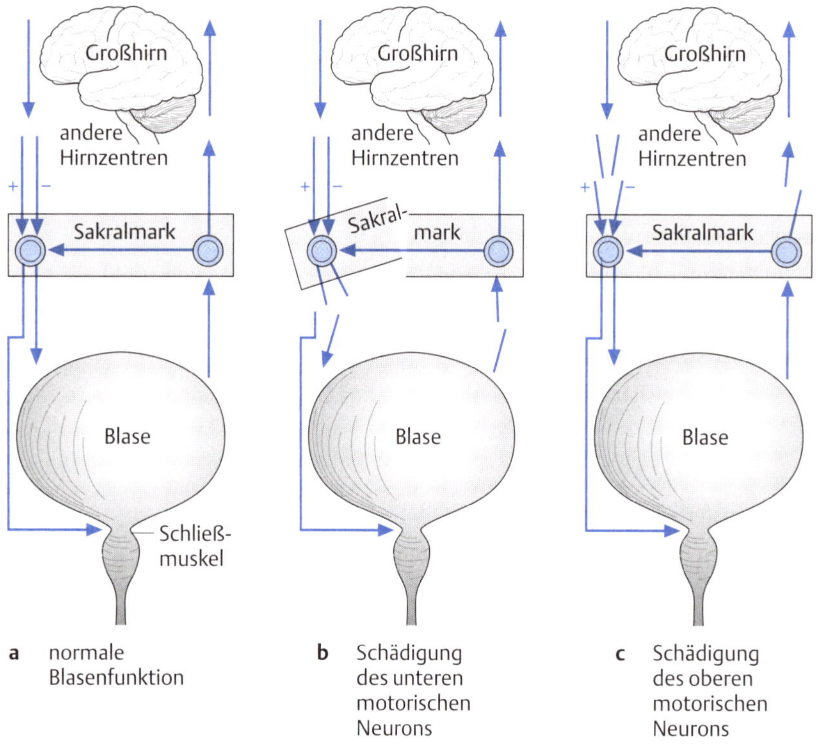

Abb. 2.**14a** bis **c** s. auch Juchli, L.: Pflege, Kap. 21.

Rückenmarkläsionen oberhalb des sakralen Miktionszentrums führen nach Wochen bzw. Monaten zur Ausbildung einer spastischen Blase (Reflexblase). In diesem Fall besteht für Sie die Möglichkeit, ein sog. Blasenklopftraining einzusetzen, bei dem die Entleerung reflektorisch durch entsprechende Reize ausgelöst werden kann. Je nach verbliebenen Möglichkeiten können Sie den Betroffenen auch zur aktiven Unterstützung/selbstständigen Durchführung anleiten.
Bewerten Sie die folgenden Aussagen zum Blasenklopftraining, indem Sie ankreuzen.

a) Der Erfolg des Blasenklopftrainings ist abhängig von der regelmäßigen Durchführung, d. h. von einem disziplinierten Zeitmanagement des Betroffenen bzw. des Helfenden. ○ richtig ○ falsch

b) Der Patient nimmt täglich mindestens 2 Liter Flüssigkeit zu vereinbarten Zeiten, jedoch nicht abends, zu sich. Hierbei sollten Kaffee, Tee und Alkohol vermieden werden. ○ richtig ○ falsch

c) Das Blasenklopftraining wird tagsüber alle 3(–4) Stunden durchgeführt, jeweils 15 Minuten nachdem größere Trinkmengen (300–500 ml in 10 min) zur schnellen Füllung der Blase zugeführt wurden. ○ richtig ○ falsch

d) Die Entleerung sollte immer im Liegen erfolgen. ○ richtig ○ falsch

e) Die Stimulation zur Entleerung erfolgt durch rhythmisches Beklopfen (Triggern) der Bauchdecke oberhalb der Symphyse mit den Fingerspitzen/der Handkante oder durch Bestreichen der Oberschenkelinnenseite. ○ richtig ○ falsch

f) Der Reflex zur Blasenentleerung kann auch bei der Frau durch Berühren des Dammes der äußeren Geschlechtsorgane, beim Mann durch Bestreichen des Skrotums ausgelöst werden. ○ richtig ○ falsch

g) Die Stimulation wird auch während der Entleerung kontinuierlich weitergeführt. ○ richtig ○ falsch

h) Eine Unterstützung der Blasenentleerung durch Erhöhung des intraabdominellen Druckes (Credé-Handgriff und/oder ggf. Bauchpresse) kann bei normal innerviertem oder spastischem Beckenboden gefährlich sein (Harnrückfluss in die Ureteren!). ○ richtig ○ falsch

i) Eine Restharnbestimmung ist nicht nötig, da der ausgelöste Reflex eine vollständige Entleerung der spastischen Blase bewirkt. ○ richtig ○ falsch

In der Phase des spinalen Schocks ist immer eine schlaffe Lähmung der Blase vorhanden. Diese erfordert entweder einen intermittierenden Einmalkatheterismus der Harnblase oder eine suprapubische Harnableitung. Auf eine permanente transurethrale Harnableitung wird aufgrund der verstärkten Gefahr von Harnwegsinfekten und Druckschäden in der Urethra verzichtet.

Wiederholen Sie in diesem Zusammenhang den Katheterismus der Harnblase.

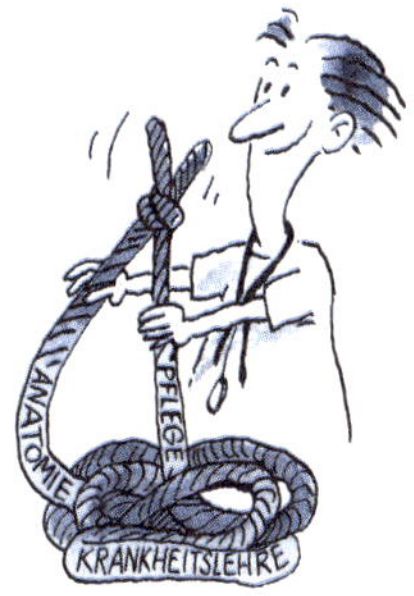

Aufgabe 81 → Saugende Inkontinenzhilfsmittel

Um eine größtmögliche „soziale Kontinenz" der Patienten zu erreichen, setzen Sie unter Umständen saugende Inkontinenzhilfsmittel ein.

Welche Anforderungen müssen diese Produkte erfüllen? Bitte 6 Angaben.

- ______________________
- ______________________
- ______________________
- ______________________
- ______________________
- ______________________

Aufgabe 82 → Darmrehabilitation Querschnittlähmung

Der querschnittgelähmte Patient nimmt keinen Stuhldrang wahr; eine willentliche Entleerung ist für ihn unmöglich. Die erforderliche Darmrehabilitation hat zum Ziel, einen bestimmten Ausscheidungsrhythmus zu trainieren, d. h. die Entleerung soll regelmäßig, ausschließlich zu einem festgelegten Zeitpunkt und innerhalb eines vertretbaren Zeitrahmens erfolgen.

Bewerten Sie hierzu die folgenden Aussagen, indem Sie ankreuzen.

a) Die Darmentleerung soll in 2–3-tägigem Abstand, bei tiefen Querschnitten evtl. täglich, günstigerweise morgens oder abends stattfinden. ○ richtig ○ falsch

b) Der Betroffene nimmt (vor allem am Anfang des Darmtrainings) ca. 8 Stunden vor der geplanten Entleerung ein mildes Abführmittel ein. Die Entleerung selbst wird bei spastischer Darmlähmung durch anale/rektale Stimulation mittels (Abführ-)Zäpfchen oder Fingern, bei schlaffem Enddarm durch Mikroklistier ausgelöst. ○ richtig ○ falsch

c) Bei bestehendem Meteorismus dürfen Darmrohre aufgrund der Verletzungsgefahr ununterbrochen nur maximal 3 Stunden liegen bleiben. ○ richtig ○ falsch

d) Regelmäßige Mahlzeiten, ausgewogene, ballaststoffreiche Ernährung und eine ausreichende tägliche Trinkmenge unterstützen das Training der Darmfunktion. ○ richtig ○ falsch

e) Bei etwaigen späteren Krankenhausaufenthalten muss der eintrainierte Abführrhythmus langsam mit der sogenannten Step-by-step-Methode auf den Stationsablauf umgestellt werden. ○ richtig ○ falsch

Der rektale Reiz ist dem Darmtraining vorbehalten, d. h. in der Regel keine rektalen Temperaturmessungen vornehmen!

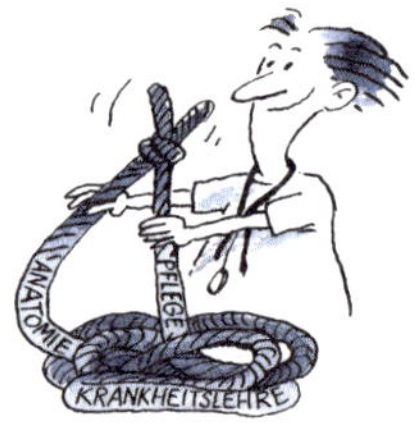

Aufgabe 83 → Rehabilitation allgemein

Querschnittgelähmte haben massive Zukunftsängste.
Welche Aspekte sind bei der Rehabilitation zu berücksichtigen, um die Wiedereingliederung zu erleichtern?
Bitte 6 Angaben.

- ____________________
- ____________________
- ____________________
- ____________________
- ____________________
- ____________________

Buchtip:
Mooney, T. O., T. M. Cole, R. A. Chilgren: Möglichkeiten körperlicher Liebe für Paraplegiker, Quadriplegiker und Stomaträger. Rehabilitationsverlag, Bonn 1984.

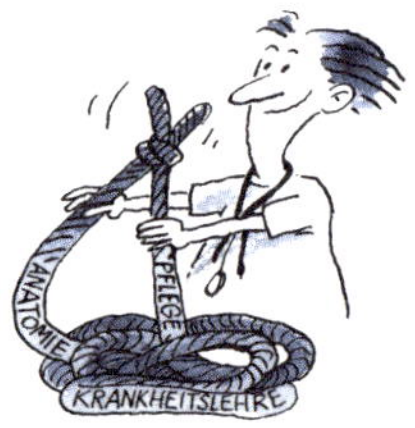

2.6 Spezielle Pflege eines Menschen bei Schädel-Hirn-Trauma

Krankheitslehre

Bei einer Kopfverletzung können die Weichteile des Kopfes (⇒ Schädelprellung), der knöcherne Schädel (⇒ Schädelfraktur) und/oder das Gehirn selbst (⇒ Schädel-Hirn-Trauma = SHT) betroffen sein. Letzteres führt zu einer vorübergehenden oder dauerhaften Beeinträchtigung der Hirnfunktin.

Aufgabe 84 → Einteilung Schädel-Hirn-Verletzungen

Schädel-Hirn-Verletzungen werden in der Regel nach ihrer Schwere unterschieden. Charakterisieren Sie die jeweiligen Schweregrade, indem Sie die klinischen Symptome in die Tabelle eintragen.

Schweregrade	Klinische Symptomatik
SHT I. Grades (leichtes SHT)	
SHT II. Grades (mittelschweres SHT)	
SHT III. Grades (schweres SHT)	

Die oben genannten Schweregrade ersetzen die klassische Einteilung in Commotio cerebri, Contusio cerebri und Compressio cerebri: Das SHT I. Grades entspricht in etwa der Commotio cerebri, das SHT II. Grades der leichten Contusio cerebri und das SHT III. Grades der schweren Contusio cerebri.

Weiterhin kann zwischen geschlossenen (= gedeckten) und offenen Schädel-Hirn-Traumen unterschieden werden.

Wiederholen Sie hierzu auch die Schädelfrakturen, speziell die Frakturen der Schädelbasis, des Gesichtsschädels und der Schädelkalotte.

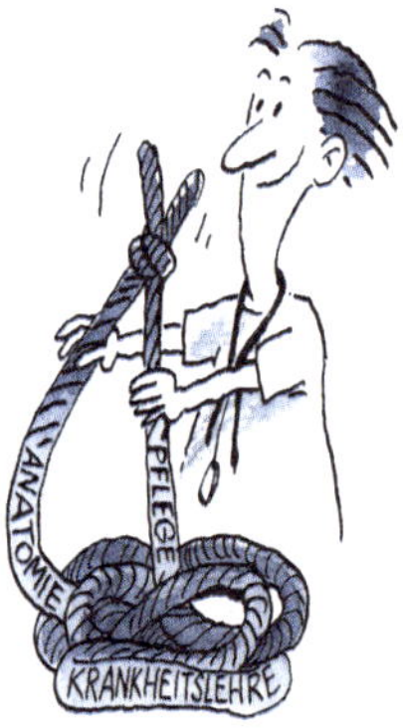

Aufgabe **85** → **Freies Intervall**

Was verstehen Sie unter einem freien Intervall bei Schädel-Hirn-Trauma?

Aufgabe **86** **Intrakranielle Hämatome**

Im Rahmen eines SHT kann es zu intrakraniellen Blutungen bzw. Hämatomen kommen. Durch deren raumfordernde Wirkung wird das Gehirn sekundär geschädigt.

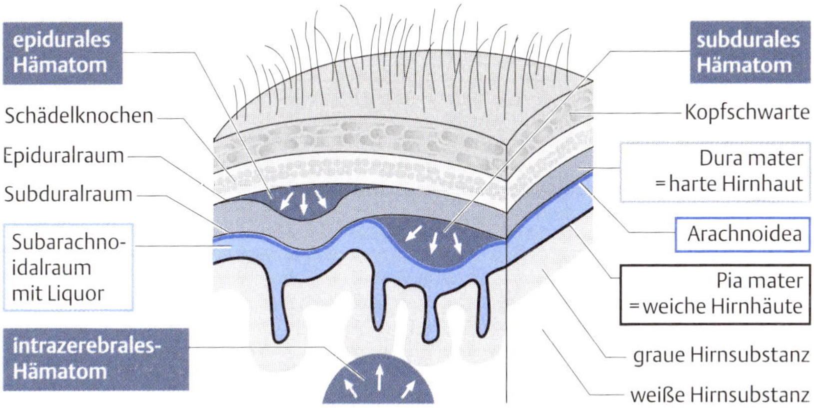

Abb. 2.**15** s. auch Paetz, B., B. Benzinger-König: Chirurgie für Pflegeberufe, Kap. 39.

Ordnen Sie den intrakraniellen Blutungen/Hämatomen die entsprechenden Merkmale zu, indem Sie Verbindungslinien ziehen.

1) Epidurale Blutung/ Epiduralhämatom
2) Subdurale Blutung/ Subduralhämatom
3) Intrazerebrale Blutung
4) Subarachnoidalblutung

a) arterielle Blutung zwischen Arachnoidea und Pia mater
b) Blutung zwischen Dura mater und Arachnoidea
c) freies Intervall
d) Häufig ist der Frontal- oder Temporallappen betroffen.
e) meist Verletzung der A. meningea media
f) Meningismus
g) Verletzung von Hirnvenen, meist Brückenvenen
h) Blutung im Hirnparenchym
i) blutiger Liquor
j) Blutung zwischen Schädelknochen und Dura mater
k) Diskrete Sickerblutung ist möglich (⇒ Symptome treten erst nach Wochen auf).

Es ist anzumerken, dass die Subarachnoidalblutung aus Gründen der Vollständigkeit aufgeführt wird. Sie wird meist nicht durch ein SHT, sondern durch Ruptur eines Hirnaneurysmas verursacht.

Patienten mit Gehirnerschütterung müssen posttraumatisch mindestens 24 Stunden lang auf Zeichen einer Epiduralblutung beobachtet werden.

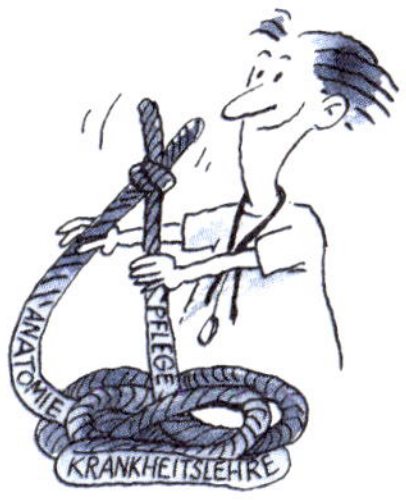

Pflege

Aufgabe 87 → Erstmaßnahmen im Krankenhaus

Patienten mit schweren Schädel-Hirn-Verletzungen müssen (meist) intensivmedizinisch behandelt werden. Beschreiben Sie stichpunktartig die Erstmaßnahmen im Krankenhaus. (6 Angaben)

- ____________________
- ____________________
- ____________________
- ____________________
- ____________________
- ____________________

Aufgabe 88 → Glasgow-Koma-Skala

Um über den Funktionszustand des Gehirns eines Schädel-Hirn-traumatisierten Patienten informiert zu sein, kontrollieren Sie dessen Bewusstseinslage engmaschig nach der Glasgow-Koma-Skala (GCS = engl. Glasgow comaskale). Welche Funktionen werden mit Hilfe der GCS überprüft und dokumentiert? Bitte kreuzen Sie an. (3)

- ○ a) Reflexe
- ○ b) Pupillenreaktion
- ○ c) motorische Reaktion
- ○ d) Oberflächen- und Tiefensensibilität
- ○ e) Sprache
- ○ f) Öffnen der Augen

Bewusstseinsfunktion 1	
spontan	4 Punkte
auf Anruf	3 Punkte
auf Schmerz	2 Punkte
auf Schmerz nicht	1 Punkt
Bewusstseinsfunktion 2	
auf Aufforderung	6 Punkte
auf Schmerz gezielt	5 Punkte
auf Schmerz ungezielt	4 Punkte
Beugesynergismen	3 Punkte
Strecksynergismen	2 Punkte
keine Schmerzabwehr	1 Punkt
Bewusstseinsfunktion 3	
koordiniertes Gespräch	5 Punkte
unkoordiniertes Gespräch	4 Punkte
einzelne Wörter	3 Punkte
unverständliche Laute	2 Punkte
keine Antwort	1 Punkt

durch Addition 3–15 Punkte möglich

Abb. 2.**16** s. auch Juchli, L.: Pflege, Kap. 21.

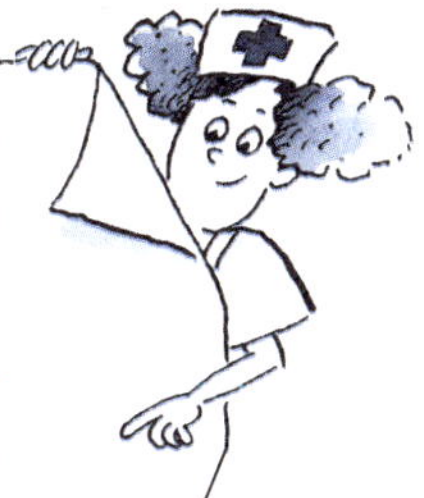

Die GCS (Abb. 2.**16**) erlaubt eine gute Verlaufsbeurteilung der Schädel-Hirn-Verletzung nach Schwere und Dauer: Je weniger Punkte der betroffene Patient erreicht, desto schwerer ist seine Hirnschädigung. Werte von 8 und weniger sprechen für ein schweres Schädel-Hirn-Trauma, bei dem ca. ein Drittel der Betroffenen an den Unfallfolgen verstirbt.

Die Bewusstseinsfunktionen 1–3 entsprechen übrigens den richtigen Lösungswörtern von Aufgabe 88!

Aufgabe **89** → **Beurteilung Pupillen**

Bei Patienten mit SHT überwachen Sie in regelmäßigen Abständen die Pupillen.

Nach welchen Kriterien beurteilen Sie die Pupillen? Geben Sie bitte auch jeweils mögliche Merkmale bzw. Beschreibungen an.

Bitte tragen Sie die Antworten in die unten stehende Tabelle ein.

Pupillenkriterien	Merkmale/Beschreibungen

Die Kriterien müssen an beiden Pupillen kontrolliert werden, um Seitengleichheit bzw. Seitenungleichheit feststellen zu können.

Überlegen Sie in diesem Zusammenhang auch, welche Medikamente Veränderungen der Pupillen bewirken können.

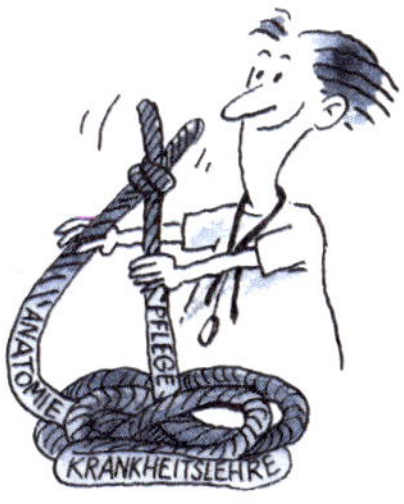

Aufgabe 90 → Schädel-Hirn-Trauma Hirndruckzeichen

Sie pflegen einen wachen Patienten mit Schädel-Hirn-Trauma. Es besteht die Gefahr einer Hirndruckerhöhung mit Einklemmung verschiedener Hirnanteile.

Welche Anzeichen deuten nicht auf einen ansteigenden Hirndruck hin? Bitte kreuzen Sie an. (3)

- ○ a) zunehmende Unruhe
- ○ b) Übelkeit, Erbrechen
- ○ c) zunehmende Kopfschmerzen
- ○ d) Bewusstseinstrübung bis Bewusstlosigkeit
- ○ e) Druckpuls
- ○ f) Tachykardie
- ○ g) Blutdruckabfall
- ○ h) Pupillenerweiterung mit verminderter/fehlender Reaktion auf Lichteinfall
- ○ i) Kussmaul-Atmung
- ○ j) Streckkrämpfe der Extremitäten

Verdeutlichen Sie sich auch die verschiedenen Methoden der intrakraniellen Hirndruckmessung. Die gebräuchlichsten Methoden sind in der Abbildung rechts schematisch wiedergegeben.

Abb. 2.**17a** und **b** s. auch Juchli, L.: Pflege, Kap. 21.

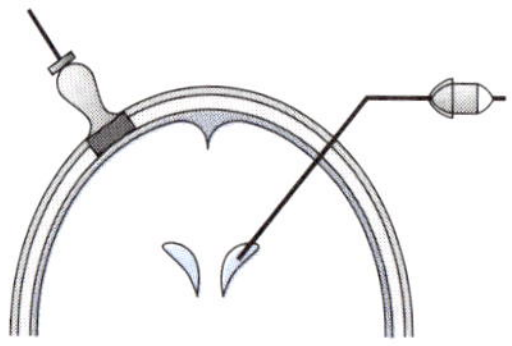

a links epidurale Messwertaufnahme, rechts Ventrikelkatheter mit externem Druckaufnehmer (nach Gobiet)

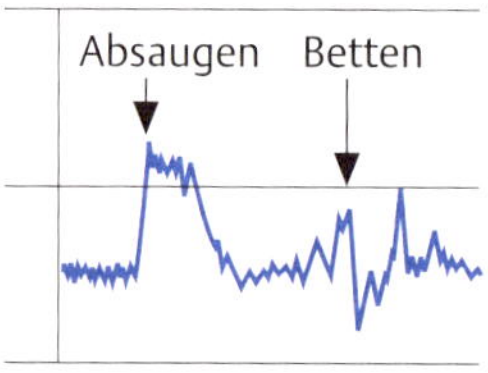

b intrakranielle Druckkurve mit Reaktionen auf Absaugen und Betten

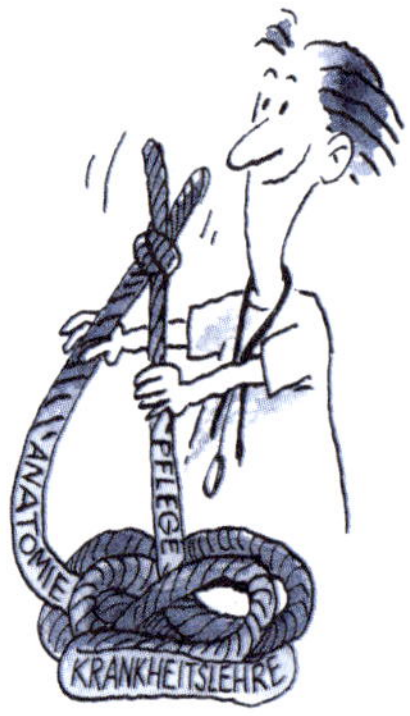

Aufgabe 91 → Spezielle Lagerung Schädel-Hirn-Trauma

In der Akutphase kann mit spezieller Lagerung einem sekundären Hirnschaden durch erhöhten Hirndruck vorgebeugt werden.

Wie lagern Sie Patienten mit SHT, damit einer Erhöhung des Hirndrucks entgegengewirkt wird? (3 Angaben)

Begründen Sie bitte Ihre Maßnahmen.

▸ ______________________________

____

Begründung: ______________________________

____

▸ ______________________________

____

Begründung: ______________________________

____

▸ ______________________________

____

Begründung: ______________________________

____

Aufgabe **92** → **Überwachung der Körpertemperatur**

Neben dem Kreislauf (inkl. ZVD), der Atmung und den Ausscheidungen (auch Flüssigkeitsbilanzierung) überwachen Sie ebenso engmaschig die Körpertemperatur eines Patienten mit SHT.
Begründen Sie die regelmäßigen Temperaturmessungen. (3 Angaben)

- ______________________________
- ______________________________
- ______________________________

Eine apparative Überwachung darf die Beobachtung/Dokumentation durch die Pflegenden keinesfalls ersetzen.

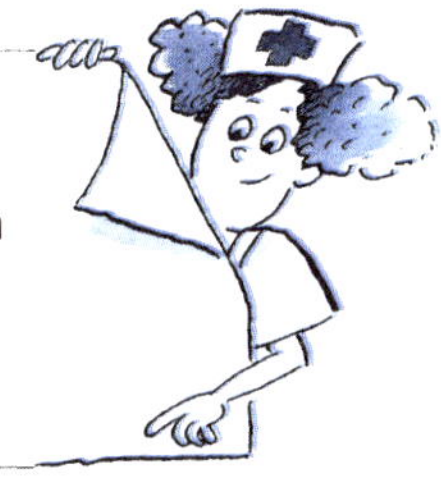

Aufgabe **93** → **Pflegemaßnahmen Schädel-Hirn-Trauma**

Schildern Sie in Stichpunkten die Grundzüge der Pflege in den Bereichen
a) Körperpflege

- ______________________________
- ______________________________
- ______________________________
- ______________________________
- ______________________________

b) Dekubitusprophylaxe

- ______________________________
- ______________________________
- ______________________________
- ______________________________

c) Kontrakturenprophylaxe

- ______
- ______
  ______
- ______
  ______

Aufgabe 94 → **Basale Stimulation**

Durch basale Stimulation versuchen Sie, die Wahrnehmung einer Patientin mit SHT anzuregen bzw. zu fördern. Nennen Sie zu den folgenden Wahrnehmungsbereichen jeweils 2 Beispiele, wie Sie dabei vorgehen können.

1) Körperstimulation (somatische Anregung)	▸ ______ ▸ ______
2) Gleichgewichtsstimulation (vestibuläre Anregung)	▸ ______ ▸ ______
3) Schwingungsstimulation (vibratorische Anregung)	▸ ______ ▸ ______
4) Orale Stimulation	▸ ______ ▸ ______
5) Geruchsanregung	▸ ______ ▸ ______
6) Akustische Stimulation (auditive Anregung)	▸ ______ ▸ ______
7) Visuelle Anregung	▸ ______ ▸ ______
8) Tast-Stimulation (taktil-haptische Anregung)	▸ ______ ▸ ______

Unangenehme Reize (z. B. Absaugen, Schmerzreize, Lärm, zu weiche Lagerung, flüchtigen Körperkontakt) möglichst vermeiden!

Die basale Stimulation ist u. a. auch bei
- Patienten mit apallischem Syndrom,
- Patienten im Koma,
- Patienten mit Schlaganfall,
- Patienten mit Lähmungen,
- Patienten mit Demenz

angezeigt.

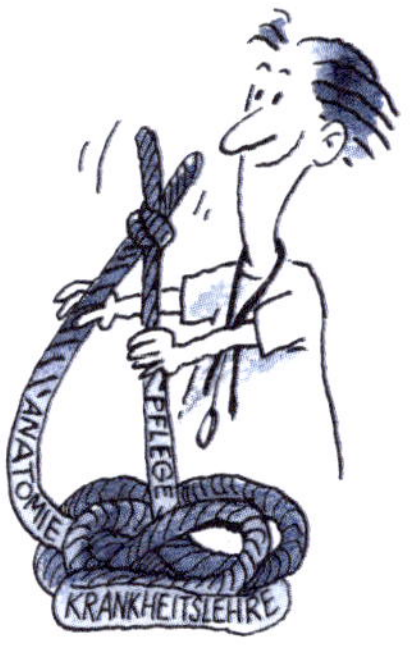

Aufgabe **95** → **Hirntodzeichen**

Bei schwerem SHT kann es zum Hirntod kommen.

Welche klinischen Zeichen können Sie in diesem Fall beobachten? Bitte kreuzen Sie an. (4)

○ a) Bewusstlosigkeit, d. h. Koma
○ b) keine Reaktion auf Schmerzreize
○ c) Blutdruckabfall
○ d) Anstieg der Körpertemperatur („Zentrales Fieber“)
○ e) Schnappatmung
○ f) weite, lichtstarre Pupillen beidseits
○ g) pathologische Hirnstammreflexe

Wiederholen Sie in diesem Zusammenhang das Thema „Apallisches Syndrom“. Beachten Sie die Unterschiede zum Hirntod.

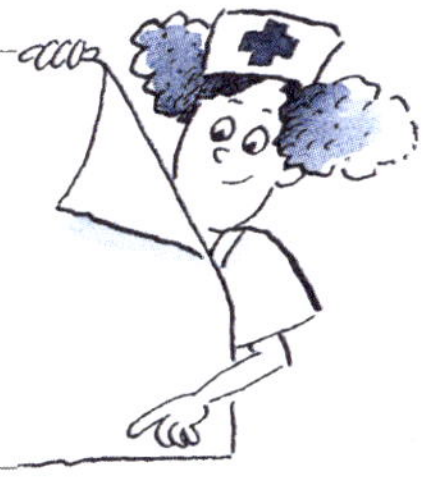

2.7 Spezielle Pflege eines Menschen mit Tetanus

Krankheitslehre

Aufgabe **96** → **Definition/Ätiologie Tetanus**

Bewerten Sie die folgenden Aussagen zum Tetanus, indem Sie ankreuzen.

a) Tetanus ist eine seltene, jedoch schwere und oftmals tödliche Infektionskrankheit, die eine schlaffe Lähmung der Skelett- und Atemmuskulatur bewirkt. ○ richtig ○ falsch

b) Erreger ist der grampositive, anaerobe Sporenbildner Clostridium tetani, der praktisch überall (ubiquitär), vor allem im Erdreich, vorkommt. ○ richtig ○ falsch

c) Der Erreger kann nur über eine Wunde (meist Bagatellverletzungen) in den Körper gelangen. ○ richtig ○ falsch

d) Die Inkubationszeit beträgt 2–14 (–40) Tage. ○ richtig ○ falsch

e) Der Keim breitet sich bevorzugt im Nervengewebe aus, enthemmt die Impulsüberleitung an den Synapsen (der motorischen Endplatten) und bewirkt so die typische neurologische Symptomatik. ○ richtig ○ falsch

f) Die Erkrankung muss an das zuständige Gesundheitsamt gemeldet werden. ○ richtig ○ falsch

Aufgabe 97 → Symptome Tetanus

Welche typischen Symptome können Sie beim Vollbild der Erkrankung beobachten?
Bitte kreuzen Sie an. (3)

○ a) Trismus
○ b) Spastik
○ c) Opisthotonus
○ d) Risus sardonicus
○ e) Stupor
○ f) Hypertrichose

Aufgabe 98 → Therapie Tetanus

Der Tetanuskranke wird in der Regel auf einer Intensivstation behandelt.
Welche der folgenden Therapiemaßnahmen werden nicht durchgeführt? Bitte kreuzen Sie an. (2)

○ a) Exzision der Wunde mit anschließender primärer (geschlossener) Wundheilung
○ b) hochdosierte Antibiotikagabe
○ c) ausschließlich aktive Immunisierung
○ d) hochkalorische parenterale Ernährung/Sondenernährung
○ e) regelmäßige Blutgaskontrollen
○ f) ggf. Sedierung, Muskelrelaxation und künstliche Beatmung

Aufgabe 99 → Immunisierung

Bei Tetanus gibt es keine spezifische Therapie. Die Prophylaxe durch Immunisierung hat deshalb entscheidende Bedeutung.
Ordnen Sie den jeweiligen Immunisierungsarten die entsprechenden Merkmale zu, indem Sie Verbindungslinien ziehen.

1) aktive Immunisierung
2) passive Immunisierung
3) Simultanimpfung

a) 3 Impfungen innerhalb eines Jahres
b) wird im Verletzungsfall ohne ausreichenden Impfschutz durchgeführt
c) Überbrückung des sogenannten schutzlosen Intervalls (ca. 4 Wochen)
d) Impfschutz 5–10 Jahre, d. h. Auffrischimpfung alle 5–10 Jahre
e) Abwehr einer Tetanuserkrankung durch Bindung/Neutralisation des Tetanustoxins
f) Impfstoff mit Tetanustoxoid (Tetanol)
g) gleichzeitige aktive und passive Immunisierung
h) Impfstoff mit Antikörpern (Tetagam)
i) Anregung der Antikörperbildung durch das Immunsystem des Geimpften
j) Schutzwirkung hält nur wenige Wochen an

Pflege

Aufgabe 100 → Tetanusimpfung

Sie arbeiten in einer chirurgischen Ambulanz. Der Arzt delegiert eine Tetanussimultanimpfung an Sie.
Was beachten Sie bzgl. der Applikation? (3 Angaben)

- ______________________________
- ______________________________
- ______________________________

Aufgabe 101 → Isolierung des Patienten

Tetanus ist nicht ansteckend. Trotzdem isolieren Sie den Betroffenen in einem ruhigen, abgedunkelten Einzelzimmer.
Warum?

____

Aufgabe 102 → Pflegemaßnahmen Tetanus

Skizzieren Sie die Pflegeschwerpunkte bei einer Tetanuserkrankung. Bitte 6 Angaben.

- ______________________________
- ______________________________
- ______________________________
- ______________________________
- ______________________________
- ______________________________

Aufgabe 103 → Überwachungsmaßnahmen

Sie pflegen einen Tetanuskranken. Im Mittelpunkt Ihrer Arbeit steht hierbei u. a. die exakte Überwachung des Patienten. Welche Überwachungsschwerpunkte stehen im Vordergrund? Bitte kreuzen Sie an. (6)

- ○ a) Puls, Blutdruck, vor allem Atmung
- ○ b) Schluckreflex vorhanden?
- ○ c) Beobachtung hinsichtlich Parästhesien
- ○ d) Ausscheidungen, z. B. Urinausscheidung, Schweißabsonderung
- ○ e) Beobachtung auf Krämpfe
- ○ f) pathologische Reflexe, z. B. Babinskireflex, vorhanden?
- ○ g) rektale Temperatur
- ○ h) Bewusstseinslage, z. B. Pupillenreaktion

2 Spezielle Pflege eines Menschen mit Erkrankungen des Gehirns und des Nervensystems

Aufgabe 1

Zentrales Nervensystem: c, e, f, h, l
Peripheres Nervensystem: a, d, g, j
Vegetatives Nervensystem: b, i, k

Aufgabe 2

1 Ranvier-Schnürring
2 Endsynapse
3 Axon
4 Markscheide
5 Zellkörper
6 Mitochondrien
7 Zellkern
8 Dendriten

Aufgabe 3

a, b, c, d

Aufgabe 4

Axone; Synapse; elektrisch; marklosen; langsam; markhaltigen; saltatorischen; schnell; chemisch; präsynaptische Endigung; Neurotransmitter; synaptischen Vesikeln; synaptischen Spalt; Diffusion; postsynaptischen Membran; Enzyme; motorische Endplatte; Acetylcholin

Aufgabe 5

1 Hypophyse
2 Medulla oblongata
3 Brücke
4 Mittelhirn
5 Zwischenhirn
6 Großhirn
7 Balken
8 Kleinhirn
9 Rautenhirn
10 Rückenmark

Aufgabe 6

1b, f
2c, h
3a, g
4e, j
5d, i

Aufgabe 7

1) richtig: a, b, e, f
falsch: c, d
2)

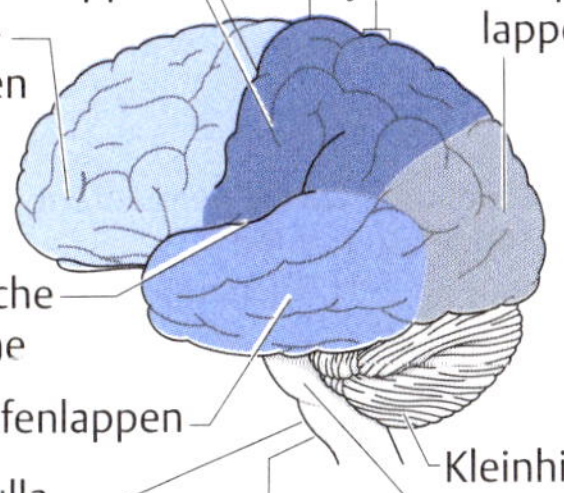

- Stirnlappen (Lobus frontalis)
- Scheitellappen (Lobus parietalis)
- Schläfenlappen (Lobus temporalis)
- Hinterhauptslappen (Lobus occipitalis)

Broca-Sprachzentrum: linker Stirnlappen, vor dem unteren Viertel der vorderen Zentralwindung
Wernicke-Sprachzentrum: Oberseite des linken Schläfenlappens

Aufgabe 8

richtig: b, c, d
falsch: a, e, f

Aufgabe 9

1 Vorderhorn
2 Seitenhorn
3 Hinterhorn
4 weiße Substanz
5 graue Substanz
6 Zentralkanal
7 Vorderwurzel
8 Hinterwurzel
9 Hinterstrang
10 Seitenstrang
11 Vorderstrang

Aufgabe 10

a)
- Rezeptor (Empfänger, z. B. Sinnesorgan)
- afferentes Neuron (zuführende Nervenfaser)
- Reflexzentrum (in Rückenmark, Hirnstamm oder Hirnrinde) mit einer oder mehreren Synapsen
- efferentes Neuron (wegführende Nervenfaser)
- Effektor (Erfolgsorgan, z. B. Muskel, Drüse)

b)
1b, c, d, g, i
2a, e, f, h, j

Aufgabe 11

1 harte Hirnhaut (Dura mater)
2 Spinnwebenhaut (Arachnoidea)
3 weiche Hirnhaut (Pia mater)
4 Arachnoidalzotte
5 Subarachnoidalraum

Aufgabe 12

a, b, d, e, g

Aufgabe 13

A. carotis interna; A. vertebralis; A. subclavia; Rückenmark; Rautenhirn; A. basilaris; A. cerebri anterior; A. cerebri media; A. cerebri posterior; Hirnbasis; Circulus arteriosus Willisii; Subarachnoidalraum; A. carotis externa; Dura mater; Periost; A. meningea media; Sinus; V. jugularis interna

Aufgabe 14

Ih, IIj, IIIc, IVf, VI, VIa, VIIk, VIIIg, IXb, Xe, XIi, XIId

Aufgabe 15

a) Fallhand
b) Schwurhand
c) Krallenhand

Aufgabe 16

	Sympathikus	Parasympathikus
Stoffwechselfunktion	1	2
Wirkungen	3	4
	5	6
	8	7
	11	9
		10
Aufbau	13	12
Überträgerstoffe	15	14

2.1 Spezielle Pflege eines Menschen mit Apoplex

Aufgabe 17

richtig: a, c, d, e, f
falsch: b (richtig: 1 %)

Aufgabe 18

Mangeldurchblutung des Gehirns: z. B.

- thrombotischer Verschluss einer Gehirnarterie aufgrund von Arteriosklerose
- arterio-arterielle Embolie
- kardiale Embolie, z. B. bei Vorhofflimmern, Mitralklappenfehlern oder Endokarditis
- Herzerkrankungen (Blutdruckabfall!), z. B. Herzinsuffizienz, Herzinfarkt
- verschlechterte Fließeigenschaften des Blutes, z. B. Polyzythämie, Exsikkose, Einnahme von Ovulationshemmern
- entzündliche Erkrankungen der Hirngefäße, z. B. Kollagenosen

Intrazerebrale Blutung: z. B.

- Gefäßzerreißung aufgrund einer Hypertonie
- Aneurysmablutung
- Schädel-Hirn-Trauma
- Tumorblutung
- Angiomblutung

Aufgabe 19

TIA: Symptomatik bildet sich innerhalb von 24 Std. vollständig zurück
PRIND: Symptomatik besteht länger als 24 Std., bildet sich aber vollständig zurück
PS: zunehmende Symptomatik, teilweise rückbildungsfähig
CS: chronische neurologische Defizite

Aufgabe 20

a, b, d, f, h, i, j, l

Aufgabe 21

waagrecht:	senkrecht:
2 Hemianopsie	1 Monoparese
5 Paraesthesien	3 Inkontinenz
8 Somnolenz	4 Benommenheit
10 Sopor	6 Anosognosie
11 Alexie	7 Amnesie
13 Ataxie	9 Neglect
16 Hemiplegie	12 Hemiparese
18 Fazialisparese	14 Agnosie
19 Apraxie	15 Aphasie
20 Agraphie	17 Akalkulie
21 Koma	

Aufgabe 22

z. B.

- depressive Verstimmung
- Verwirrtheits- und Unruhezustände
- Orientierungsstörungen
- gestörte Sozialkontakte, sozialer Rückzug
- aggressives Verhalten
- Gefühlsschwankungen
- Wesensveränderung
- Antriebsverminderung
- verringerte kognitive Leistungsfähigkeit, z. B. Lernen, Gedächtnis, Konzentration
- Angst vor dauerhafter (pflegerischer) Abhängigkeit, vor Stürzen

Aufgabe 23

g, h

Aufgabe 24

Weitestmögliche Wiederherstellung der Selbstständigkeit/Unabhängigkeit in den täglichen Lebensaktivitäten unter Berücksichtigung/Einbeziehung der Selbstbestimmung und der Ressourcen des Patienten.

Aufgabe 25

z. B.

- Von allen Berufsgruppen kann Pflege den Ausprägungsgrad der Störungen und der Ressourcen aufgrund professioneller Beobachtung und hoher Präsenzzeit beim Patienten am besten erkennen.
- Als gesundheitsfördernde/-erhaltende Dienstleistung stellt die professionelle Pflege Gesundheit oder bestmögliche Anpassung an das Leben her.
- Pflege gewährleistet den schnellstmöglichen Beginn von Maßnahmen, die den Therapieerfolg sichern (z. B. Bobath-Konzept).
- Die Behandlung nach Bobath ist ein 24-Stunden-Konzept. Die Berufsgruppe Pflege hat hierbei den größten therapeutischen Anteil am Rehabilitationsprozess durch die zeitmäßig längste Anwesenheit beim Patienten.
- Pflege koordiniert die verschiedenen Berufsgruppen/Disziplinen innerhalb und außerhalb des Krankenhauses.

Aufgabe 26

c, i

Aufgabe 27

z. B.

- Nachttisch mit wichtigen Gegenständen (Bilder, Uhr, Telefon) auf die betroffene Seite stellen
- Sitzgelegenheiten auf die betroffene Seite stellen
- Fernsehgerät auf die betroffene Seite stellen
- Ruf-Anlage erreichbar auf der betroffenen Seite anbringen (außer bei Neglect-Patienten!)
- Bett so plazieren, dass sich der Patient ständig über die betroffene Seite zum Raum hin orientieren muss
- Sicht zur Tür wenn möglich nur über die betroffene Seite

Aufgabe 28

z. B.

- Lagerung auf die betroffene Seite
- regelmäßige Lagerungswechsel
- Transfers über die betroffene Seite
- bilaterale Armführung
- therapeutische Unterstützung der betroffenen Seite, z. B. Führen des betroffenen Armes

Aufgabe 29

richtig: b, c, d, g
falsch: a, e, f, h

Aufgabe 30

A) von oben nach unten:
Sitzen im Stuhl am Tisch
Sitzen im (Roll-)Stuhl
Lagerung auf hemiplegischer Seite
Lagerung auf nicht betroffener Seite
Langsitz im Bett
Rückenlage
B) 1b, e, g, 2a, c, f, 3d, h

Aufgabe 31

1)
Spastik
Kopf: zur betroffenen Seite geneigt und von ihr weggedreht
Schulter: nach hinten-unten gezogen (retrahiert)
Arm: Oberarm adduziert und innenrotiert, Ellenbogen gebeugt und in Pronation
Hand: Handgelenk gebeugt, Daumen und Finger gebeugt
Hüfte: Becken nach hinten-unten gezogen (retrahiert), Hüftgelenk gestreckt
Bein: adduziert und außenrotiert
Knie: gestreckt
Fuß: Spitzfußstellung, Innenrand hochgezogen, Zehen gebeugt (plantar-flektiert)
Hemmung der Spastik
Kopf: zur betroffenen Seite drehen
Schulter: nach vorne holen
Arm: Oberarm abduzieren und nach außen rotieren, Ellenbogen strekken

Hand: Handgelenk strecken, Daumen und Finger strecken und spreizen; keine Handrolle, kein Gegenstand in die Hand
Hüfte: Becken und Hüftgelenk nach vorne holen
Bein: beugen und abspreizen, innenrotieren
Knie: beugen
Fuß: beugen, Zehen strecken und spreizen; keine Bettkiste
2)
b, d, e, f

Aufgabe **32**

richtig: a, b, c, d, f
falsch: e

Aufgabe **33**

1)
Begründung: Immobilität, fehlendes Druckempfinden, Inkontinenz
Maßnahmen: 2-stdl. Umlagern, Hohllagerung, Mobilisation, Hautpflege, gezielte Beobachtung
2)
Begründung: mangelnde Lungenventilation und erschwertes Abhusten bei überwiegender Bettlägerigkeit, Aspiration bei Schluckstörungen
Maßnahmen: Mobilisation, Atemübungen, Unterstützung bei produktivem Abhusten, Nahrungsaufnahme in aufrechter Position (z. B. Langsitz, am Tisch)
3)
Begründung: Lähmung, Spastik
Maßnahmen: Bobath-Lagerungen, Bewegungsübungen, Mobilisation
4)
Begründung: verlangsamter venöser Rückfluss (Bettlägerigkeit, Lähmung)
Maßnahmen: Bewegungsübungen, Mobilisation, Atemübungen (tiefe Bauchatmung)
5)
Begründung: Inkontinenz
Maßnahmen: gezielte Inspektion, gründliches Waschen, gutes Trocknen, Baumwoll- oder Leinenläppchen zwischen Hautfalten einlegen, Hautschutz, adäquate Inkontinenzversorgung
6)
Begründung: Bewegungsmangel, Krafteinschränkung bei der Bauchpresse (Hemiparese)
Maßnahmen: ballaststoffreiche Kost, ausreichende Flüssigkeitszufuhr, Mobilisation (alternativ: regelmäßige Lagerung), Stuhlentleerung möglichst auf Toilettenstuhl oder Toilette, Stuhlentleerung in ruhiger, ungestörter Umgebung

---

Aufgabe **34**

1c, d, g, i, 2e, h, j, 3a, k, 4b, f

Aufgabe **35**

a, b, c, d, f, g, i, j

Aufgabe **36**

z. B.
- Lähmung der mimischen Muskulatur
- fehlender Lippenschluss mit unkontrolliertem Abfließen von Speichel/Nahrungsresten aus dem Mund
- unvollständige Mundentleerung (besonders Backentasche der betroffenen Seite)
- unkoordinierte Zungenbewegungen, fehlende Zungenbeweglichkeit
- Schluckunfähigkeit, Verschlucken, Aspiration
- ungewolltes Herausdrücken von Nahrung aus dem Mund
- Unfähigkeit zu kauen
- von Betroffenen geäußerte Geschmacks-/Gefühlsstörungen
- „verwaschene" und undeutliche Sprache
- Husten, Würgen
- übersteigerte Reflexe/Auftreten von primitiven Reflexen (z. B. Beiß-, Saugreflex)
- Angst

Aufgabe **37**

1) richtig: a, b, d, i
falsch: c, e, f, g, h
2) Voraussetzung: intakter Hustenreflex
Begründung: Aspirationsgefahr

Aufgabe **38**

z. B.
- lähmungbedingte Immobilität
- Füllungszustand der Blase wird vom Patienten nicht richtig wahrgenommen/interpretiert (Wahrnehmungsstörungen)
- Patient kann Harndrang aufgrund von Sprachstörungen nicht mitteilen
- Patient findet die Klingel/die Toilette nicht (Neglect, Hemianopsie)
- Patient kann die Klingel nicht erkennen (Agnosie) oder bedienen (Apraxie)
- Patient kann Zusammenhang Wasserlassen/Klingeln nicht herstellen
- Patienten vergessen, wozu Urinflasche, Toilettenstuhl o. ä. da ist (Agnosie)
- Patient kann Kleidung nicht alleine ausziehen oder Toilettendeckel öffnen (Apraxie)
- depressive Stimmungslage (Resignation, Regression)
- Dranginkontinenz
- diuretische Therapie bewirkt Steigerung der Urinmenge
- vor allem bei älteren Patienten oder Patientinnen: Gebärmuttersenkung/Prostatahypertrophie

---

Aufgabe **39**

b, c, d, e, h, i

2.2 Spezielle Pflege eines Menschen mit Multipler Sklerose

Aufgabe **40**

richtig: c, d, e
falsch: a, b

Aufgabe **41**

waagrecht:	senkrecht:
4 Sehnerventzuendung	1 neurologische
5 Trigeminusneuralgie	2 Demenz
6 Doppelbilder	3 Kernspintomographie
9 Intentionstremor	7 oligoklonale
11 Anamnese	8 Ataxie
15 VEP	10 spastische
17 AEP	12 Euphorie
18 Hypaesthesie	13 evozierte
19 reaktive	14 skandierende
	16 Nystagmus

Aufgabe **42**

Krankengymnastik

Aufgabe **43**

a, b, d, e, h

Aufgabe **44**

a, b, c, e, g, j

Aufgabe **45**

z. B.
- Übungen regelmäßig durchführen (individueller Plan)
- Absprache mit dem Betroffenen, Ressourcen einbeziehen
- größtmögliche Eigenständigkeit/Eigenaktivität des Betroffenen anstreben
- gute Anleitung des Betroffenen
- die betroffene Extremität gibt den Takt vor
- immer erst die großen Gelenke bewegen
- behutsam und nie gegen Widerstand vorgehen
- Gelenke nur in der normalen Funktion mobilisieren, d. h. keine Extrembewegungen
- Übungen dürfen keine Schmerzen verursachen
- Überforderung, Überbeanspruchung, Übermüdung vermeiden
- Übungen evtl. in andere Pflegeaktivitäten integrieren

Aufgabe 46

z. B.
- sorgfältige Intimpflege bei der Körperpflege und nach jedem Toilettengang
  Begründung: Vermeidung von aufsteigender Infektion (kurze Harnröhre); Keimreduktion, verringertes Keimwachstum
- regelmäßiger Vorlagenwechsel, täglicher Wäschewechsel
  Begründung: Vermeidung von aufsteigender Infektion (kurze Harnröhre); Schaffen eines trockenen Milieus, d. h. verringertes Keimwachstum
- ausreichende Flüssigkeitszufuhr (mindestens 2 l/Tag)
  Begründung: Spüleffekt; Durchspülen der ableitenden Harnwege
- Vitamin- und eiweißreiche Kost
  Begründung: Stärkung von körpereigenen Abwehrkräften
- warme Raumtemperatur (Nachtstuhl), warme Unterwäsche, warme Füße
  Begründung: Schutz vor Unterkühlung
- Arztbenachrichtigung bei Auffälligkeiten (Brennen, häufiges Wasserlassen)
  Begründung: Vermeidung von schwerwiegenden Komplikationen, evtl. Einleitung antibiotischer Therapie

Aufgabe 47

z. B.
- Selbstwertgefühl nimmt ab
- soziale Isolation
- Angst, z. B. vor Unselbstständigkeit, Abhängigkeit
- Hilflosigkeit
- Schamgefühle
- Schuldgefühle
- Traurigkeit, depressive Verstimmung (Suizidgefahr)
- Wut, Aggression
- Stress

Aufgabe 48

Motorische Dranginkontinenz
Pflegeprobleme: 3, 5, 6
Maßnahmen: 8, 12, 13
Reflexinkontinenz
Pflegeprobleme: 1, 2, 4, 7
Maßnahmen: 9, 10, 11, 12, 13, 14, 15

Aufgabe 49

empfehlenswert: a, c, e, f
umstritten: b, d

Aufgabe 50

a)
z. B.
- Patient die Hand geben, führen, den Arm der Pflegeperson unterhaken lassen
- beim Führen über Richtungen informieren
- auf freie Wege achten, Stolperfallen aus dem Weg räumen
- auf Treppen, Absätze hinweisen
- wichtige Wege mit dem Patienten einüben
- Patientenzimmer erkunden/ertasten lassen

b)
z. B.
- Patient weiterhin mit Besteck essen lassen
- Teller mit erhöhtem Tellerrand einsetzen
- Teller mit der Nahrung als Uhr vorstellen lassen (z. B. 6.00 Uhr Fleisch, 10.00 Uhr Kartoffeln, 14.00 Uhr Gemüse)
- Patient informieren, was es im Einzelnen gibt
- Speisen vorlegen/gabelgerecht vorbereiten, auf Wunsch Fleisch schneiden
- Getränke eingießen und nah am Teller plazieren.

2.3 Spezielle Pflege eines Menschen mit Morbus Parkinson

Aufgabe 51

1)
a, d, h

2)
z. B.
- vornübergebeugter Kopf und Rumpf, Arme angewinkelt, Knie und Ellenbogen in leichter Beugestellung
- langsamer, kleinschrittiger, trippelnder, schlurfender Gang
- fehlendes Mitbewegen der Arme beim Gehen
- steife, hölzerne Bewegungsabläufe („Holzpuppen"); allgemeine Bewegungsverlangsamung
- Start- und Stoppschwierigkeiten beim Gehen, Propulsion (= Stehenbleiben kann nicht harmonisch kontrolliert werden ⇒ Neigung zum Vornüberfallen)
- Zittern der Hände/Finger (sog. Pillendrehen, Geldzählen)
- „Zahnradphänomen" bei passiven Bewegungen
- starre, ausdruckslose Mimik („Maskengesicht", „Wachsgesicht")
- seltener Lidschlag
- erhöhte Schweiß- und Talgdrüsensekretion („Salbengesicht")
- verstärkter Speichelfluss aus dem Mund (Hypersalivation)
- Verkleinerung der Schrift (Mikrographie)

Aufgabe 52

richtig: a, c, d, g
falsch: b, e, f

Aufgabe 53

a, b, c, f, h, i, j

Aufgabe 54

z. B.
- Unterstützung bei den ATLs nur, wenn unbedingt nötig („So viel Hilfe wie nötig, so wenig Hilfe wie möglich") ⇒ höchstmögliche Selbstständigkeit erhalten/fördern
- Ressourcen bewusstmachen und fördern (Fördern durch Fordern)
- Beobachtung und ggf. Korrektur von selbstständig durchgeführten Handlungen
- Patient und Angehörige einbeziehen
- Information/Anleitung des Betroffenen und seiner Angehörigen
- Eigenverantwortung (Selbstbestimmung und Mitentscheidung) erhalten, ggf. herausfordern
- jegliche Aktivitäten und soziale Kontakte fördern (auch Selbsthilfegruppen)
- Stimulation, Motivation, Bestätigung, Vermittlung von Erfolgserlebnissen, Stärkung eines positiven Selbstwertgefühls
- individuelle Pflegeplanung

Aufgabe 55

Erhaltung/Förderung der Beweglichkeit

Aufgabe 56

z. B.
- genaueste Information/Aufklärung des Patienten über die Notwendigkeit von Bewegung bei Mb. Parkinson und über mögliche Gefahren (z. B. Kontraktur)
- fester Tagesplan mit möglichst vielfältigen Aktivitäten
- Ergotherapie
- Gehübungen
- Schulung verbliebener Bewegungsabläufe
- Übungen für Haltung und Gleichgewicht
- Beobachtung des Patienten hinsichtlich Hypokinese/Beweglichkeit (⇒ ggf. Veränderung der Medikation)

Aufgabe 57

richtig: a, b, c, e
falsch: d

Aufgabe 58

z. B.
- ausreichend helle Lichtverhältnisse, gute Beleuchtung auch nachts
- ebener, rutschfester Bodenbelag
- breite, leichtgängige Türen ohne Schwellen
- standfestes, stabiles Mobiliar, bei dem auch kein tiefes Bücken nötig ist
- keine freiliegenden Elektrokabel, schnurloses Telefon
- höhere Sitzflächen, höhere Betten, Toilettensitzerhöhung

- Haltegriffe im Sanitärbereich, in der Toilette
- Einstieghilfe/Duschhocker in sanitären Anlagen
- Handläufe an den Treppen, im Flur
- ggf. nachts Bettgitter (nur mit Einwilligung des Patienten!)

Aufgabe **59**

c, e

Aufgabe **60**

a)
- Aufklärung über die Ursache (= Symptom der Erkrankung)
- gründliche Gesichtsreinigung morgens und abends
- gutes Abfrottieren
- Teilwaschungen bei Bedarf
- keine fetten Cremes verwenden
- Beratung hinsichtlich milder Körperpflegemittel
- Unterstützung beim Make-up

b)
- Beratung hinsichtlich angemessener Kleidung, z. B. schweißaufsaugende Naturfasern (Baumwolle), leicht an- und auszuziehende Kleidung (Klett-, Reißverschlüsse)
- Teil-/Ganzkörperwaschungen bei Bedarf mehrmals täglich, häufigeres Duschen
- Wechsel von Kleidung und Bettwäsche nach Bedarf
- ausreichende Flüssigkeitszufuhr
- Schutz vor Zugluft
- Anwendung von Antitranspirants
- Intertrigoprophylaxe
- Dekubitusprophylaxe
- sehr starkes Schwitzen evtl. in Bilanz aufnehmen

Aufgabe **61**

richtig: b, d, e
falsch: a, c

Aufgabe **62**

z. B.
- kleine leichtverdauliche Mahlzeiten
- ballaststoffreiche, nicht blähende Kost
- ausreichende Flüssigkeitszufuhr, viel Trinken
- Alkohol wenn überhaupt, dann nur in geringen Mengen
- Zusammenhang eiweißreiche Kost und L-Dopa-Einnahme, Zeitpunkt der Medikamenteneinnahme
- möglichst selbstständige Nahrungsaufnahme
- Hilfsmittel einsetzen, z. B. Besteck mit verdickten festen Griffen, rutschfester Teller, Warmhalteteller, -gefäße, Teller mit höherem Rand, Tasse mit großem Henkel, Becherhalter
- Glas/Tee nur halbvoll machen (Überschwappgefahr)
- ausreichend Zeit einplanen
- sorgfältiges Kauen, kleine Trinkschlucke
- bei Bedarf Essen (z. B. Fleisch, Brot) zerkleinern
- evtl. Flüssigkeiten eindicken (Brei, Mus) bei erschwertem Schlucken
- gründliche Zahn-/Mundhygiene nach dem Essen

Aufgabe **63**

geeignet: a, b, d, e, f, g, k
ungeeignet: c, h. i, j

2.4 Spezielle Pflege eines Menschen mit Epilepsie

Aufgabe **64**

1b, c, e
2a, d, f

Aufgabe **65**

1) *Vorboten:*
Kopfdruck, leichte Reizbarkeit, Schwindel, Herzklopfen
2) *Aura:*
Wahrnehmung eigenartiger, meist subjektiv unangenehmer Sinnesempfindungen/-erlebnisse, z. B. Farben, Funken, Lichtblitze, Geräusche, Töne, Melodien, Gerüche, Schmerzen/Kribbeln (in den Extremitäten), Drücken im Oberbauch, Glücks-, Angst- oder Zorngefühle
3) *Tonisches Stadium:*
anfänglich Stöhnen oder Schrei; Bewusstlosigkeit und Niederstürzen in einem starren Streckkrampf (Verletzungsgefahr!); verzerrtes Gesicht; offene, meist „verdrehte" Augen mit weiten, lichtstarren Pupillen; Atempause mit Zyanose
4) *Klonisches Stadium:*
rhythmische Muskelzuckungen am ganzen Körper, vor allem aber an den Extremitäten; weiterhin Bewusstlosigkeit und Apnoe; evtl. Zungen-/Wangenbiss; (ggf. blutiger) Schaum vor dem Mund; evtl. unwillkürlicher Harn- und/oder Stuhlabgang
5) *Erschöpfungsstadium:*
tiefer (terminaler) Schlaf; Schwitzen; wiedereinsetzende, schwere, röchelnde/keuchende Atmung; nach dem Aufwachen: Erschöpfung, Abgeschlagenheit, Missmut, Kopf- und/oder Gliederschmerzen; Amnesie für den gesamten Krampfanfall, jedoch Erinnerung an die Aura; evtl. anstatt Schlafphase: Verwirrtheits-/Erregungszustand (z. B. mit motorischer Unruhe, sinnlosem Umherlaufen oder Reden)

Aufgabe **66**

Der Status eplipepticus ist ein lebensbedrohlicher Zustand, bei dem der Betroffene aufgrund eines einzelnen Anfalls bzw. einer Serie von Anfällen mehr als 15 Minuten ununterbrochen bewusstlos ist. Er gehört zu den neurologischen Notfallsituationen (Letalität 5–10 %) und erfordert eine sofortige medikamentöse, ggf. intensivmedizinische Therapie.

Aufgabe **67**

d

Aufgabe **68**

richtig: a, b, d, e
falsch: c, f

Aufgabe **69**

a, b, d, f, g, h, j

Aufgabe **70**

1)
- Dauer des Anfalls (Uhrzeit zu Beginn und am Ende des Anfalls)
- Verlauf des Anfalls
- Anfallsart
- Pupillenweite und -reaktion
- Bewusstseinslage, Atmung und Hautfarbe
- vegetative Begleiterscheinungen, z. B. Einnässen/Einkoten
- Nachschlaf
- eventuelle Verletzungen
- nach Anfrage an den Patienten bei wiedererlangtem Bewusstsein: Aura, Beschwerden (z. B. Parästhesien) u. a.

2)
Bis er bei klarem Bewusstsein ist.

Aufgabe **71**

1)
c, d, e, g, i, j, l
2)
wichtig: a, b
dauerhaft: c
in Maßen erlaubt: d
bedenklich: e, g, i
mit spezieller Erlaubnis möglich: f
unbedenklich: h
immer: j
sinnvoll: k

2.5 Spezielle Pflege eines Menschen mit Querschnittlähmung

Aufgabe **72**

1)
Der Zustand unmittelbar nach der Schädigung des Rückenmarks wird als spinaler Schock bezeichnet. Sämtliche Rückenmarksfunktionen unterhalb des betroffenen Segmentes sind erloschen.

2)
c, e
3)
In der Regel dauert der spinale Schock 2–4 Wochen; er kann aber auch nur einige Tage oder aber bis zu 8 Wochen anhalten.

Aufgabe 73

1d, i
2f, h
3g
4a
5b
6c
7e

Aufgabe 74

z. B.
- Betroffenen so wenig wie möglich bewegen
- Transport und Lagerung auf dem Rücken
- Lagerung auf harter Unterlage/Vakuummatratze
- Wirbelsäule nicht ruckartig bewegen, knicken oder verdrehen (evtl. Halskrawatte einsetzen), keine Erschütterungen
- mehrere (3–5) Hilfspersonen (z. B. zum Tragen) einsetzen
- behutsamer und vorsichtiger Transport (Sachgerechter Transport ist wichtiger als schneller!)
- Druckstellen vermeiden

Aufgabe 75

a)
- hypo- und/oder hypertone Kreislaufregulationsstörungen
- gastrointestinale Blutung bei Stressulkus des Magens

b)
- Unterkühlung bei niedriger Außentemperatur
- Überwärmung aufgrund verminderter Schweißsekretion, gestörter Vasomotorik und evtl. verminderter Lungenventilation

c)
- Paralytischer Ileus

Aufgabe 76

1)
a)
- genaueste Beobachtung der Haut auf Rötung und sonstige Auffälligkeiten (Kontrolle der gefährdeten Körperstellen)
- Erlernen der regelmäßigen Selbstbeobachtung (Handspiegel, u. U. Abtasten)

b)
- druckentlastende Maßnahmen:
  Hohl- oder Weichlagerung (Schaumstoff)
  falls möglich Umlagern (meist 2-stündlich, nach Plan; auch Bauchlage)
- Verwendung von Spezialbetten, z. B. Dreh-, Pack-, Luftkammerbett
- adäquater Einsatz von Lagerungshilfsmitteln

c)
- aktive und passive Bewegungsübungen; Krankengymnastik
- ggf. Mobilisation (bei operativer Stabilisierung der Wirbelsäule)

d)
- Haut trocken halten, z. B. gutes Abtrocknen bei der Körperpflege, keine feuchten Kammern, gute Hautpflege, saubere und trockene Kleidung, angemessene Inkontinenzversorgung

2)
a)
- intensive Atemübungen/-gymnastik

b)
- Unterstützung des Abhustens durch manuelle Kompression des Thorax während der Ausatmung/des Hustens (mit Hilfe von 2 Pflegepersonen)
- Inhalation; ausreichende Flüssigkeitszufuhr
- ggf. Absaugen

c)
- genaueste Beobachtung der Atmung
- Umlagerung (Bronchialdrainage, bessere Lungenventilation)
- aktive und passive Bewegungsübungen, ggf. Mobilisation

3)
a)
- Hochlagerung der Beine (auch durch Schiefstellen der Bettebene)
- Ausstreichen der Beine
- Antithrombosestrümpfe
- Beobachtung auf Thrombosezeichen

b)
- aktive und passive Bewegungsübungen, ggf. Mobilisation

Aufgabe 77

e, g, j, l

Aufgabe 78

z. B.
- druckentlastendes Kissen im Rollstuhl
- regelmäßiges Anheben im Rollstuhl
- regelmäßige Liegezeiten (z. B. Mittagspause)
- Selbstbeobachtung an gefährdeten Körperstellen

Aufgabe 79

a, b, d, f

Aufgabe 80

richtig: a, b, c, e, f, h
falsch: d, g, i

Aufgabe 81

z. B.
- sicherer Auslaufschutz
- geruchshemmende Eigenschaft
- unauffälliges und bequemes Tragen
- zuverlässiger Hautschutz
- einfache Handhabung
- größtmögliche Mobilität
- leichte und unauffällige Entsorgung
- hohe Wirtschaftlichkeit

Aufgabe 82

richtig: a, b, d
falsch: c, e

Aufgabe 83

z. B.
- Gespräche mit dem Betroffenen führen
- Den Patienten und seine Gefühle ernst nehmen
- Hinweise bzgl. finanzieller Hilfen (gesetzliche Möglichkeiten) geben
- Hinweise auf verschiedene Hilfsmöglichkeiten, z. B. Haushaltshilfe, ambulante Pflegedienste, Selbsthilfegruppen, geben
- möglichst frühzeitige Übernahme der Selbstpflege und -verantwortung
- größtmögliche Selbstständigkeit in den ATLs, u. U. mit entsprechenden Hilfsmitteln /z. B. Kleidung mit Klettverschlüssen, Esshilfen, Rollstuhl, Bauchgurt)
- Hinweise zur Freizeit- und Wohnungsgestaltung (rollstuhlgerecht? evtl. Umzug)
- Angehörige einbeziehen (vor allem Lebenspartner)
- Maßnahmen zur beruflichen und gesellschaftlichen Wiedereingliederung (Umschulungs-, Trainingsprogramme) parallel zur körperlichen Rehabilitation
- gestörte Sexualität thematisieren

2.6 Spezielle Pflege eines Menschen bei Schädel-Hirn-Trauma

Aufgabe 84

SHT 1. Grades
kurzfristige Bewusstlosigkeit (< 15 Min.); Bewusstseinstrübung nicht länger als 1 Std.; retrograde (und evtl. anterograde) Amnesie; vegetative Störungen (z. B. Übelkeit, Erbrechen, Schwindel, Kopfschmerzen); keine neurologischen Störungen; vollständige Rückbildung der Symptomatik bis zum 5. posttraumatischen Tag
SHT 2. Grades
Bewusstlosigkeit bis zu 1 Std.; Bewusstseinstrübung bis zu 24 Std.; retro- und anterograde Amnesie; vegetative Funktionsstörungen (z. B.

Kopfschmerzen, Schwindel, vermehrtes Schwitzen, Hypotonie); leichte organische Schädigung des Gehirns ohne Hirnstammbeteiligung; nicht immer neurologische Ausfälle; völlige Rückbildung der Symptomatik innerhalb von 3–4 Wochen bzw. geringe bleibende neuropsychiatrische Störungen

SHT 3. Grades

Bewusstlosigkeit länger als 1 Std.; Bewusstseinstrübung länger als 24 Std.; ausgeprägte retro- und anterograde Amnesie; ausgeprägte vegetative Störungen; substantielle Schädigung des Gehirns mit teilweise schweren neurologischen Störungen (evtl. apallisches Syndrom); u. U. gestörte Vitalfunktionen bei Hirnstammbeeinträchtigung; immer bleibende neurologische und/oder psychische Störungen (z. B. Halbseitenlähmung, Sprachstörungen, Krampfanfälle, Persönlichkeitsveränderungen im Sinne von Hirnleistungsschwäche und/oder Wesensänderung)

Aufgabe 85

Zeitraum mit relativ klarem Bewusstsein, der zwischen der primären Bewusstseinsstörung (durch das SHT selbst) und der sekundären Bewusstseinstrübung (durch die Hirnkompression aufgrund intrakranieller Blutung) liegt.

Aufgabe 86

1c, e, j
2b, g, k
3d, h
4a, f, i

Aufgabe 87

z. B.

- Freihalten der Atemwege, Sauerstoffzufuhr, ggf. Intubation und Beatmung (Hyperventilation bei Hirndruck)
- Legen eines zentralvenösen Zugangs, Infusionstherapie mit adäquater Flüssigkeitssubstitution
- Legen einer Magensonde
- instrumentelle Harnableitung, z. B. suprapubischer (oder transurethraler) Blasenkatheter
- medikamentöse Behandlung des posttraumatischen Hirnödems, z. B. Osmodiuretika, Kortikosteroide, Barbiturate
- Sedierung von unruhigen und aggressiven Patienten
- ggf. Schocktherapie
- diagnostische Maßnahmen, z. B. Schädel-CT, neurologische Untersuchung, Glasgow-Koma-Skala, Röntgenaufnahme der (Hals-) Wirbelsäule
- ggf. operative Versorgung einer intrakraniellen Blutung

Aufgabe 88

c, e, f

Aufgabe 89

Pupillenweite: (maximal) weit, mittelweit, (maximal) eng („Stecknadelkopf")
Pupillenreaktion auf Licht: prompt (sofort), verzögert (träge, verlangsamt), keine Reaktion (lichtstarr)
Pupillenform: normal rund, entrundet

Aufgabe 90

f, g, i

Aufgabe 91

- Rückenlagerung mit Oberkörperhochlagerung (15° – max. 30°)
  Begründung: Unterstützung des venösen Rückflusses
- Kopf gerade, Hals gestreckt, keine seitliche Abknickung, kein isoliertes Kopfanheben
  Begründung: Vermeidung einer Abflussbehinderung der Halsvenen (Drosselvenen)
- keine Seitenlagerung in der Akutphase
  Begründung: Vermeidung einer Abflussbehinderung der Halsvenen (Drosselvenen)

Aufgabe 92

- frühzeitiges Erkennen von Infektionen des Gehirns (Meningitis, Hirnabszess, subdurales Empyem) bei offenem SHT ⇒ Fieber
- Hinweis auf Sekundärerkrankungen (Pneumonie, Harnwegsinfekt) ⇒ Fieber
- rechtzeitiges Erkennen von Temperaturregulationsstörungen bei Schädigung des Zwischenhirns ⇒ meist Hyperthermie, zentrales Fieber

Aufgabe 93

a)
z. B.

- evtl. Sedierung und Analgesierung vorher
- vor allem in der Akutphase: nur absolut notwendige Pflegemaßnahmen (um die Belastung so gering wie möglich zu halten), „minimal handling" („Schonpflege"), keine Veränderung der Körperposition
- im weiteren Verlauf: therapeutische Waschungen (⇒ Basale Stimulation), schonende und zügige Durchführung
- Unterstützung je nach Allgemeinbefinden, Mobilisationsstufe und eventuellen neurologischen Funktionsstörungen
- gezielte Mund-, Nasen-, Augenpflege

b)
z. B.

- Weichlagerung, ggf. Spezialmatratze
- Mikrolagerungen
- Umlagerung (erst nach der Akutphase)
- gute Hautpflege

c)
z. B.

- Fußsohlendruck vermeiden (keine Bettkiste ⇒ Spastik!)
- in der Akutphase: physiologische Mittelstellung bei der Lagerung zur Vermeidung einer Hirndrucksteigerung
- nach der Akutphase: Bewegungsübungen, Umlagerungen, ggf. Bobath-Lagerungen, Frühmobilisation

Aufgabe 94

1)
z. B.

- therapeutische Ganzkörperwaschungen
- warme Luft durch Fönen
- Hautkontakt (Angehörige einbeziehen!)
- Massage
- gut spürbare Unterlage

2)

- Umlagerungen
- evtl. sanfte Schaukelbewegungen

3)
z. B.

- Einsatz kleiner Massagegeräte an den Fersen
- elektrische Zahnbürste
- Elektrorasierer in die Hand der Patientin legen
- Abklopfen
- Thoraxvibrator
- beim Sprechen die Hände der Patientin an den eigenen Thorax legen

4)
z. B.

- Lieblingsspeise
- verschiedene Geschmacksrichtungen
- festere Speisen
- Streichbewegungen an den Wangen in Richtung Mund
- Eincremen der Lippen
- wohlschmeckende Mundpflegemittel

5)
z. B.

- Lieblingsgerüche (eigenes Parfüm)
- Rasierwasser/Kopfkissen des Partners
- Blumen

6)
z. B.

- Patientin immer mit Namen ansprechen
- verständliche Informationen
- Stimmen von Angehörigen
- Bezugspersonen-Pflege
- Tonträger mit Lieblingsmusik/vertrauten Geräuschen

7)
z. B.

- Bilder/Mobile anbringen
- evtl. dosiertes Fernsehen
- Blumen

- nachts Dämmerlicht
- tagsüber (nicht zu) helle Lichtverhältnisse

8)
- Dinge mit unterschiedlicher Oberfläche/bekannte Gegenstände in die Hand geben
- eigenen Körper ertasten lassen

Aufgabe 95

a, b, c, f

2.7 Spezielle Pflege eines Menschen mit Tetanus

Aufgabe 96

richtig: b, c, d, f
falsch: a, e

Aufgabe 97

a, c, d

Aufgabe 98

a, c

Aufgabe 99

1a, d, f, i
2c, e, h, j
3b, g

Aufgabe 100

- Tetanusimpfstoffe müssen intramuskulär injiziert werden.
- Getrenntes Aufziehen der beiden Wirkstoffe; eine Injektion links, die andere rechts durchführen (Injektion an kontralateralen, d. h. gegenüberliegenden Körperstellen).
- Die Applikation in den M. deltoideus (Oberarm) ist geeigneter als die intraglutäale Injektion (Gesäß).

Aufgabe 101

Der Patient wird in einer reizarmen Umgebung untergebracht, um ihn vor Krampfanfällen der Muskulatur zu schützen; diese werden schon durch geringste Sinnesreize ausgelöst.

Aufgabe 102

z. B.
- genaueste kontinuierliche Überwachung
- Pflegemaßnahmen in Verbindung mit Beruhigungsmitteln
- Körperpflegemaßnahmen, z. B. Ganzwaschung, Haut- und Haarpflege, Nasenpflege (nasal liegende Sonde), Augenpflege (Bewusstlosigkeit, Relaxierung)
- Prophylaxen, z. B. Pneumonie-, Soor- und Parotitis- (Mundpflege!), Dekubitus-, Thrombose-, Kontrakturenprophylaxe
- Infektionsprophylaxe (aseptisches Arbeiten, z. B. bei Verbandwechsel, liegendem transurethralen Blasenkatheter, Infusionstherapie)
- Pflege bei parenteraler Ernährung/Sondenernährung
- Maßnahmen zur regelmäßigen Darmentleerung (z. B. Obstipationsprophylaxe)
- Mobilisation (je nach Kräftezustand des Patienten)
- ggf. Maßnahmen beim beatmeten Patienten (z. B. auch endotracheales Absaugen)
- psychische Betreuung, genaueste Information bei Patienten mit klarem Bewusstsein

Aufgabe 103

a, b, d, e, g, h

3 Spezielle Pflege eines Menschen mit Infektionen

H. Schuster

Anatomie/Physiologie

Wiederholen Sie bitte die Anatomie und Physiologie des Blut- und Lymphsystems im Arbeitsbuch: Spezielle Pflege Band 1, Kapitel 3.

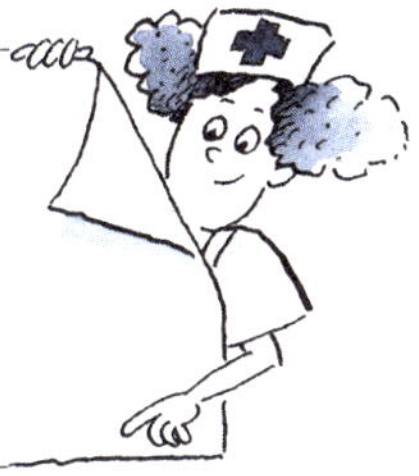

Aufgabe 1 → Bestandteile des Abwehrsystems

Unser Abwehrsystem schützt uns vor Infektionen und bekämpft eingedrungene Mikroorganismen. Ein Bestandteil des Abwehrsystems sind die sogenannten „Äußeren Barrieren".
Nennen Sie fünf äußere Barrieren.

1) Säureschutzmantel d. Haut
2) Magensäure
3) __________
4) __________
5) __________

Aufgabe 2 → Unspezifische Abwehr

Man unterscheidet zwischen unspezifischer humoraler und zellulärer Abwehr.
Ordnen Sie die einzelnen Bestandteile der unspezifischen Abwehr dem entsprechenden Teilsystem zu, indem Sie Verbindungslinien ziehen.

1) NK-Zellen
2) Makrophagen
3) neutrophile Granulozyten
4) Komplement
5) Zytokine
6) Lysozym

a) zellulär unspezifische Abwehr

b) humoral unspezifische Abwehr

Aufgabe **3** → **Spezifische Abwehr**

Der Körper ist in der Lage, für bestimmte Erreger spezielle Abwehrstoffe zu bilden.
Überprüfen Sie folgende Aussagen zur spezifischen Abwehr auf ihre Richtigkeit, indem Sie ankreuzen.

a) Spezifische Abwehrstoffe des Körpers nennt man Immunglobuline oder auch Antikörper (Abb. 3.1) ○ richtig ○ falsch

b) Immunglobuline werden aufgrund ihrer Größe in verschiedene Klassen eingeteilt. ○ richtig ○ falsch

c) Das Immunglobulin M (IgM) macht 80 % der im Körper gebildeten Antikörper aus. ○ richtig ○ falsch

d) Immunglobuline stellen die humorale Abwehr des spezifischen Systems dar. ○ richtig ○ falsch

e) Immunglobuline werden von T-Zellen gebildet. ○ richtig ○ falsch

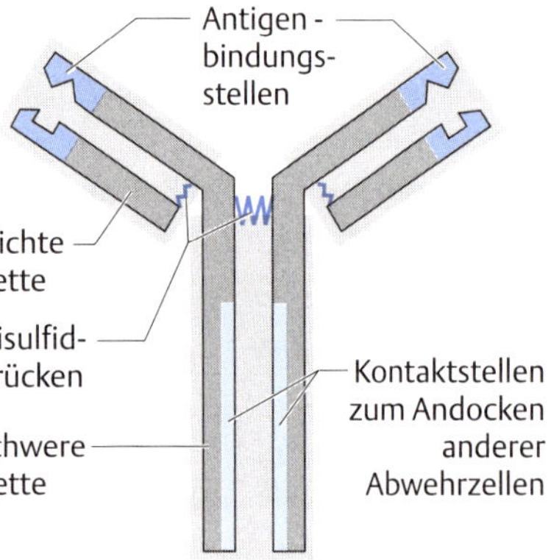

Abb. 3.**1** s. auch Schwegler, J.: Der Mensch – Anatomie und Physiologie, Kap. 5.

Aufgabe **4** → **Zelluläre spezifische Abwehr**

T-Zellen sind Bestandteile der spezifischen zellulären Abwehr. Sie werden in verschiedene Untergruppen unterteilt.
Ordnen Sie der jeweiligen Untergruppe ihre Aufgabe zu, indem Sie Verbindungslinien ziehen.

1) T-Helfer-Zellen	a) produzieren Zytokine
2) T-Suppressorzellen	b) sorgen bei einer erneuten Infektion dafür, dass der Körper schnell Gegenmaßnahmen ergreifen kann
3) T-Killerzellen	c) töten virusinfizierte Zellen ab
4) Gedächtniszellen	d) beenden die Immunreaktion

Wiederholen Sie in diesem Zusammenhang auch die Funktion der Leukozyten (Arbeitsbuch: Spezielle Pflege Band 1, Kap. 3).

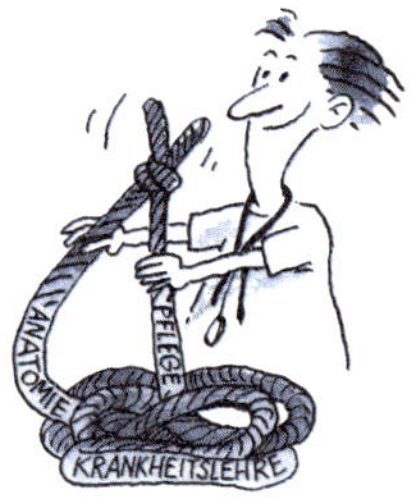

Aufgabe 5 → Gegner des Immunsystems

Wie heißen die im Folgenden beschriebenen Gruppen von Mikroorganismen?

1) Sie sind die „größten“ Feinde des Immunsystems. Unter ihnen gibt es mikroskopisch kleine bis meterlange Organismen.

____

2) Sie lösen sowohl lokale, eitrige Entzündungen als auch schwere Allgemeinerkrankungen aus. Bei stark abwehrgeschwächten Menschen kann es durch sie zu lebensbedrohlichen Zuständen kommen.

____

3) Sie können Erkrankungen mit einer langen, beschwerdefreien Latenzzeit und schleichendem Verlauf verursachen, ebenso aber auch akute Krankheitsbilder hervorrufen.

____

4) In Deutschland sind aus dieser Gruppe vor allem die Toxoplasmen und die Trichomonaden verbreitet. In subtropischen und tropischen Landstrichen sind sie als Erreger der Malaria bekannt.

____

Aufgabe 6 → Schutzimpfungen

Schutzimpfungen werden durchgeführt, um den Menschen gegen bestimmte Erkrankungen zu immunisieren. Unterschieden werden Schutzimpfungen zur passiven und zur aktiven Immunisierung.
Erklären Sie deren Wirkungsweise.

a) passive Immunisierung: ____________________

____

b) aktive Immunisierung: ____________________

____

Krankheitslehre

Aufgabe 7 → Definition Infektionen

Ordnen Sie folgenden Begriffen zum Thema „Infektionen“ die jeweils zutreffende Definition zu, indem Sie Verbindungslinien ziehen.

1) Epidemie	a) im Krankenhaus erworbene Infektion
2) nosokomiale Infektion	b) zeitlich und örtlich begrenzte Häufung von Infektionskrankheiten
3) Virulenz	c) Zeitraum zwischen Infektion und Ausbruch der Krankheit
4) Inkubationszeit	d) Gesamtheit der krankmachenden Anteile eines Erregers
5) Resistenz	e) natürlich oder künstlich erworbene Abwehrkraft gegenüber krankmachenden Erregern
6) Immunität	f) Widerstandsfähigkeit/Unempfindlichkeit gegenüber Krankheitserregern

Aufgabe 8 Übertragungswege Infektionskrankheiten

Nennen Sie vier Wege, auf denen Krankheitserreger von Mensch zu Mensch übertragen werden können:

- ______________________________
- ______________________________
- ______________________________
- ______________________________

Aufgabe 9 Symptome Infektionen

Bei einem Patienten mit einer Infektion können Sie als typisches Krankheitszeichen Fieber beobachten. Je nach auftretendem Fiebertyp lassen sich diagnostische Rückschlüsse auf den Erreger ziehen.
Ordnen Sie den verschiedenen dargestellten Fiebertypen je eine der folgenden Infektionskrankheiten zu.

Sepsis; Miliartuberkulose/Typhus; Malaria; Brucellose; Endokarditis

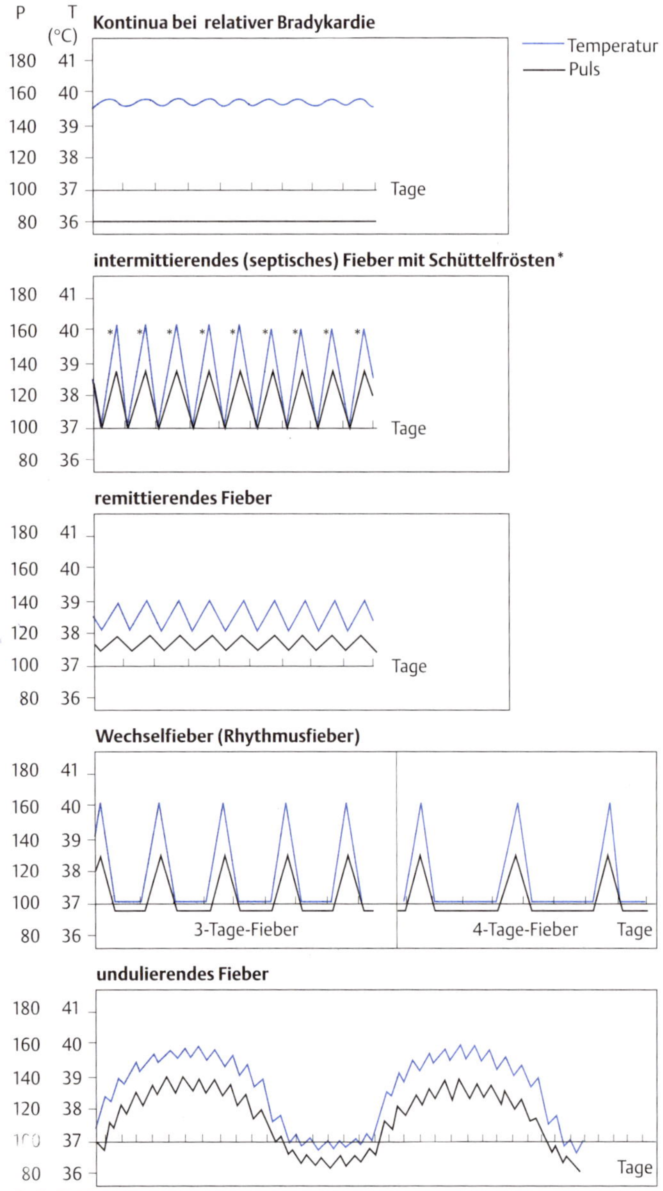

____

____

____

____

____

Abb. 3.**2** s. auch Beske, F.: Lehrbuch für Pflegeberufe, Bd. 2 Krankheitslehre, Kap. 32.

Aufgabe 10 → Stadien Infektionskrankheit

Jede Infektionskrankheit verläuft in sechs Stadien.
Ordnen Sie den Stadien die entsprechende Erklärung zu, indem Sie Verbindungslinien ziehen.

	a) Erholungs-/Genesungsphase
1) Kontamination	b) Anhaften eines Krankheitserregers
2) Invasion	c) Auftreten erster unspezifischer Symptome vor dem eigentlichen Ausbrechen der Krankheit
3) Inkubation	d) Eindringen des Krankheitserregers
4) Prodromalstadium	e) Zeitraum zwischen Eindringen eines Erregers und Auftreten der ersten unspezifischen Symptome
5) Generalisation	f) Auftreten der krankheitsspezifischen Zeichen
6) Rekonvaleszenz	

Pflege

Aufgabe 11 → Infektionsprophylaxe

Die Hände sind die häufigsten Überträger von Infektionen (Abb. 3.**3**). Deshalb ist die Händehygiene besonders wichtig. Nennen Sie vier Maßnahmen der Händehygiene.

- ____________________
- ____________________
- ____________________
- ____________________

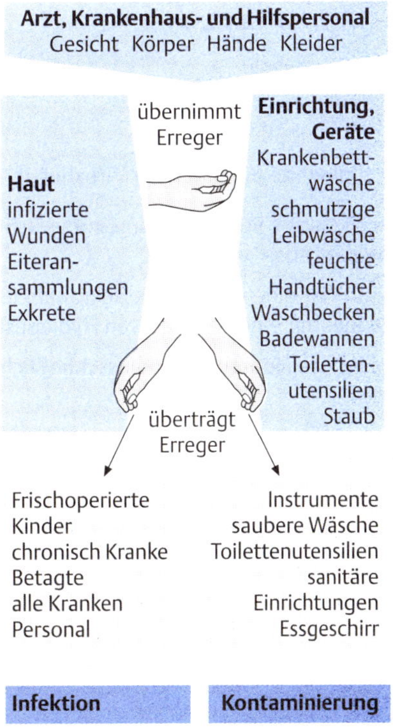

Abb. 3.**3** s. auch Juchli, L.: Pflege, Kap. 12.

Aufgabe **12** → **Isolierungsarten**

Die Isolierung stellt im Zusammenhang mit Infektionskrankheiten eine bedeutende Maßnahme dar. Abhängig vom Schweregrad der Infektionskrankheit bzw. von der Indikation zur Isolierung werden drei Arten der Isolierung unterschieden.

Nennen Sie diese drei Arten.

- ______________________
- ______________________
- ______________________

Weitere Maßnahmen der Infektionsprophylaxe finden Sie in den folgenden Unterkapiteln.

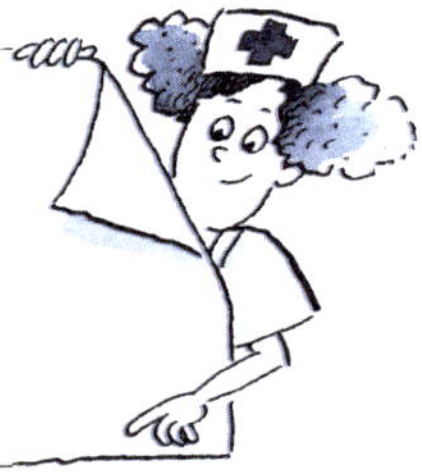

3.1 Spezielle Pflege eines Menschen mit Virushepatitis

Krankheitslehre

Aufgabe **13** → **Basiswissen Virushepatitis**

Überprüfen Sie folgende Aussagen zur Virushepatitis auf ihre Richtigkeit, indem Sie ankreuzen.

a) Unter einer Hepatitis versteht man eine virusbedingte, nicht eitrige Entzündung der Leber. ○ richtig ○ falsch

b) Die Hepatitis A ist eine typische Reisekrankheit. Sie tritt häufig nach Reisen in Länder mit einem schlechten Hygienestandard auf. ○ richtig ○ falsch

c) Die akut infektiöse Hepatitis wird ausschließlich durch Hepatitisviren übertragen. ○ richtig ○ falsch

d) Die einzelnen Hepatitisformen unterscheiden sich durch den Ansteckungsweg sowie ihre Neigung zu Folgeerkrankungen. Die Symptome der Akutphase sind bei allen ähnlich. ○ richtig ○ falsch

e) Erkrankung und Tod, hervorgerufen durch eine Virushepatitis, sind nicht meldepflichtig. ○ richtig ○ falsch

f) Die Hepatitis B wird durch ein DNS-Virus (Abb. 3.**4**) übertragen. Sie heilt in 90 % der Fälle folgenlos ab. In etwa 10 % wird sie chronisch. ○ richtig ○ falsch

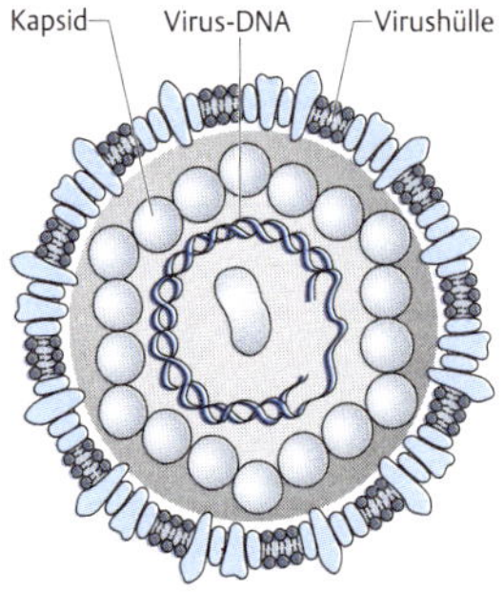

Abb. 3.**4** nach Schäffer, A.: Pflege heute: Lehrbuch und Atlas für die Pflegeberufe

Aufgabe 14 → Übertragungswege Hepatitis

Die Hepatitisformen, die derzeit von Bedeutung sind, werden durch die unten aufgeführten Infektionswege übertragen. Ordnen Sie der jeweiligen Hepatitisform den richtigen Übertragungsweg zu, indem Sie Verbindungslinien ziehen.

Hepatitisform	Übertragungsweg
1) Hepatitis A	a) fäkal, oral
2) Hepatitis B	
3) Hepatitis C	b) parenteral, sexuell
4) Hepatitis D	
5) Hepatitis E	c) parenteral, sexuell, perinatal

Aufgabe 15 → Symptome Virushepatitis

Die Virushepatitis verläuft in drei Stadien. Innerhalb dieser Stadien können Sie beim Patienten ganz bestimmte Krankheitszeichen beobachten.
Nennen Sie jeweils drei zu beobachtende Symptome für jedes Stadium.

Stadien	Krankheitszeichen
1) prodromales oder präikterisches Stadium	▸ ______________________
	▸ ______________________
	▸ ______________________
2) ikterisches Stadium	▸ ______________________
	▸ ______________________
	▸ ______________________
3) Rekonvaleszenz	▸ ______________________
	▸ ______________________
	▸ ______________________

Aufgabe 16 → Prävention Virushepatitis

Überprüfen Sie folgende Aussagen zur Prävention einer Hepatitisinfektion auf ihre Richtigkeit, indem Sie ankreuzen.

a) Zum Schutz vor Infektionen stehen derzeit für die Hepatitisformen A und B besondere Impfstoffe zur Verfügung. ○ richtig ○ falsch

b) Kommt es bei einem Patienten mit Hepatitis B bei einer Injektion zu einer Nadelstichverletzung, so sollte eine passive Immunisierung durchgeführt werden. ○ richtig ○ falsch

c) Zu den Risikogruppen, die an Hepatitis B erkranken können, zählt auch das pflegerische Personal. Aufgrund dieser Gefahr wird eine Impfung empfohlen. ○ richtig ○ falsch

d) Die Grundimmunisierung erfolgt in Abhängigkeit vom Impfstoff mit 3–4 Impfungen in bestimmten Zeitabständen. ○ richtig ○ falsch

Aufgabe **17** → **Formen des Ikterus**

Gelbsucht ist ein wichtiges Symptom einer akuten Hepatitis. Man unterscheidet drei Formen des Ikterus. Bitte benennen Sie diese anhand der folgenden Beschreibungen.

a) Die Ursache dieser Ikterusform ist die Hämolyse. Juckreiz ist nicht zu beobachten, die Urinfarbe ist normal, der Stuhl dunkel. Im Serum findet sich eine deutliche Erhöhung des indirekten Bilirubins, da es nicht an die Glukuronsäure angekoppelt werden kann, und eine Erhöhung der LDH.
Ikterusform: ______________________

b) Bei dieser Ikterusform ist der Urin dunkel. Im Serum ist die Konzentration an direktem Bilirubin, GOT und GPT erhöht, ebenso die der AP und γ-GT. Die Ursache ist eine Leberzellschädigung.
Ikterusform: ______________________

c) Hier wird ein bierbrauner Urin beobachtet, der von Schüttelschaum bedeckt ist. Der Stuhl wird als acholischer Stuhl bezeichnet. Der Patient leidet unter Juckreiz. Die Konzentrationen von direktem Bilirubin sowie von AP und γ-GT im Serum sind deutlich erhöht.
Ikterusform: ______________________

Die Ikterusform zu identifizieren, ist besonders wichtig, da ein Verschlussikterus so bald wie möglich durch operative Beseitigung des Hindernisses behandelt werden muss.
Wiederholen Sie in diesem Zusammenhang auch den Bilirubinstoffwechsel.

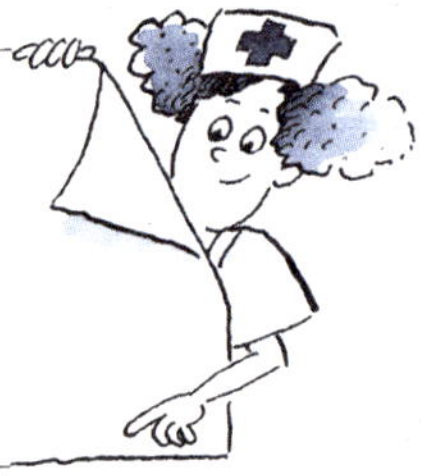

Pflege

Aufgabe **18** → **Patienteninformation**

Herr B. hat eine chronische Leberentzündung. Welche Hinweise zur zukünftigen Lebensführung sollten Sie Herrn B. während des Klinikaufenthaltes geben?
Nennen Sie drei Aspekte.

- ______________________
- ______________________
- ______________________

Aufgabe 19 → Leberpunktion/-biopsie

Im Rahmen einer Verlaufskontrolle wird bei Herrn B. eine Leberpunktion/-biopsie durchgeführt.
Nennen Sie jeweils vier Maßnahmen, die Sie im Rahmen der Vorbereitung und Nachsorge durchführen.

1) Vorbereitung:

- ______
- ______
- ______
- ______

______

2) Nachsorge:

- ______
- ______
- ______
- ______

______

Aufgabe 20 → Akute Virushepatitis Hygienemaßnahmen

Sie betreuen einen Patienten mit einer bis zu diesem Zeitpunkt ungeklärten Hepatitiserkrankung.
Bitte nennen Sie vier Maßnahmen, die Sie zu ihrem Schutz ergreifen.

1) ______

______

2) ______

3) ______

4) ______

Aufgabe 21 → Krankenbeobachtung Hepatitis B

Welche Beobachtungen können Sie hinsichtlich folgender Beobachtungskriterien bei einem Patienten mit Hepatitis B machen?

1) Schmerzen: ______

2) Körpertemperatur: ______

3) Haut: ______

4) Stuhl: ______

5) Urin: ______

Aufgabe 22 → Juckreiz

Begründen Sie, warum Sie im Zusammenhang mit einem posthepatischen Ikterus einen Juckreiz beobachten können.

____

Aufgabe 23 → Pflegemaßnahmen Juckreiz

Nennen Sie für das Pflegeproblem „Herr S. kann wegen des Juckreizes nicht einschlafen" drei Maßnahmen, mit denen Sie das Ziel „Erholsame Nachtruhe" gewährleisten können.

1) ____

2) ____

3) ____

3.2 Spezielle Pflege eines Menschen mit Meningitis

Krankheitslehre

Aufgabe 24 → Basiswissen Meningitis

Überprüfen Sie die Richtigkeit der folgenden Aussagen zur Meningitis, indem Sie ankreuzen.

a) Unter einer Meningitis versteht man die Entzündung der weichen Hirnhäute aufgrund von Erregerbefall. ○ richtig ○ falsch

b) Erreger der Meningitis sind sowohl Bakterien als auch Viren, wobei in 50 % der Fälle die Erreger der bakteriellen Meningitis Pneumokokken sind. ○ richtig ○ falsch

c) Erreger der Virusmeningitis sind Mumps und der Herpes-Virus. ○ richtig ○ falsch

d) Bakterielle Meningitiden sind immer ursächlich auf offene Hirnverletzungen zurückzuführen. ○ richtig ○ falsch

e) Eine bakterielle Meningitis kann durch Wanderung von Sinusitiserregern entstehen. ○ richtig ○ falsch

f) Die epidemische Meningitis, auch als übertragbare Genickstarre bezeichnet, wird durch Tröpfcheninfektion übertragen. ○ richtig ○ falsch

Aufgabe 25 → Symptome Bakterielle Meningitis

Welche der unten angeführten Krankheitszeichen sind typisch für die bakterielle Meningitis? Bitte kreuzen Sie an. (4)

○ a) Aphasie
○ b) Kopfschmerz
○ c) 39–40 °C Fieber
○ d) Lichtscheu
○ e) Nackensteifigkeit
○ f) Lähmungen der Extremitäten

Aufgabe 26 → Diagnostik Meningitis

Der wichtigste Laborbefund zur Diagnosestellung bei Meningitis ist der Liquorbefund.
Welche der folgenden Aussagen zum Liquorbefund bei bakterieller Meningitis treffen zu?
Bitte kreuzen Sie an.

1) Entleerung von eitrig-trübem, gelbem Liquor
2) Zellzahlvermehrung
3) Abnahme des Liquordruckes
4) Verringerung des Liquoreiweißes
5) verminderte Liquorzuckerkonzentration

○ a) Die Aussagen 1 und 4 sind richtig.
○ b) Die Aussagen 1, 2 und 5 sind richtig
○ c) Die Aussagen 2, 3 und 5 sind richtig.
○ d) Die Aussagen 2, 3, 4 und 5 sind richtig.
○ e) Alle Aussagen sind richtig.

Im Serum kann man zusätzlich eine Leukozytose und eine Erhöhung der BSG feststellen.

Die Therapie der Meningitis besteht in der Gabe von Antibiotika, falls eine gesicherte Diagnose vorliegt. Kann der Erreger nicht festgestellt werden, so wird bis zum Ergebnis der Liquorkultur eine Antibiotikatherapie unter Berücksichtigung der häufigsten Erreger durchgeführt. Im Falle einer gesicherten Sinusitis oder Otitis wird der Chirurg mit einbezogen.

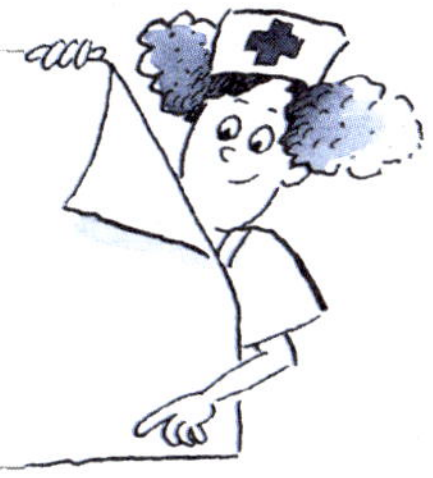

Pflege

Aufgabe 27 → Krankenbeobachtung Akute Meningitis

Welche Beobachtungen bezüglich der Haltung eines Patienten mit akuter Meningitis können Sie machen? (3 Angaben)

- ______________________
- ______________________
- ______________________

Aufgabe 28 → Lumbalpunktion

Bei Herrn Meier wird im Rahmen der Diagnosesicherung eine Lumbalpunktion im Liegen durchgeführt:

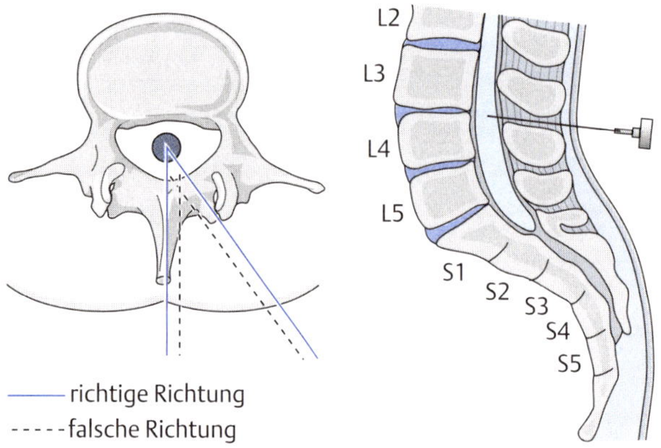

Abb. 3.**5** s. auch Juchli, L.: Pflege, Kap. 41.

1) Wie lagern Sie den Patienten?

2) Welche Maßnahmen führen Sie im Rahmen der Nachsorge durch?
Überprüfen Sie folgende Aussagen zur Nachsorge auf ihre Richtigkeit, indem Sie ankreuzen.

a) Zur Vermeidung des postpunktuellen Kopfschmerzes muss Herr Meier 24 Stunden Bettruhe einhalten. ○ richtig ○ falsch

b) In den ersten Stunden soll der Patient mindestens 1 l Flüssigkeit trinken. ○ richtig ○ falsch

c) Die Bettruhe ist abhängig von der Anordnung des Arztes oder der speziellen Regelung im Haus. ○ richtig ○ falsch

d) Bettruhe und Kopftieflage sind angezeigt, wenn Medikamente instilliert werden. ○ richtig ○ falsch

Aufgabe **29** → **Hirndruck**

Bedingt durch Liquorresorptionsstörungen kann es nach einer Meningitis zu einer intrakraniellen Druckerhöhung kommen.

1) Nennen Sie die Krankheitszeichen einer Hirndruckerhöhung. (4 Angaben)

- ______________________
- ______________________
- ______________________
- ______________________

2) Wie lagern Sie einen Patienten mit erhöhtem Hirndruck?

____

____

____

3.3 Spezielle Pflege eines Menschen mit Salmonelleninfektion

Krankheitslehre

Aufgabe **30** → **Ursache Salmonellengastroenteritis**

Wodurch und auf welchem Wege erfolgt die Übertragung der Salmonellen?

____

Aufgabe **31** → **Leitsymptome Salmonellengastroenteritis**

Sie betreuen einen Patienten mit einer akuten Gastroenteritis.
Welche Krankheitszeichen können Sie bei ihm beobachten? (4 Angaben)

- ______________________
- ______________________
- ______________________
- ______________________

Pflege

Aufgabe 32 → Pflegeplanung Salmonelleninfektion

Entwickeln Sie bitte aufgrund der Klinik und der Therapie bei Verdacht auf Salmonelleninfektion bei seit drei Tagen anhaltenden Durchfällen eine Pflegeplanung.
Nennen Sie bitte fünf Pflegeprobleme und jeweils mindestens drei Maßnahmen.

Pflegeprobleme	Pflegeziele	Pflegemaßnahmen

3.4 Spezielle Pflege eines Menschen mit Tuberkulose

Krankheitslehre

Aufgabe 33 → Krankheitsverlauf Tuberkulose

Die Tuberkulose war bis 1978 eher selten. Derzeit nimmt sie jedoch wieder an Bedeutung zu. Im ersten Stadium der Erkrankung kommt es zur Ausbildung des Primärkomplexes, der häufig ausheilt. Durch bestimmte Faktoren kann es jedoch zu einer Reaktivierung der Tuberkelbakterien kommen.

Welche sind das? (4 Angaben)

- ___
- ___
- ___
- ___

___

Aufgabe 34 → Symptome Tuberkulose

Zur Aufnahme kommt Frau B. mit Verdacht auf Lungentuberkulose. Welche unspezifischen Krankheitszeichen können Sie bei einem an Tuberkulose erkrankten Menschen beobachten?

Bitte kreuzen Sie an. (5)

- ○ a) Appetitlosigkeit
- ○ b) Durchfall
- ○ c) Fieber über 38,5 °C
- ○ d) Leistungsknick
- ○ e) Brustschmerzen
- ○ f) trockener, unproduktiver Husten
- ○ g) Dyspnoe

Aufgabe 35 → Diagnostik Tuberkulose

Bewerten Sie folgende Aussagen zum Tuberkulintest auf ihre Richtigkeit, indem Sie ankreuzen.

a) Der Tuberkulin-Tine-Test ist eine intrakutane Testmethode, bei der mit vier Stahlzinken gereinigtes Tuberkulin an der Unterarmseite eingebracht wird. ○ richtig ○ falsch

b) Vor dem Test wird die Haut gereinigt und desinfiziert. Anschließend wird der Stempel angesetzt und ca. 2 Sek. fest eingedrückt. ○ richtig ○ falsch

c) Nach Beendigung des Tests wird die Punktionsstelle steril verbunden. ○ richtig ○ falsch

d) Die Auswertung erfolgt nach spätestens 72 Std. ○ richtig ○ falsch

e) Die Auswertung wird frühestens nach 72 Std. und spätestens nach einer Woche vorgenommen. ○ richtig ○ falsch

f) Positiv ist der Test, wenn wenigstens an einer Einstichstelle eine tastbare Verhärtung spürbar ist. ○ richtig ○ falsch

g) Ein Nachteil des Tests ist, dass eine exakte Dosierung des gereinigten Tuberkulins nicht möglich ist. Es kann zu falschen negativen Ergebnissen kommen. ○ richtig ○ falsch

Zum Standard der Tuberkulosediagnostik gehört weiterhin der Mendel-Mantoux-Test. Wiederholen Sie in diesem Zusammenhang auch dessen Durchführung!

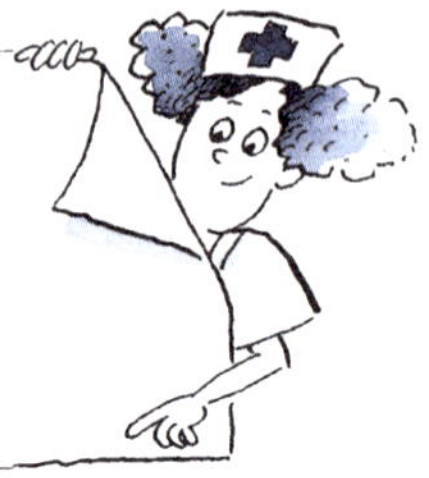

Pflege

Aufgabe 36 Nebenwirkungen Medikamentöse Therapie

Im Rahmen der medikamentösen Therapie der Tuberkulose werden Antituberkulotika verabreicht. Ihre Aufgabe ist es, diese Therapie zu überwachen sowie den Patienten auf Nebenwirkungen aufmerksam zu machen, die durch die Medikamente hervorgerufen werden können. Aufgrund dieser Nebenwirkungen muss sich der Patient regelmäßigen Kontrollen durch den behandelnden Arzt unterziehen.
Ordnen Sie folgenden Wirkstoffgruppen die zutreffenden Nebenwirkungen zu, indem Sie Verbindungslinien ziehen.

Wirkstoffgruppe	Nebenwirkungen
1) Isoniazid	a) rot-orange Verfärbung des Urins (harmlos); Leberfunktionsstörung, gastrointestinale Beschwerden
2) Rifampicin	b) Schwindel, Kopfschmerzen, Magen-Darm-Störungen
3) Ethambutol	c) Schädigung am Hör- und Gleichgewichtsorgan, Abgeschlagenheit, lokale Hautreizungen
4) Streptomycin	d) Sehnerventzündung, Gesichtsfeldausfälle
5) Pyrazinamid	e) Gichtanfälle, gastrointestinale Beschwerden

Aufgabe 37 Isolierung Offene Lungentuberkulose

Aufgrund der Verdachtsdiagnose „Offene Lungentuberkulose“ muss Frau B. isoliert werden. Um Mitpatienten vor einer Infektion zu schützen, muss sie in einem Einzelzimmer untergebracht werden. Ihre Aufgabe besteht in der Information der Patientin und ihrer Angehörigen.

1) Welche Informationen geben Sie der Patientin? Bitte ergänzen Sie.

- Informationen über die Erkrankung und deren Übertragungswege
- ______________________________
- ______________________________
- ______________________________
  ____
- ______________________________
  ____

2) Welche Informationen erhalten die Angehörigen von Frau B.? Bitte ergänzen Sie.

- Informationen über die Erkrankung und deren Übertragungswege
- vor Betreten des Zimmers beim Personal melden
-
-

3) Welche Maßnahmen ergreifen Sie zu Ihrem eigenen Schutz?

-
-

Die Isolierung wird in dieser Form weitergeführt, bis die Patientin nicht mehr als infektiös gilt. Wenn sie das Zimmer verlässt, ist darauf zu achten, dass sie den unmittelbaren Weg aus der Station wählt und einen Mundschutz trägt. Ferner muss sie Papiertaschentücher sowie spezielle Beutel zur Entsorgung der benutzten Tücher mit sich führen.

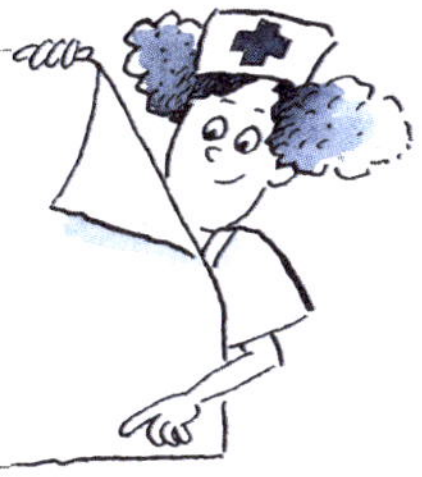

Aufgabe 38 Sputumgewinnung

Zur sicheren Diagnosebestimmung wird bei Frau B. eine Sputumuntersuchung angeordnet.
Überprüfen Sie die folgenden Aussagen zur Sputumuntersuchung auf ihre Richtigkeit, indem Sie ankreuzen.

a) Die Sputumuntersuchung muss mindestens dreimal erfolgen. In der Regel geschieht das an drei aufeinanderfolgenden Tagen. ○ richtig ○ falsch

b) Die Sputumgewinnung muss frühmorgens erfolgen. Die Patientin sollte dazu nüchtern sein und sich die Zähne noch nicht geputzt haben. ○ richtig ○ falsch

c) Es ist darauf zu achten, dass die Patientin nicht nur Speichel aushustet. ○ richtig ○ falsch

d) Gelingt das Abhusten nicht, so können sekretlockernde Maßnahmen in Kombination mit sekretfördernden eingesetzt werden. ○ richtig ○ falsch

e) Die Sputumdiagnostik hat gegenüber dem Erregernachweis im Magensaft einen geringen Stellenwert. ○ richtig ○ falsch

3.5 Spezielle Pflege eines Menschen mit HIV-Infektion und AIDS

Krankheitslehre

Aufgabe 39 → Basiswissen AIDS

Welche Aussagen zum Thema AIDS und HIV treffen zu?
Bitte kreuzen Sie an. (5)

○ a) AIDS bedeutet „erworbenes Immundefektsyndrom". Es beinhaltet kein einheitliches Krankheitsbild.
○ b) AIDS ist gekennzeichnet durch eine zunehmende Schwächung des körpereigenen Abwehrsystems durch Infektion des Immunsystems mit dem menschlichen Immunschwächevirus HIV.
○ c) Die HIViren befallen bestimmte Zellen im Organismus, in erster Linie die Leukozyten.
○ d) Die Zeitspanne zwischen Zeitpunkt der Ansteckung und Ausbruch der Erkrankung kann mehrere Jahre betragen.
○ e) Bei etwa 50 % der HIV-Infizierten bricht in einem Zeitraum von 10 Jahren das Vollbild der Krankheit aus.
○ f) Die Erkrankung entsteht durch Infektion mit den Retroviren HIV-1, HIV-2 oder HIV-3. Diese Viren werden der Gruppe der DNA-Viren zugerechnet.
○ g) Die HIViren befallen bestimmte Zellen im Organismus, in erster Linie die T-Lymphozyten und die Makrophagen.

Aufgabe 40 → Übertragungswege HIV

Bei der Übertragung des HIVirus ist die Menge der ausgetauschten Körperflüssigkeit sowie deren Virenkonzentration von entscheidender Bedeutung.
Nennen Sie drei Körperflüssigkeiten, deren Viruskonzentration zur Übertragung der HIV-Infektion ausreicht.

- ______________________
- ______________________
- ______________________

In anderen Körperrflüssigkeiten wie Speichel, Urin oder Kot ist das Virus auch enthalten, jedoch reicht hier die Virusmenge mit aller Wahrscheinlichkeit für eine Infektion nicht aus.

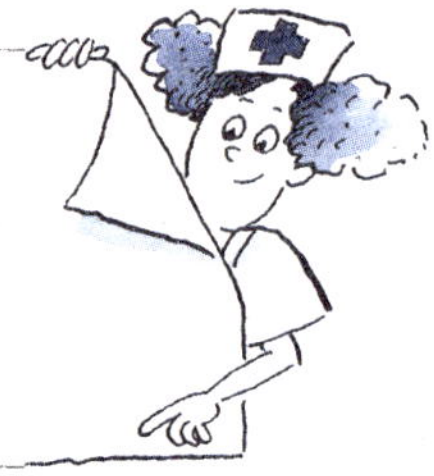

Aufgabe 41 → Verlauf HIV-Infektion

Bei der Betreuung eines Patienten mit einer HIV-Infektion können Sie unterschiedliche Stadien beobachten. Ordnen Sie den Stadien die entsprechenden Symptome zu, indem Sie Verbindungslinien ziehen.

1) akute HIV-Infektion	a) in der Regel beschwerdefrei, generalisierte Lymphknotenschwellung, Antikörper nachweisbar
2) Stadium A	b) vorübergehende Zeichen einer Infektion, Lymphknotenschwellung, Fieber, Durchfall, Hautausschlag
3) Stadium B	c) Vollbild AIDS
4) Stadium C	d) z. B. Pilzerkrankungen, Fieber von 38,5 °C, Durchfall länger als vier Wochen

Aufgabe 42 → Diagnose HIV-Infektion

Überprüfen Sie folgende Aussagen zum HIV-Antikörpersuchtest auf ihre Richtigkeit, indem Sie ankreuzen.

a) Die derzeit gängigen Tests sind der ELISA-Such- und der Western-Blot-Bestätigungstest. ○ richtig ○ falsch

b) Beim ELISA-Suchtest werden im Blut Antikörper gegen Hüllenproteine des Virus gesucht. ○ richtig ○ falsch

c) Es kommt nicht vor, dass Personen trotz negativem ELISA-Test mit HIV infiziert sind. ○ richtig ○ falsch

d) Gegen das heimliche Testen von möglicherweise infizierten Personen bestehen keine rechtlichen Bedenken. ○ richtig ○ falsch

e) Ist das Testergebnis positiv, so sollte eine Testserie gestartet werden. Dabei sollte der Abstand zwischen den Tests 1–3 Monate betragen. ○ richtig ○ falsch

Aufgabe 43 → Opportunistische Infektionen

Im Stadium C können sogenannte AIDS-definierte Erkrankungen beobachtet werden. Nennen Sie für die folgenden Körperregionen jeweils zwei AIDS-definierte Erkrankungen.

1) Lunge
▸ ______________________________
▸ ______________________________

2) Zentralnervensystem
▸ ______________________________
▸ ______________________________

3) Magen-Darm-Trakt
▸ ______________________________
▸ ______________________________

4) Haut
▸ ______________________________
▸ ______________________________

Aufgabe 44 → Therapie HIV-Infektion

Zur Therapie einer HIV-Infektion existieren derzeit verschiedene Präparate, deren Wirkung darauf beruht, dass sie die Virusvermehrung unterbrechen und die Virusbelastung unter die Nachweisgrenze senken. Diese Medikamente haben Nebenwirkungen, über die der Patient aufgeklärt werden muss.

Vervollständigen Sie folgende Tabelle, indem Sie für jedes Präparat je eine Nebenwirkung eintragen.

Wirkstoff-bezeichnung	Handelsname	Nebenwirkung
Azidothymidin (AZT)	Retrovir	______________________
Dideoxycytidin (DDC)	HIVID	______________________
Dideoxyinosin (DDI)	VIDEX	______________________

Pflege

Aufgabe 45 → Präventivmaßnahmen

Bei der Pflege HIV-infizierter Patienten besteht die Gefahr der Kontamination mit dem Virus. Aus diesem Grund müssen Maßnahmen zum Schutz vor der Kontamination ergriffen werden.

Nennen Sie jeweils zwei Tätigkeiten, bei denen Sie die folgenden Schutzmaßnahmen durchführen müssen.

Maßnahme	Tätigkeiten
1) Tragen von Handschuhen	▸ ______________________
	▸ ______________________
2) Schutzkittel (wasserdichte Schürzen)	▸ ______________________
	▸ ______________________
	______________________
3) Mundschutz, Schutzbrille	▸ ______________________
	▸ ______________________
	______________________
	______________________

Des Weiteren gilt:
- Mund-zu-Mund-Beatmung mit Maske oder Beutel,
- niemals mit dem Mund pipettieren,
- Untersuchungsmaterial immer in unzerbrechlichen und verschlossenen Behältnissen transportieren,
- selbst kleine Verletzungen durch einen Schutzverband vor Kontakt schützen.

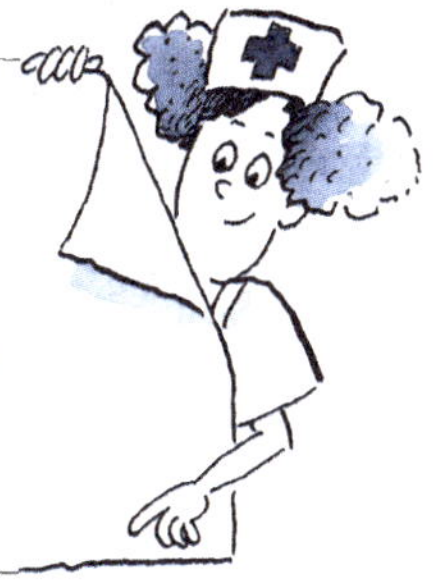

Aufgabe 46 → Nadelstichverletzungen

Die größte Infektionsgefahr besteht für Pflegekräfte bei Nadelstich- und Schnittverletzungen. Deshalb müssen Sie besondere Verhaltensweisen beachten.
Bitte kreuzen Sie die richtigen Verhaltensweisen an. (4)

- ○ a) Alle Tätigkeiten ruhig und konzentriert durchführen.
- ○ b) Kanülen nach Gebrauch niemals in die Kanülenhülle zurückschieben.
- ○ c) Um die Gefahr einer Verletzung zu minimieren, die Nadel immer zweihändig in die Kanülenhülle zurückschieben.
- ○ d) Zur Entsorgung von gebrauchtem Material keine unnötigen Wege zurücklegen.
- ○ e) Gebrauchtes Material in stich- und flüssigkeitsundurchlässigen Behältnissen entsorgen.

Aufgabe 47 → Verhalten nach Nadelstichverletzung

Beim Versuch, die Kanüle nach dem Spritzen möglichst schnell in die Kanülenhülle zurückzuschieben, stechen Sie sich in den Finger.
Welche Maßnahmen zur Versorgung der Stichverletzung müssen Sie durchführen?

1) ______________________________

2) ______________________________

3) ______________________________

4) ______________________________

5) ______________________________

6) ______________________________

Die Entscheidung darüber, ob eine Postexpositionsprophylaxe durchgeführt werden muss, richtet sich nach der Verletzungsart, der Expositionsdauer und dem Hautkontakt mit den jeweiligen Körpersekreten. Zum weiteren Verhalten im Verletzungsfall informieren Sie sich in Ihrem Krankenhaus bzw. in gängigen Krankenpflegelehrbüchern.
Die beschriebenen Verhaltensweisen zum Schutz vor Kontamination und Nadelstichverletzungen entsprechen dem Verhalten beim Umgang mit Hepatitis-B-infizierten Patienten.
Beachten Sie: Hepatitis B ist wesentlich ansteckender als AIDS!

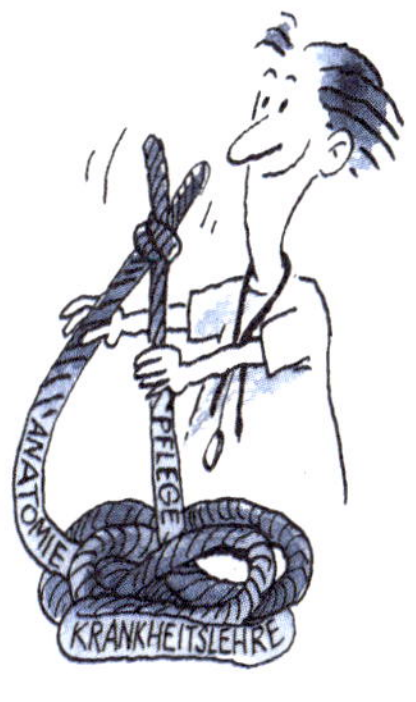

Aufgabe **48** → **Beratungsgespräch Stabilisierung des Immunsystems**

Sie führen ein Beratungsgespräch mit einem HIV-positiven Patienten bezüglich seiner Möglichkeiten zur Stabilisierung des Immunsystems.
Welche Möglichkeiten können Sie ihm aufzeigen? (5 Angaben)

- ______________________________
- ______________________________
- ______________________________
- ______________________________
- ______________________________

Aufgabe **49** → **Infektionsgefahr für den Patienten**

Sie betreuen einen Patienten mit einer HIV-Infektion. Das Ziel Ihrer Pflege ist der Schutz des Patienten vor weiteren Infektionen. Durch eine sorgfältige Körperpflege können Sekundärerkrankungen verhindert werden!
Nennen Sie vier Maßnahmen, die aufgrund Ihrer Zielsetzung von Bedeutung sind.

- ______________________________
- ______________________________
- ______________________________
- ______________________________

Die Infektionsgefahr für den Patienten erfordert häufig die protektive Isolierung. Zu den notwendigen Maßnahmen siehe auch Arbeitsbuch: Spezielle Pflege Band 1, Kap. 3.2 zur Leukämie.
Im Rahmen der Infektionsprophylaxe hat die Krankenbeobachtung bei der Pflege von HIV-infizierten Patienten einen hohen Stellenwert.

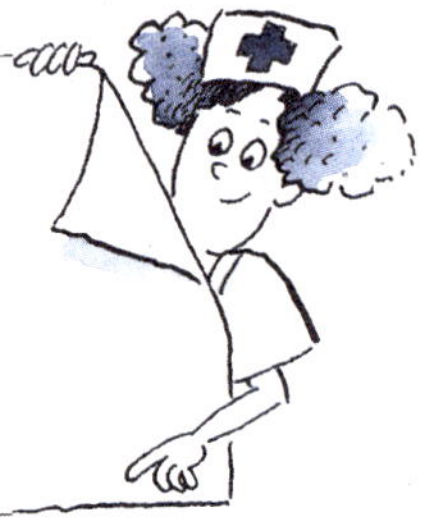

Aufgabe 50 Ernährung bei HIV-Infektion

HIV-positive Patienten haben aufgrund von opportunistischen Erkrankungen im Bereich von Mund, Ösophagus, Magen und Darm große Probleme bezüglich der ATL Essen und Trinken.

Überprüfen Sie folgende Aussagen zur Ernährung bei HIV-Infektion auf ihre Richtigkeit, indem Sie ankreuzen.

a) HIV-infizierte Patienten müssen eine besondere Diät einhalten, bei der der Schwerpunkt auf der Eiweißreduktion liegt. ○ richtig ○ falsch

b) HIV-infizierte Patienten haben oft nur wenig Einfluss auf die Zusammenstellung ihrer Nahrung. Sie müssen essen und trinken, was sie vertragen. ○ richtig ○ falsch

c) So weit wie möglich sollte den Ernährungswünschen der Patienten entsprochen werden (Wunschkost). ○ richtig ○ falsch

d) Bei starkem Pilzbefall im Verdauungstrakt sollten zuckerhaltige Speisen reduziert werden, um eine stärkere Ausbreitung des Pilzbefalls nicht zu fördern. ○ richtig ○ falsch

e) Der Ernährungszustand des Patienten muss genau beobachtet werden. Ebenso müssen Zeichen der Dehydration erkannt werden. Eventuell können auch hochkalorische Getränke angeboten werden. ○ richtig ○ falsch

f) Aufgrund der Infektionsgefährdung müssen alle Speisen aus der krankenhauseigenen Küche bezogen werden. Angehörige und Freunde dürfen keine Speisen mit ins Krankenhaus bringen. ○ richtig ○ falsch

Aufgabe 51 Pflegeprobleme Zerebrale Krampfanfälle

Aufgrund einer Toxoplasmose besteht für den HIV-infizierten Herrn K. die Gefahr eines zerebralen Krampfanfalls. Formulieren Sie bitte Pflegeziele und Maßnahmen, die Sie ergreifen, bezüglich des folgenden Pflegeproblems.

„Herr K. ist gefährdet, einen Krampfanfall zu erleiden und sich hierbei zu verletzen."

Pflegeziel: ______________________________

____

Pflegemaßnahmen:

- ______________________________
- ______________________________
- ______________________________
- ______________________________
- ______________________________
- ______________________________

____

Aufgabe 52 Primärprophylaxe Pneumocystis-carinii-Pneumonie

Typisch für das Krankheitsbild AIDS ist das Vorkommen von sogenannten atypischen Pneumonien und das Auftreten des Kaposi-Sarkoms. Wegen des Absinkens der T-Helferzellenzahl im Blutserum muss Herr B. zur Prophylaxe einer Pneumonie mit Pentamidin inhalieren. Ihre Aufgabe besteht darin, ihn zur korrekten Durchführung der Inhalation zu informieren. Welche Hinweise geben Sie Herrn B.? (4 Angaben)

- ______________________________
- ______________________________
- ______________________________
- ______________________________

Aufgabe 53 Nebenwirkungen Pentamidin

Während der Inhalation müssen Sie Herrn B. auf Nebenwirkungen hin beobachten, die durch das Pentamidin verursacht werden können.
Nennen Sie zu den folgenden Nebenwirkungen die von Ihnen zu ergreifende Maßnahme.

Nebenwirkung	Maßnahme
1) metallischer Geschmack im Mund	______________
2) Brennen im Mund-Rachen-Raum	______________
3) Obstruktion und Asthmaanfall	______________

Aufgabe 54 Krankenbeobachtung Kaposi-Sarkom

Das Kaposi-Sarkom ist typisch für die AIDS-Erkrankung, seine Symptome und sein Auftreten jedoch sehr variabel. Dabei kann es sich um bräunliche Hautveränderungen an Schleimhäuten bis hin zu großen Tumoren der inneren Organe handeln. Eine Hauptkomplikation besteht in der Ruptur des Tumors mit der Gefahr des Verblutens.
Nennen Sie vier Maßnahmen, die der Erkennung von Blutungen dienen.

- ______________________________
- ______________________________
- ______________________________
- ______________________________

Aufgabe 55 → Pflegeproblem Kaposi-Sarkom

Das Kaposi-Sarkom kann sich an unterschiedlichen Stellen im Körper manifestieren. Je nach Lokalisation entstehen für den Patienten unterschiedliche Probleme, die körperlicher, aber auch psychischer Natur sein können.
Nennen Sie zwei noch nicht genannte Orte, an denen sich das Kaposi-Sakrom befinden kann, und leiten Sie je ein Pflegeproblem daraus ab.

Lokalisation	Pflegeproblem
1) ______________	______________
	______________
	______________
2) ______________	______________
______________	______________
	______________

Aufgabe 56 → Psychische/soziale Problematik bei HIV-Infektion

Die Diagnose „HIV-positiv" löst bei vielen Betroffenen diffuse Ängste aus.
Nennen Sie drei Punkte, auf die sich diese Angst beziehen kann.

- ______________
- ______________
- ______________

3 Spezielle Pflege eines Menschen mit Infektionen

Aufgabe 1

z. B.
1) Säureschutzmantel der Haut
2) Salzsäure im Magen
3) Flimmerepithel der oberen Atemwege
4) Lysozym (Tränenflüssigkeit und Speichel)
5) Spülung der Harnröhre und Blase durch Harnfluss
6) Flora des Darms
7) saures Milieu der Scheide
8) alkalisches Milieu im Zwölffingerdarm

Aufgabe 2

1a, 2a, 3a, 4b, 5b, 6b

Aufgabe 3

richtig: 1, 2, 4
falsch: 3, 5

Aufgabe 4

1a, 2d, 3c, 4b

Aufgabe 5

1) Parasiten
2) Bakterien
3) Viren
4) Protozoen

Aufgabe 6

a) Gabe von spezifischen Antikörpern menschlicher oder tierischer Herkunft
b) Verabreichung von lebenden abgeschwächten oder abgetöteten Erregern oder abgeschwächten Toxinen

Aufgabe 7

1b, 2a, 3d, 4c, 5f, 6e

Aufgabe 8

- perkutan (über die Haut)
- inhalativ (Tröpfcheninfektion)
- enteral (über den Verdauungstrakt)
- parenteral (Blutübertragung)

Aufgabe 9

von oben nach unten:
Miliartuberkulose/Typhus; Sepsis; Endokarditis; Malaria; Brucellose

Aufgabe 10

1b, 2d, 3e, 4c, 5e, 6a

Aufgabe 11

- Händedesinfektion
- Händewaschen
- Tragen von Schutzhandschuhen
- Pflege der Hände

Aufgabe 12

- strikte Isolierung
- Standardisolierung
- protektive Isolierung

3.1 Spezielle Pflege eines Menschen mit Virushepatitis

Aufgabe 13

richtig: 1, 2, 4, 5, 6
falsch: 3

Aufgabe 14

1a, 2c, 3c, 4b, 5a

Aufgabe 15

1) z. B.
- Appetitlosigkeit
- subfebrile Temperaturen
- Druckschmerz im rechten Oberbauch
- Kopfschmerzen

2) z. B.
- Dunkelverfärbung des Urins
- Gelbfärbung der Skleren
- Juckreiz
- Entfärbung des Stuhls

3) z. B.
- Besserung des Allgemeinzustandes
- Urinfarbe normalisiert sich.
- Stuhlfarbe normalisiert sich.
- Müdigkeit sowie dyspeptische Beschwerden halten an.

Aufgabe 16

richtig: a, b, c, d
falsch: –

Aufgabe 17

a) prähepatischer Ikterus
b) intrahepatischer Ikterus
c) posthepatischer Ikterus

Aufgabe 18

z. B.
- absolutes Alkoholverbot
- körperliche Anstrengung vermeiden
- ausgewogene, vitaminreiche Kost
- alle nicht unbedingt notwendigen Medikamente weglassen

Aufgabe 19

1) z. B.
- Kontrolle von Gerinnungsstatus und Blutgruppe vor der Punktion
- Patient bleibt nüchtern
- unmittelbar vor der Punktion den Patienten zur Toilette bitten, um Blase und evtl. Darm zu entleeren
- Herrichten des benötigten Materials
- evtl. Krankenakte/Proberöhrchen etikettieren

2) z. B.
- Kontrolle der Vitalzeichen in 30-minütigen Abständen
- Kontrolle des Verbands (Blutung, Galle)
- 24 Stunden Bettruhe gewährleisten
- Lagerung des Patienten während der ersten 2–4 Stunden in Rechtsseitenlage auf Sandsack
- bei komplikationslosem Verlauf Essen und Trinken nach 6 Stunden reichen

Aufgabe 20

z. B.
1) bei Maßnahmen, bei denen potentiell Kontakt mit Ausscheidungen besteht, Handschuhe und Schutzkittel tragen
2) nach Durchführung Hände desinfizieren
3) Kanülen nicht in Hülle zurückstecken
4) unmittelbares Beseitigen von Verunreinigungen auf Flächen
5) kontaminierte Bettwäsche kennzeichnen und gesondert entsorgen

Aufgabe 21

1) Schmerzen im rechten Oberbauch, Gelenkschmerzen
2) subfebril
3) Ikterus beginnend an den Skleren, evtl. Juckreiz
4) hell, acholisch; evtl. Obstipation, Diarrhöe
5) dunkelbraun, heller Schüttelschaum

Aufgabe 22

Histaminfreisetzung durch hohen Gallensäurespiegel im Gewebe

Aufgabe 23

1) Bad mit juckreizstillenden Zusätzen (z. B. Kleie) anbieten
2) Abreibungen/Einreibungen mit Puder/Mentholspiritus
3) Hilfe durch Ganzwaschung/Duschen

3.2 Spezielle Pflege eines Menschen mit Meningitis

Aufgabe 24

richtig: ■
falsch: ■

Aufgabe 25

b, c, e, f

Aufgabe 26

b

Aufgabe 27

- Opisthotonus
- Beugung der Extremitäten
- Hyperlordose der Lendenwirbelsäule

Aufgabe 28

1) Patient liegt am seitlichen Rand der Liege. Die Wirbelsäule soll möglichst stark gedehnt werden, damit die Dornfortsätze auseinanderweichen. Die Pflegeperson fasst den Patienten um Nacken und Knie, wobei der Kopf gebeugt und die Knie angewinkelt sind.
2)
richtig: b, c, d
falsch: a

Aufgabe 29

1)
- zunehmender Kopfschmerz
- Sehstörungen
- Übelkeit und Nüchternerbrechen
- Doppelbilder

2) Der Oberkörper des Patienten wird im 30–40°-Winkel zur Verbesserung des venösen Abflusses hochgelagert. Der Kopf darf nicht seitlich abknicken, da sonst die V. jugularis komprimiert wird.

3.3 Spezielle Pflege eines Menschen mit Salmonelleninfektion

Aufgabe 30

oral, durch die Aufnahme von kontaminierter Nahrung

Aufgabe 31

- Übelkeit, Erbrechen
- Durchfälle
- Fieber
- Bauchschmerzen

Aufgabe 32

Pflegeprobleme	Pflegeziele	Pflegemaßnahmen
Eventueller Träger von Krankheitserregern	Verhinderung der Keimverschleppung Kennen der Möglichkeiten der Keimverschleppung	Aufklären von Patient und Besuchern Einzelzimmer mit WC/Toilettenstuhl Schutzkittel/Handschuhe tragen laufend Desinfektion von Pflegeutensilien und Essgeschirr Möbel desinfizieren Kontrolle der Infektiosität
Langeweile durch Unterbringung im Einzelzimmer	Patient hat Beschäftigung und Unterhaltung	so oft wie möglich mit dem Patienten sprechen Radio/Bücher anbieten Telefon/Fernseher anmelden
Fehlfunktion des Darmes (bis zu 10-mal pro Trag wässrig-breiige Entleerungen, massiver Flüssigkeitsverlust, Gefahr der Exsikkose, Appetitlosigkeit)	Entlastung des Darmes (weniger Stuhlentleerungen, ausgeglichener Flüssigkeitshaushalt, normaler Hautturgor, kein Gewichtsverlust)	zunächst Nahrungskarenz Infusionen nach Verordnung 1-mal täglich wiegen Kontrolle des Hautturgors Kostaufbau ab dem zweiten Tag, ballaststoffarme, leichtverdauliche Kost
Übelkeit, Erbrechen (übler Geschmack im Mund, Gefahr von Soorbefall sowie von Defekten der Mundschleimhaut)	angenehmer Geschmack im Mund Erhalten der intakten Mundschleimhaut	Übernahme der Mundpflege bzw. Patienten dazu anhalten Gurgeln mit Mundwasser/Pfefferminztee Benutzung von Pagavit-Stäbchen Lippenpflege (fetthaltige Salbe)
krampfartige Leibschmerzen	entspannte Darmmuskulatur weniger Schmerzen	Wärmflasche auf den Bauch Knierolle zur Bauchdeckenentlastung Buscopan nach Verordnung
Reizung der Analschleimhaut (Rötung, Reizung, Schmerzen)	intakte Analschleimhaut	Inspektion der Analregion Vorbeugen von Analfissuren (Hautpflege mit Panthenol und Creme sowie weiches Toilettenpapier)
Fieber/erhöhte Körpertemperatur	Körpertemperatur senken Wohlbefinden schaffen	Wadenwickel fiebersenkende Tees (Lindenblüte) fiebersenkende Medikamente (nach Anordnung) Kontrolle der Vitalzeichen und der Temperatur sorgfältige Körperpflege Mund- und Lippenpflege angenehmes Raumklima
Angst vor Untersuchungen/Endoskopien	Angst des Patienten mindern	Information des Patienten Verständnis zeigen für Sorgen auf Wunsch Gespräch mit dem Arzt vermitteln

3.4 Spezielle Pflege eines Menschen mit Tuberkulose

Aufgabe 33
- hohes Lebensalter
- Alkoholerkrankung bzw. Drogensucht
- Diabetes mellitus
- Erkrankungen/Schwächen des Immunsystems (z. B. HIV-Infektion, AIDS, Krebserkrankungen)

Aufgabe 34
a, d, e, f, g

Aufgabe 35
richtig: a, b, e, f, g
falsch: c, d

Aufgabe 36
1b, 2a, 3d, 4c, 5e

Aufgabe 37
1)
- Patient darf das Zimmer nicht verlassen.
- gebrauchte Gegenstände bleiben im Zimmer
- bei Husten oder Niesen sauberes Taschentuch vorhalten bzw. Mundschutz tragen
- Nach ca. 3–4 Wochen wird das Sputum nicht mehr infektiös sein. Dann besteht keine Ansteckungsgefahr mehr.

2)
- bei Aufenthalt im Patientenzimmer Mundschutz, Schutzkittel und Handschuhe tragen
- diese in speziell dafür vorgesehene Behältnisse abwerfen

3)
- vor Betreten des Zimmers Schutzkittel, Mundschutz und Handschuhe anziehen
- sich bei pflegerischen Verrichtungen nicht anhusten lassen (Sicherheitsabstand)

Aufgabe 38
richtig: a, b, c, d
falsch: e

2.5 Spezielle Pflege eines Menschen mit HIV-Infektion und AIDS

Aufgabe 39
a, b, d, e, g

Aufgabe 40
- Blut
- Samen
- Vaginalflüssigkeit

Aufgabe 41
1b, 2a, 3d, 4c

Aufgabe 42
richtig: a, b, e
falsch: c, d

Aufgabe 43
1) z. B.
- Tuberkulose
- Pneumonie (PCP)
- Pilzinfektionen der Lunge, Trachea und Bronchien
- Kaposi-Sarkom

2) z. B.
- Meningitis
- Enzephalitis
- Histoplasmose-Infektion
- Toxoplasmose-Infektion

3) z. B.
- Gastroenteritiden
- Tuberkulose des Darmes
- Herpes-simplex-Ösophagitis
- Soorösophagitis (Candida albicans)

4) z. B.
- Pilzinfektionen
- Mollusken
- Kaposi-Sarkome
- chronische Herpes-simplex-Infektionen

Aufgabe 44
von oben nach unten:
Anämie, Leukopenie; Polyneuropathie; periphere Nervenschädigungen, Pankreatitis

Aufgabe 45
1) z. B.
- Verbandswechsel
- Infusionen
- Kontakt mit infektiösen Materialien und kontaminierten Flächen
- Blutentnahmen
- Wechseln der Urinflasche

2)
- Isolation
- Kontakt mit offenen, großflächigen, blutenden Wunden

3)
- Erkältung des Personals
- Absaugen (Gefahr der Tröpfcheninfektion beim Verspritzen von Körperflüssigkeiten)

Aufgabe 46
a, b, d, e

Aufgabe 47
1) Inspektion der Wunde auf Tiefe und Punktion
2) wenn die Wunde blutet, ausbluten lassen
3) Wunde unter fließendem Wasser mit Seife reinigen
4) Wunddesinfektion mit virusinaktivierendem Präparat
5) Erstversorgung
6) Entscheidung für oder gegen die Postexpositionsprophylaxe

Aufgabe 48
- Patient muss sich vor weiteren Infektionen schützen (z. B. beim Geschlechtsverkehr: Safer Sex)
- ausgewogene, vitaminreiche, vollwertige Ernährung
- Reduzieren von schädlichen Einflüssen (Drogen, Alkohol, Nikotin)
- Vermeiden ausgiebiger Sonnenbäder
- regelmäßige Bewegung

Aufgabe 49
z. B.
- regelmäßiges, gründliches Duschen
- pH-neutrale, rückfettende Seife verwenden
- regelmäßige Inspektion der Haut
- gründliche, schonende Mundpflege
- mehrmals täglich Hände waschen

Aufgabe 50
richtig: b, c, d, e
falsch: a, f

Aufgabe 51
Pflegeziel: Patient fühlt sich sicher. Gefahren, die für den Patienten entstehen könnten, werden frühzeitig durch das Personal erkannt.
Pflegemaßnahmen:
- Patienten möglichst nah beim Dienstzimmer unterbringen
- regelmäßig nach dem Patienten sehen
- Patienten nicht alleine aufstehen lassen
- evtl. gepolstertes Bettgitter anbringen
- evtl. Rektiole (Diazepam) und Beißkeil (veraltet) bereitlegen

- Gegenstände, an denen sich der Patient verletzen könnte, außer Reichweite bringen

Aufgabe 52

z. B.
- ruhig und gleichmäßig den entstehenden Pentamidinnebel einatmen
- über das Mundstück ausatmen, damit keine Pentamidinteilchen an die Umwelt abgegeben werden
- Will der Patient eine Pause einlegen, soll er das Gerät ausschalten.
- Die Inhalation sollte zwischen 20 und 30 min. dauern
- Beendet ist die Inhalation, wenn sich keine Flüssigkeit mehr im Vernebler befindet.

Aufgabe 53

1) Bonbon lutschen lassen
2) kaltes Wasser trinken lassen; wenn keine Besserung eintritt, Lösung verdünnen
3) Abbrechen der Inhalation

Aufgabe 54

- regelmäßige Kontrollen (2-mal pro Schicht) von Puls, Blutdruck, Hautfarbe, Verhaltensänderungen
- Ausscheidungen (Erbrochenes, Blut, Stuhl) auf Blut hin beobachten
- Inspektion der Haut auf Hämatome und Blutungen
- Thrombozytenwerte berücksichtigen; wenn Werte sinken, Sicherheitsvorkehrungen treffen (z. B. Mundpflege mit weichen Tupfern, Elektrorasierer verwenden, Sturzprophylaxe)

Aufgabe 55

z. B.
1) Lokalisation: am harten Gaumen
Pflegeproblem: Patient kann keine feste Nahrung zu sich nehmen, da das Kaposi-Sarkom am harten Gaumen schmerzhaft ist.
2) Lokalisation: im Bereich von Lymphbahnen/-knoten (Bein, Arm)
Pflegeproblem: Patient hat schmerzhafte Schwellung und leidet unter Bewegungseinschränkung aufgrund einer Lymphabflussstörung.
3) Lokalisation: an unbedeckten Hautstellen (Gesicht)
Pflegeproblem: Das Kaposi-Sarkom im Gesicht stellt eine starke seelische Belastung dar. Der Patient zieht sich in sich selbst zurück und meidet soziale Kontakte.

Aufgabe 56

z. B.
- Zukunftsangst
- Angst vor dem Sterben
- Angst vor lebensverlängernden Maßnahmen
- Angst vor einem qualvollen Tod

4 Spezielle Pflege eines Menschen mit Erkrankungen der Nieren und Harnwege

B. Vollmuth

Anatomie/Physiologie

Aufgabe 1 → Lage der Nieren

Ergänzen Sie bitte den folgenden Text mit den unten stehenden Begriffen*.

Die beiden bohnenförmigen Nieren liegen ____________ im Bauchraum mit Kontakt zum ____________, wodurch sich die Nieren atemabhängig verschieben. Auf das Skelett projiziert steht die linke Niere zwischen dem 11. ____________ und dem 2. ____________. Die rechte Niere befindet sich infolge der Ausdehnung der ________ um etwa einen Wirbelkörper tiefer.

Nach ________ (zur Körpermitte hin) liegt der ____________ oder auch die Nierenpforte mit dem Übergang des Nierenbeckens in den Harnleiter. Leitungsbahnen wie Nierenarterie, Nierenvene, ____________ und Nerven treten im Nierenhilus in das lockere, fettreiche Bindegewebe ein oder aus.

* *Lendenwirbelkörper; Leber; Zwerchfell; retroperitoneal; Nierenhilus; Brustwirbelkörper; medial; Lymphgefäße*

Aufgabe 2 → Aufbau der Niere

Die folgende Darstellung zeigt den Längsschnitt durch eine Niere mit zu- und abführenden Gefäßen.
Ergänzen Sie bitte die Abbildung mit den korrekten Beschriftungen.

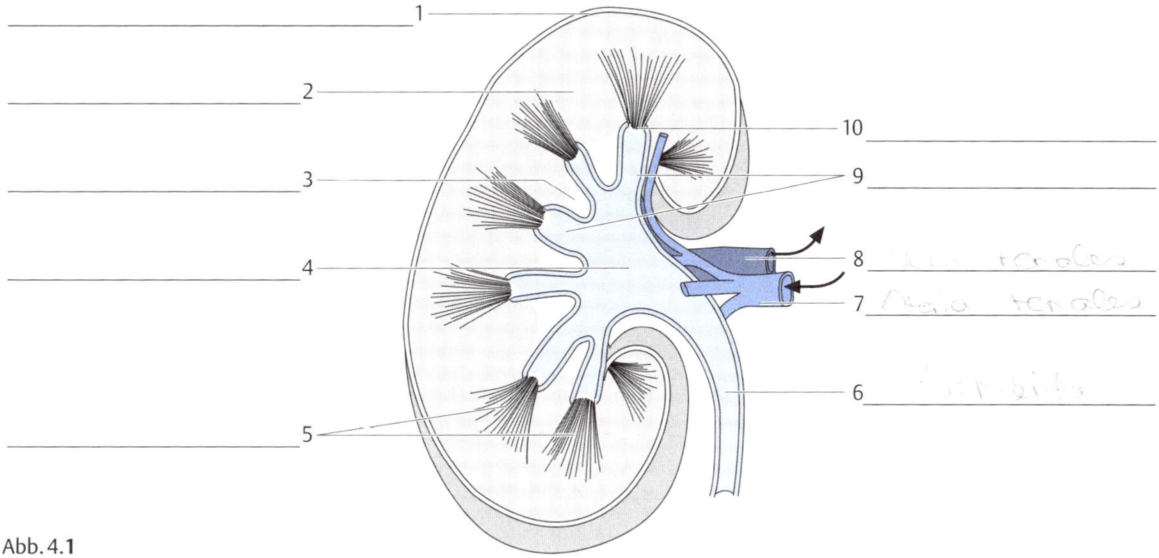

Abb. 4.1

Aufgabe 3 → Niere Blut- und Nervenversorgung

Bewerten Sie die nachstehenden Aussagen auf ihre Richtigkeit. Bitte kreuzen Sie an.

1) Die Nierenarterie (A. renalis), die direkt aus der Bauchaorta abzweigt, teilt sich im Nierenhilus in weitere Äste auf.
2) Die Nieren erhalten etwa 1200 ml Blut pro Minute, also etwa 20 % des Herzminutenvolumens.
3) Das venöse Blut verlässt die Nieren über die Vv. renalis, die in die Vena cava superior münden.
4) Sympathische Nervenfasern aus dem Plexus coeliacus innervieren die Nieren.

○ a) Nur die Aussagen 1, 2 und 3 sind richtig.
○ b) Nur die Aussagen 1, 2 und 4 sind richtig.
○ c) Nur die Aussagen 2, 3 und 4 sind richtig.
○ d) Nur die Aussagen 3 und 4 sind richtig.

Aufgabe 4 → Feinbau der Niere

Eine Niere enthält etwa eine Million Nephrone. Sie stellen die kleinste funktionelle Baueinheit der Niere dar. Jedes Nephron lässt sich in verschiedene Abschnitte einteilen.
Bei der folgenden Aufzählung sind einige Abschnitte durcheinander geraten. Bringen Sie die Liste wieder in die anatomisch richtige Reihenfolge, indem Sie diese von 1 bis 7 nummerieren.
Die nebenstehende Abbildung hilft Ihnen sicher dabei.

[2] Bowman-Kapsel
[1] Nierenkörperchen mit Glomerulum
[3] distaler Tubulus
[4] Henle-Schleife
[5] proximaler Tubulus
[7] Sammelrohre
[6] Überleitungssegment

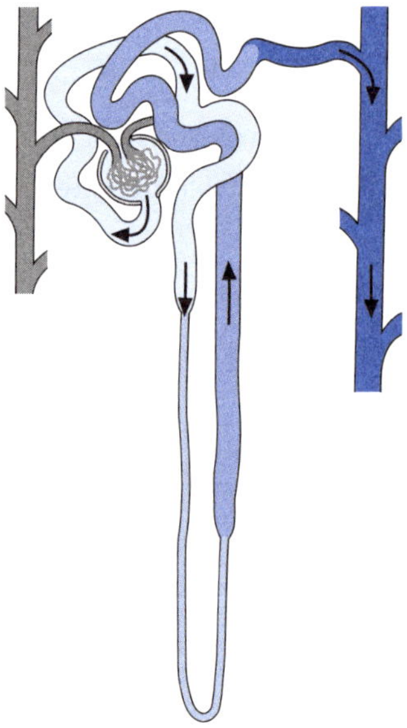

Abb. 4.2 s. auch Schwegler, J.: Der Mensch – Anatomie und Physiologie, Kap. 9.

Erinnern Sie sich noch an die Bezeichnungen für die kleinsten Funktionseinheiten anderer Organe, wie z. B. des Knochens, der Leber oder des Gehirns? Decken Sie die Lösung ab und überlegen Sie.
(Knochen: Osteon; Leber: Leberläppchen; Gehirn: Neuron)

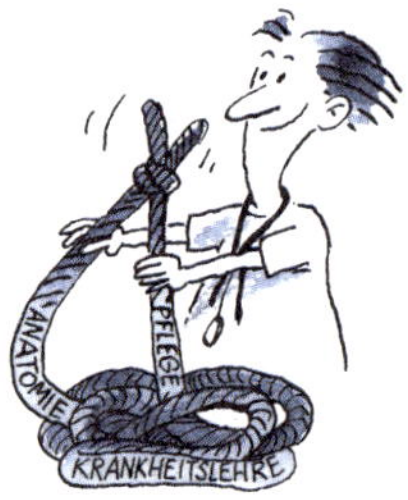

Aufgabe 5 → Nephron

Bei den folgenden Doppelaussagen zum Nephron kann jeweils nur eine Aussage richtig sein. Kreuzen Sie immer den richtigen Satz an.

	1. Satz ist richtig	2. Satz ist richtig
a) Die funktionelle Baueinheit der Niere ist die Bowman-Kapsel. Das Nierenkörperchen (Synonym: Malpighi-Körperchen) besteht aus Glomerulum und Bowman-Kapsel.	○	◉
b) Jedes Nierenkörperchen weist einen Gefäßpol und einen auf der entgegengesetzten Seite liegenden Harnpol auf. Der Gefäßpol stellt den blindsackartigen Beginn des Tubulussytems dar.	○	○
c) Der Primärharn entsteht durch Filtrierung des Blutes in den Glomeruluskapillaren. Als Sekundärharn wird das in den Kapselraum des Nierenkörperchens gepresste Filtrat bezeichnet.	◉	○
d) Das an die Glomerulumschlingen anschließende Röhrensystem dient hauptsächlich der Ableitung der Harnflüssigkeit. In den auf die Kapillarschlingen folgenden Harnkanälchen finden Rückresorptions- und Absonderungsprozesse statt.	○	○

Aufgabe 6 → Juxtaglomerulärer Apparat

Zum juxtaglomerulären Apparat gehören verschiedene hochspezialisierte Zellelemente, die für die Autoregulation der Niere von Bedeutung sind. Die bei der Macula densa liegenden Chemorezeptorenzellen überwachen die Tubulusflüssigkeit und geben die Messergebnisse weiter.

1) Was messen die Chemorezeptorenzellen in der Tubulusflüssigkeit?

____

2) In den zuführenden Arteriolen (Vas afferens) befinden sich juxtaglomeruläre Zellen, die auf Druckänderung reagieren und ein blutdruckregulierendes Hormon bilden können.
Wie heißt dieses Hormon und welche Hormon-Kaskade wird hierdurch in Gang gesetzt?

- ____
- ____

Die Nieren besitzen darüber hinaus weitere regulatorische Fähigkeiten. Sie sind als hormonbildendes Organ an der Vitamin-D-Aktivierung und der Erythropoetin-Produktion beteiligt. Daneben wirken Aldosteron (Salzhaushalt) und ADH/Vasopressin (Wasserhaushalt) auf die Niere als Zielorgan.

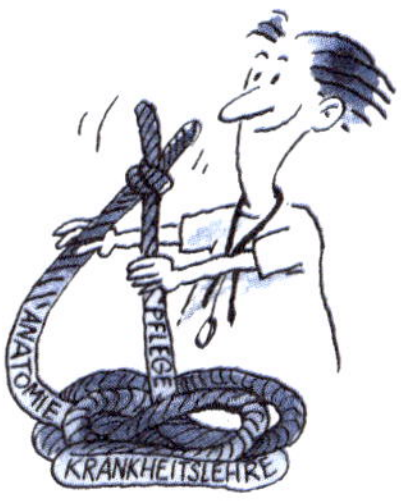

Aufgabe 7 → Filtration – Sekretion – Resorption

Welche der folgenden Aussagen zur Harnbereitung sind richtig? Bitte kreuzen Sie an.

1) Mit „glomerulärer Filtrationsrate" wird das pro Zeiteinheit durch die Glomerulusmembran filtrierte Flüssigkeitsvolumen (ca. 110–130 ml/min.) bezeichnet.
2) Verschiedene autoregulatorische Mechanismen gewährleisten den für die Filtration erforderlichen Blutdruck von ca. 40–55 mmHg in den Kapillarschlingen.
3) Im proximalen Teil des Tubulus erfolgt die Rückführung (Resorption) von mehr als zwei Drittel des gefilterten Wassers und der Natriumionen.
4) Durch tubuläre Sekretion besitzt die Niere die Fähigkeit, aktiv oder passiv Moleküle, die der Körper nicht gebrauchen kann, auszuscheiden.
5) Die Rückresorption von Glucose oder Aminosäuren ist ein aktiver Vorgang, bei dem durch Überschreiten der Resorptionskapazität der Überschuss im Harn ausgeschieden wird.

○ a) Nur die Aussagen 1, 2, 3 und 4 sind richtig.
○ b) Nur die Aussagen 1, 2, 3 und 5 sind richtig.
○ c) Nur die Aussagen 2, 3 und 5 sind richtig.
○ d) Alle Aussagen sind richtig.

Aufgabe 8 → Resorptionskapazität

Übersteigt die Menge einer bestimmten nierengängigen Substanz (z. B. Glukose) das Maximum der Rücktransportfähigkeit, so ist dieser Stoff im Harn nachweisbar.
Wie heißt diese Grenze der Überschreitung?

____

Aufgabe 9 → Harnfarbstoff

Im Harn sind Farbstoffe enthalten, die seine typische Farbe hervorrufen.
Durch welche beiden Farbstoffe erhält der Harn in der Hauptsache seine physiologische Farbe?

1) ____________________

2) ____________________

Aufgabe 10 → Stoffwechselprodukte

Ordnen Sie die folgenden Stoffwechselendprodukte, die mit dem Harn ausgeschieden werden, dem richtigen Entstehungsort zu, indem Sie Verbindungslinien ziehen.

1) Harnstoff	a) Muskelstoffwechsel
2) Harnsäure	b) Eiweißstoffwechsel
3) Kreatinin	c) Purinstoffwechsel

Aufgabe 11 → Ableitende Harnwege

Bitte ergänzen Sie den folgenden Lückentext zu den ableitenden Harnwegen mit den unten stehenden Begriffen*.

Mit den ______________ (Calices renales) beginnen die eigentlichen ableitenden Harnwege. Sie sind mit ______________ ausgekleidete Ausstülpungen des ______________, die sich über die ______________ stülpen. Etwa ______ bis ______ Nierenkelche verengen sich trichterförmig zum ______________ hin und leiten den Endharn ab.

Die Harnleiter (______________) sind etwa 30 cm lang. Sie ziehen ______________ neben der Wirbelsäule abwärts und münden oberhalb des ______________ in die Blase. Die an der ______________ liegende schräge Einmündung wirkt wie ein Ventilmechanismus, der einen Harnrückfluss verhindert. Die ______________ (Vesica urinaria) ist ein aus ______________ gebildetes Hohlorgan, das den Harn bis zur ______________ sammelt. Der Blaseninhalt entleert sich durch die Harnröhre (______________) nach außen.

* *Nierenpapillen; Ureteren; Miktion; Harnblase; Beckenbodens; zehn; retroperitoneal; Nierenhilus; Nierenkelchen; Übergangsepithel; Nierenbeckens; acht; Blasenhinterwand; glatter Muskulatur; Urethra*

Die Nierenkelche lassen sich in ihrer Funktion gut mit den Bowman-Kapseln vergleichen. Auch sie sammeln den Harn und leiten ihn über ein Röhrensystem weiter.

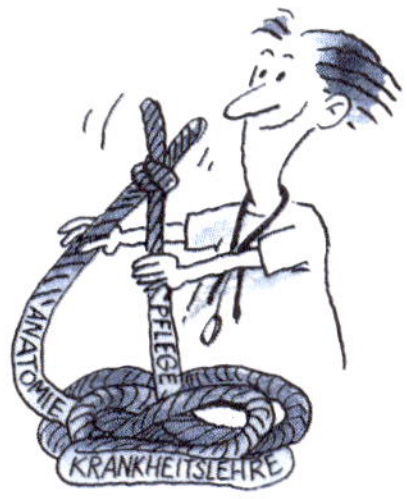

Aufgabe 12 → Blasenentleerung

Welche der folgenden Aussagen zur Blasenentleerung (Miktion) treffen zu? Bitte kreuzen Sie an. (6)

Die Miktion …

- ○ 1) wird ausschließlich vom willkürlichen Nervensystem gesteuert.
- ○ 2) ist ein Geschehen, bei dem durch Nervenimpulse eine komplexe Kettenreaktion in Gang gesetzt wird.
- ○ 3) wird durch das Einsetzen der Bauchpresse unterstützt.
- ○ 4) kann durch den willkürlich gesteuerten äußeren Schließmuskel eine Zeit lang aufgehalten werden.
- ○ 5) wird normalerweise bei einer Harnmenge von etwa 250–300 ml ausgelöst.
- ○ 6) kann durch verschiedene neurologische Erkrankungen ganz oder teilweise gestört sein.
- ○ 7) wird sowohl über hemmende als auch aktivierende Impulse des Gehirns gesteuert.

Aufgabe **13** → **Engstellen der Harnröhre**

Die männliche Harnröhre ist ca. 20 cm lang und zeigt in ihrem Verlauf drei physiologische Engstellen. Sie müssen beim Einführen eines Blasendauerkatheters überwunden werden.
Wie heißen die drei Engstellen von innen nach außen? Zeichnen Sie sie bitte auch farbig in die unten stehende Abbildung ein.

1) ______________________________

2) ______________________________

3) ______________________________

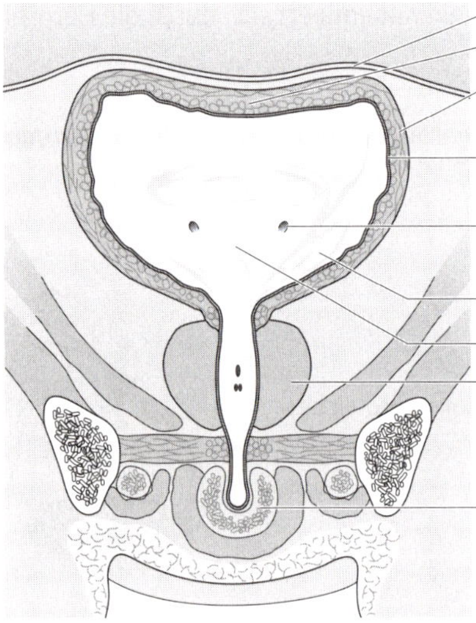

Abb. 4.**3** s. auch Schwegler, J.: Der Mensch – Anatomie und Physiologie, Kap. 9.

4.1 Spezielle Pflege eines Menschen mit Glomerulonephritis

Krankheitslehre

Aufgabe **14** → **Ursachen und Pathogenese**

Im folgenden Text steckt ein inhaltlicher Fehler: Entdecken Sie ihn!
Bei der Glomerulonephritis handelt es sich in der Regel um eine nicht bakteriell verursachte Entzündung, die meist beide Nieren betrifft. Im Vergleich zu Harnwegsinfekten tritt die Glomerulonephritis relativ selten auf. Durch Ablagerung von im Blut zirkulierenden Immunkomplexen wird die Schädigung des Filtrationsapparates in Gang gesetzt. Es kommt dabei zu entzündlichen Veränderungen unmittelbar an den Nierenkelchen. Je nach Verlauf kann eine akute und eine chronische Form unterschieden werden. Wegen der unterschiedlichen Einteilungsformen in der Medizin wird auch der Überbegriff „Glomerulopathien“ verwendet.

Fehler: ______________________________

____

Aufgabe **15** → **Symptome Akute Glomerulonephritis**

Herr Kranz war vor etwa zwei Wochen an einer durch Streptokokken verursachten Entzündung der Rachenmandeln erkrankt. Schon auf dem Weg der Besserung, fühlt er sich plötzlich wieder krank, hat subfebrile Temperaturen und Kopfschmerzen.
Welche weiteren klinischen Symptome lassen Sie an eine akute Glomerulonephritis denken?

- ______________________________
- ______________________________
- ______________________________
- ______________________________
- ______________________________

Erinnern Sie sich noch? Ein ähnliches pathogenetisches Geschehen wie bei der Poststreptokokken-Glomerulonephritis gibt es auch bei einem anderen Krankheitsbild. – Kurze Denkpause – Richtig! Auch beim akuten rheumatischen Fieber kann eine zuvor abgelaufene Streptokokkeninfektion eine ursächliche Rolle spielen.

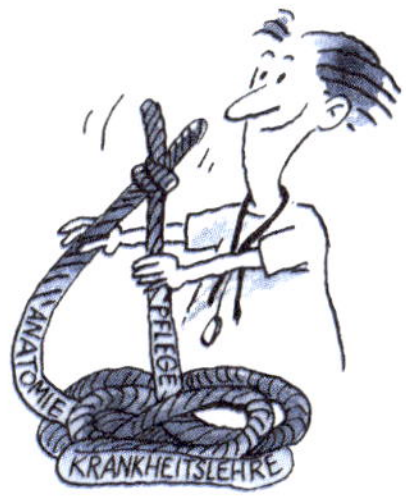

Aufgabe **16** → **Diagnose Akute Glomerulonephritis**

Durch welche Blutuntersuchungen kann bei Herrn Kranz der Nachweis einer akuten Poststreptokokken-Glomerulonephritis erbracht werden?

- ______________________________
- ______________________________
- ______________________________

Aufgabe **17** → **Urin-Diagnostik Akute Glomerulonephritis**

Infolge der krankheitsbedingten glomerulären Veränderungen mit Störung der Filterdurchlässigkeit der Glomeruli kommt es zu pathologischen Urinbefunden.
Kreuzen Sie bei dem folgenden Laborprogramm den Befund an, der nicht zum typischen Krankheitsbild der akuten Glomerulonephritis passt.

- ○ a) Mikrohämaturie
- ○ b) Makrohämaturie
- ○ c) Proteinurie
- ○ d) Erythrozytenzylinder
- ○ e) Bakteriurie
- ○ f) hohes spezifisches Gewicht

Aufgabe **18** → **Komplikationen Akute Glomerulonephritis**

Im Allgemeinen ist der Verlauf der Poststreptokokken-Glomerulonephritis eher günstig und heilt bei ca. 70–80 % der Erwachsenen vollständig aus. In einigen Fällen können jedoch Komplikationen auftreten.
Nennen Sie mindestens drei häufige Komplikationen.

- ______________________________
- ______________________________
- ______________________________
- ______________________________

Aufgabe **19** → **Nephrotisches Syndrom**

Das Nephrotische Syndrom lässt sich in einer Vielzahl der Fälle auf die verschiedenen Glomerulopathien zurückführen.
Bitte kreuzen Sie an. (1)
Zum nephrotischen Syndrom gehört nicht …

○ 1) Proteinurie
○ 2) Hyperproteinämie
○ 3) Ödeme
○ 4) Dysproteinämie
○ 5) Hypalbuminämie

Der Begriff „Syndrom" (griech.) umfasst eine Mehrzahl verschiedener Symptome (Symptomenkomplex oder -muster), die bekannter- oder vermutetermaßen miteinander verbunden sind und auf ein Krankheitsbild hinweisen. Sicher kennen Sie einige Beispiele hierzu wie das Syndrom der zu- und abführenden Schlinge nach Magenresektion Typ Billroth II oder das Syndrom des minimalen Hirnschadens durch Geburtstrauma.

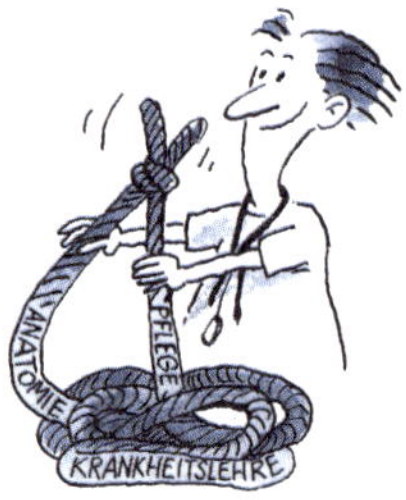

Aufgabe **20** → **Ödembildung**

Durch welchen pathophysiologischen Mechanismus kommt es beim nephrotischen Syndrom zur Ödementwicklung?

____

____

Aufgabe 21 Therapie Akute Glomerulonephritis

Bewerten Sie folgende Aussagen zur Therapie der akuten Glomerulonephritis auf ihre Richtigkeit, indem Sie ankreuzen.

a) Zur allgemeinen körperlichen Schonung sollte in der akuten Krankheitsphase für zwei bis drei Wochen Bettruhe eingehalten werden. ○ richtig ○ falsch

b) Eine Antibiotikabehandlung ist zur Bekämpfung der für die Folgekrankheit verantwortlichen Streptokokken nicht notwendig. ○ richtig ○ falsch

c) Bei ausgeprägten Ödemen oder Einschränkungen der Nierenfunktion ist eine Wasser- und Salzrestriktion (3–5 g Kochsalz/Tag) erforderlich. ○ richtig ○ falsch

d) Die renale Hypertonie kann durch diätetische Natriumrestriktion und durch Verabreichung sogenannter Schleifendiuretika behandelt werden. ○ richtig ○ falsch

e) Die Sanierung des Infektionsherdes (z. B. bei Tonsillitis) sollte nach Ausheilung der Glomerulonephritis durchgeführt werden. ○ richtig ○ falsch

f) Bei sich verschlechternder Nierenfunktion oder nicht beherrschbarer Überwässerung kann die Einleitung einer Dialysebehandlung notwendig werden. ○ richtig ○ falsch

Aufgabe 22 Sonderformen Glomerulonephritis

Neben der akuten Poststreptokokken-Glomerulonephritis gibt es weitere Erkrankungen der Glomeruli, die ebenfalls mit den typischen Symptomen Hämaturie, Proteinurie, Hypertonie bzw. verminderter glomerulärer Filtrationsrate einhergehen können.
Ordnen Sie die folgenden Sonderformen der jeweils richtigen Beschreibung zu, indem Sie Verbindungslinien ziehen.

1) Lupus erythematodes

2) Goodpasture-Syndrom

3) rasch progrediente Glomerulonephritis

a) innerhalb von Tagen bis Monaten zur fortschreitenden Insuffizienz führende Erkrankung der Glomeruli

b) ätiologisch unklare Systemerkrankung, die mit Entzündungsvorgängen an den Glomeruli einhergeht

c) eine durch Antikörper ausgelöste Erkrankung, die die Basalmembran der Glomeruli schädigt und zu Bluthusten führen kann

Pflege

Aufgabe 23 Überwachung Komplikationen

Die Überwachung von Herrn Kranz (akute Glomerulonephritis) dient unter anderem der Früherkennung drohender Komplikationen.
Welche Beobachtungen und Kontrollen führen Sie bei Herrn Kranz durch?

- ____________________
- ____________________
- ____________________
- ____________________

Die bei der Glomerulonephritis auftretende Schädigung der glomerulären Basalmembran führt unter anderem zu einer erhöhten Durchlässigkeit für Proteine (Albumin, Transferrin und Immunglobuline).

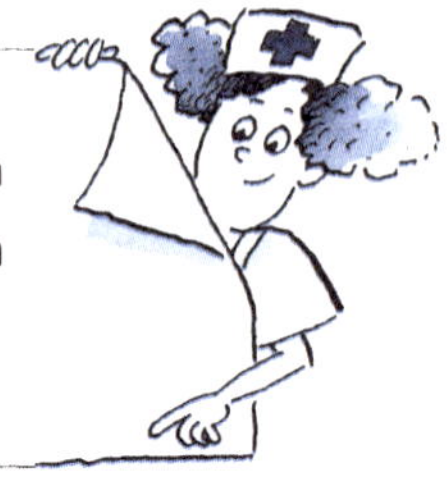

Aufgabe 24 → Krankenbeobachtung Proteinurie

Im chronischen Stadium der Glomerulonephritis kommt es bei Herrn Krämer, 67 Jahre alt, zu dem als Proteinurie bezeichneten Symptom.

1) Welche möglichen Gefahren drohen Herrn Krämer durch die renalen Eiweißverluste?

- ____________________
- ____________________
- ____________________

2) Welche Beobachtungs- bzw. Kontrollmaßnahmen planen Sie diesbezüglich für Herrn Krämer?

- ____________________
- ____________________
- ____________________
- ____________________
- ____________________
- ____________________

Aufgabe 25 → Überwachung Forcierte Diurese

Eine besonders sorgfältige Überwachung ist im Rahmen der forcierten Diurese bei nephrotischem Syndrom erforderlich. Infolge erhöhter Natriumverluste über die Niere kommt es bei einer Patientin zu Natriummangelzuständen mit entsprechender Symptomatik.

Welches der folgenden Zeichen passt nicht in die Gruppe der häufig zu beobachtenden Symptome eines Natriummangelzustandes? (1)

- ○ a) Wadenkrämpfe
- ○ b) Teilnahmslosigkeit (Apathie)
- ○ c) Tetanie
- ○ d) Schwächeanfall
- ○ e) Appetitlosigkeit

Bei übermäßiger Harnausscheidung, z. B. im Rahmen der forcierten Diurese, kann es insbesondere bei älteren Menschen zu Kreislaufstörungen mit vermindertem Blutdruck beim Aufstehen aus dem Bett kommen (sog. orthostatische Regulationsstörungen).

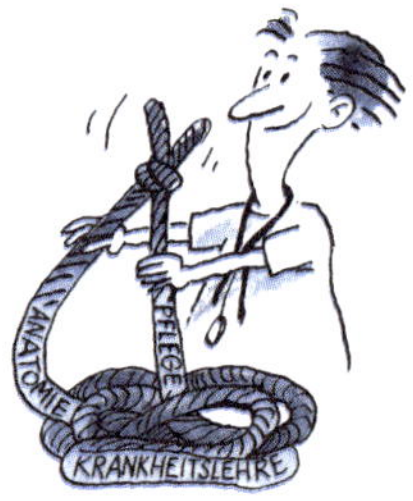

Aufgabe **26** → **Diätberatung Glomerulonephritis**

In der akuten Krankheitsphase ist die Diät ein wichtiger Teil der Behandlung und erfolgt in Abhängigkeit von der Schwere des Krankheitsbildes.
Welche der folgenden Aussagen sind richtig? Bitte kreuzen Sie an.

1) Die Zufuhr von Flüssigkeit und Elektrolyten muss bei oligoanurischen Verlaufsformen der Nierenleistung angepasst werden.
2) Den Folgen einer verminderten Natriumausscheidung, die sich in Bluthockdruck und Ödemneigung manifestiert, kann diätetisch nicht entgegengewirkt werden.
3) In der akuten Krankheitsphase ist die Kochsalzzufuhr auf ca. 1 g pro Tag zu reduzieren.
4) Bei erhöhtem Serumkalzium infolge eingeschränkter Nierenleistung müssen kaliumreiche Nahrungsmittel wie Trockenobst oder zu viel Kartoffeln vermieden werden.
5) Eine frühzeitige Reduzierung der Eiweißzufuhr kann das Fortschreiten der chronischen Glomerulonephritis günstig beeinflussen.

○ a) Nur die Aussagen 1, 2, 3 und 4 sind richtig.
○ b) Nur die Aussagen 1, 3, 4 und 5 sind richtig.
○ c) Nur die Aussagen 2, 3 und 5 sind richtig.
○ d) Alle Aussagen sind richtig.

4.2 Spezielle Pflege eines Menschen mit Pyelonephritis

Krankheitslehre

Aufgabe **27** → **Pathogenese Pyelonephritis**

Die Pyelonephritis ist die häufigste Form entzündlicher Nierenerkrankungen.
Welche der folgenden Aussagen zur Pyelonephritis sind richtig? Bitte kreuzen Sie an.

1) Bei der primären Form der Pyelonephritis (Ersterkrankung) kommt es durch hämatogene Streuung von Bakterien, z. B. von einem Infektionsherd außerhalb des Harntraktes, zur Nieren-Nierenbecken-Entzündung.
2) Die sekundäre Pyelonephritis ist eine Nieren-Nierenbecken-Entzündung, die als Zweiterkrankung im Rahmen eines urologischen Grundleidens wie z. B. einer Harnabflussstörung durch Prostatavergrößerung auftreten kann.
3) Verschiedene Faktoren wie hoher Medikamentenverbrauch, Diabetes mellitus oder Missbildung der ableitenden Harnwege können die Entstehung einer Pyelonephritis begünstigen.
4) Es handelt sich bei der akuten Pyelonephritis immer um eine aufsteigende Infektion mit Viren, die sich in der Niere vom Mark bis zur Rinde hin ausbreitet.
5) Die Infektion von Niere und Nierenbecken kann aufsteigend über Harnröhre, Blase und Harnleiter im Sinne einer Bakteriurie oder auf dem Blutweg erfolgen.

○ a) Nur die Aussagen 1, 2, 3 und 4 sind richtig.
○ b) Nur die Aussagen 1, 3, 4 und 5 sind richtig.
○ c) Nur die Aussagen 1, 2, 3 und 5 sind richtig.
○ d) Nur die Aussagen 2, 3, 4 und 5 sind richtig.
○ e) Alle Aussagen sind richtig.

Aufgabe 28 → Symptome Pyelonephritis

Welches der folgenden Symptome passt nicht zum typischen Verlauf der Pyelonephritis?
Bitte kreuzen Sie an. (1)

- ○ a) Fieber mit Schüttelfrösten
- ○ b) klopfschmerzhaftes Nierenlager, Flankenschmerz
- ○ c) dysurische Beschwerden
- ○ d) Polyurie
- ○ e) Pollakisurie

Die Symptome können anfangs an einen Harnwegsinfekt denken lassen. Das anhaltende klinische Bild und die typischen Urinbefunde führen jedoch zur richtigen Diagnose.

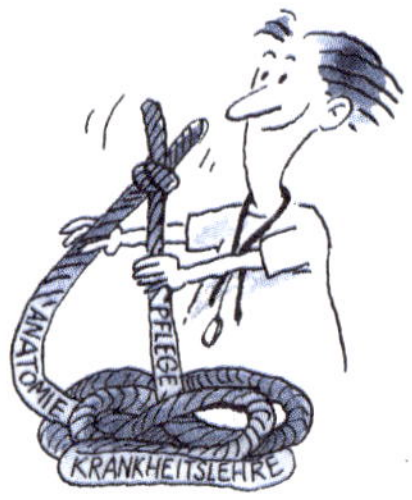

Aufgabe 29 → Diagnostik Pyelonephritis

Die Diagnose der Pyelonephritis kann anhand der klinischen Zeichen sowie der charakteristischen Urinbefunde gestellt werden.
Welche typischen Urinbefunde erwarten Sie bei Herrn Peter, der mit Verdacht auf eine akute Pyelonephritis in die Klinik eingewiesen wurde?

1) ______________________________

2) ______________________________

3) ______________________________

Aufgabe 30 → Therapie Akute Pyelonephritis

Bitte ergänzen Sie den folgenden Lückentext mit den unten stehenden Begriffen*.
Die Therapie der akuten Pyelonephritis besteht in der parenteralen ______________ Behandlung nach Abnahme der ______________ . Bei Verdacht auf eine ______________ Infektion wird meist eine Kombination mit mehreren Antibiotika eingeleitet. Nach Vorliegen des ______________ erfolgt eine spezifische ______________ für mindestens zwei Wochen. Der Patient soll zur körperlichen Schonung ______________ einhalten. Daneben ist, bei intakter ______________ , eine Flüssigkeitsaufnahme von mindestens zwei Litern täglich anzustreben.

* *Bettruhe, Antibiogramms; Urinkultur; antibiotischen; Monotherapie; Diurese; nosokomiale*

Aufgabe 31 → Komplikationen

Welche Folgeerscheinungen können im Verlauf einer chronischen Pyelonephritis auftreten?
Bitte kreuzen Sie an. (3)

- ○ a) Schrumpfniere
- ○ b) Niereninsuffizienz
- ○ c) Nierentuberkulose
- ○ d) Hypertonie

Pflege

Aufgabe 32 → Uringewinnung für bakteriologischen Suchtest

Bei der Gewinnung von Urin zur bakteriologischen Harndiagnostik ist auf die korrekte Vorgehensweise zu achten. Hierdurch soll einer Verfälschung des Untersuchungsergebnisses vorgebeugt werden.
Wie heißt die Methode der Wahl zur Harngewinnung für eine bakteriologische Untersuchung? Bitte kreuzen Sie an. (1)

○ a) Mittelstrahlurin
○ b) 24-Stunden-Sammelurin
○ c) Dauerkatheterurin

Aufgabe 33 → Patienteninformation Uricult

Erläutern Sie Frau Klaus, die wegen Pyelonephritisverdacht auf Ihrer Station liegt, die Vorgehensweise zur Mittelstrahl-Uringewinnung für eine bakterielle Untersuchung, z. B. Uricult.

____

____

____

Aufgabe 34 → Krankenbeobachtung Akute Pyelonephritis

Nachdem sich bei Frau Klaus die Verdachtsdiagnose akute Pyelonephritis bestätigt hat, ist bei ihr die Überwachung der regelrechten Urinausscheidung von besonderer Bedeutung.
Welche Kontrollen und Beobachtungen sind hierbei wichtig?

- ____________________
- ____________________
- ____________________

Pflegemaßnahmen zu dem insbesondere bei der akuten Pyelonephritis auftretenden hohen Fieber mit Schüttelfrösten sind im Arbeitsbuch: Spezielle Pflege Band 1, Kap. 1.2, aufgeführt.

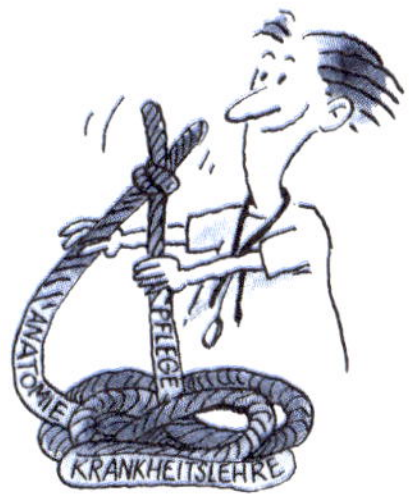

Aufgabe **35** → **Verhütung aufsteigender Harnwegsinfekte**

Frau Müller, die eine Pyelonephritis hinter sich hat, bittet Sie um Rat. Was kann sie persönlich tun, um einer erneuten Harnwegsinfektion vorzubeugen?
Nennen Sie vorbeugende Maßnahmen und Anwendungen.

1) ______________________________

2) ______________________________

3) ______________________________

4) ______________________________

4.3 Spezielle Pflege eines Menschen mit akutem Nierenversagen

Krankheitslehre

Aufgabe **36** → **Akutes Nierenversagen**

Welche der folgenden Aussagen treffen für das akute Nierenversagen zu? Bitte kreuzen Sie an.
Das akute Nierenversagen …

1) ist durch einen plötzlichen, teilweisen oder vollständigen Ausfall der Nierenausscheidungsfunktion gekennzeichnet.
2) führt immer zum Anstieg der glomerulären Filtrationsrate der Niere.
3) ist im Gegensatz zur chronischen Niereninsuffizienz ein potentiell rückbildungsfähiges Geschehen.
4) zeigt sich durch einen raschen Anstieg der harnpflichtigen Substanzen.
5) kann als oligourische und nichtoligourische Verlaufsform auftreten.

○ a) Nur die Aussagen 1, 2, 3 und 4 sind richtig.
○ b) Nur die Aussagen 1, 2 und 4 sind richtig.
○ c) Nur die Aussagen 1, 2, 3 und 5 sind richtig.
○ d) Nur die Aussagen 1, 3, 4 und 5 sind richtig.
○ e) Alle Aussagen sind richtig.

Aufgabe **37** → **Ursachen Akutes Nierenversagen**

Verschiedene Ursachen, vor, in oder nach der Niere gelegen, können selbst oder als Folgeerkrankung zum akuten Nierenversagen führen.
Ordnen Sie bitte die folgenden Ursachen der unten stehenden Einteilung zu.
Ureterensteine; toxische Nephritis; Diabetes insipidus; hämorrhagischer Schock; Harnblasenkarzinom; Nierenarterienverschluss; Prostataerkrankung; Peritonitis/Pankreatitis; akute Glomerulonephritis

1) „prärenale“ Ursachen	2) „intrarenale“ Ursachen	3) „postrenale“ Ursachen
______	______	______
______	______	______
______	______	______

So wie bei Lebererkrankungen die Ursachen für eine Funktionseinschränkung vor, in oder nach dem Organ liegen können, unterscheiden wir klinisch das prä-, intra- oder postrenal verursachte Nierenversagen.

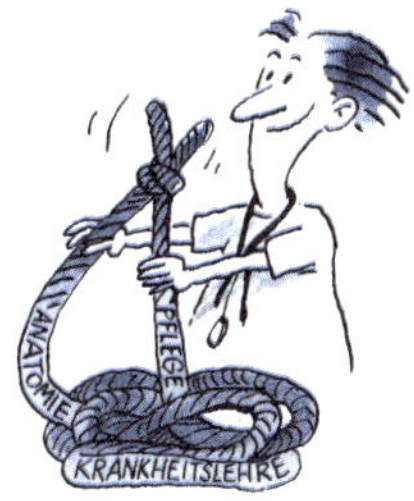

Aufgabe 38 → Stadien Akutes Nierenversagen

Das akute Nierenversagen verläuft typischerweise in vier Stadien.
Ordnen Sie die folgenden vier Begriffe* dem richtigen Krankheitsverlauf, Stadium I bis IV, zu. Verbinden Sie dann die einzelnen Phasen mit dem jeweils richtigen pathophysiologischen Geschehen, indem Sie Verbindungslinien ziehen.

* *Schädigungsphase; polyurische Phase; Rekonvaleszenzphase; oligoanurische Phase*

Krankheitsverlauf	pathophysiologisches Geschehen
1) Stadium I: ____________	a) Dauer: ca. 1–10 Wochen; Harnverminderung; Gefahr von Organkomplikationen
2) Stadium II: ____________	b) Dauer: bis ca. 1 Jahr; zunehmende Normalisierung der Harnretentionswerte; funktionelle Wiederherstellung der Nieren
3) Stadium III: ____________	c) Dauer: Stunden bis wenige Tage; asymptomatische Initialphase; erhaltene Konzentrationsfähigkeit der Nieren
4) Stadium IV: ____________	d) Dauer: 2–3 Wochen; Zunahme der täglichen Urinausscheidung; Rückgang der Urämie-Symptome; Gefahr hoher Elektrolytverluste

Aufgabe 39 → Symptome Akutes Nierenversagen

Die verminderte glomeruläre Filtration mit Nachlassen der Diurese führt zu typischen Symptomen.
Bewerten Sie bitte die folgenden Aussagen, indem Sie ankreuzen.

a) Eines der typischen Symptome des akuten Nierenversagens ist die Zunahme der harnpflichtigen Substanzen wie Kreatinin und Harnstoff im Blut. ○ richtig ○ falsch

b) Infolge der Oligo- oder Anurie kommt es zu massiven peripheren Ödemen mit Überlastung von Herz und Kreislauf und der Gefahr eines Lungenödems. ○ richtig ○ falsch

c) Mit Fortschreiten des Krankheitsprozesses entwickelt sich im Rahmen der Wasserretention eine Hypokaliämie mit lebensbedrohlichen Herzrhythmusstörungen. ○ richtig ○ falsch

d) Die Auswirkungen der Harnretention sind ein allgemeines Krankheitsgefühl, Übelkeit und Erbrechen sowie durch die metabolische Azidose eine vertiefte Atmung. ○ richtig ○ falsch

Ödeme sind krankhafte Ansammlungen wässriger Flüssigkeiten im Gewebe der Haut oder der Organe. Sie lassen sich hinsichtlich ihrer Ursachen einteilen. In der Hauptsache unterscheiden wir bei den generalisierten Formen das kardiale Ödem, das hepatogene und das renale Ödem.

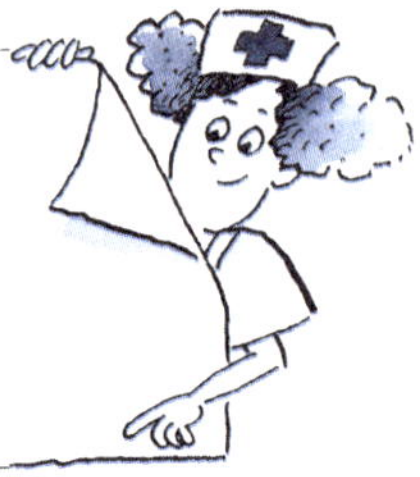

Aufgabe **40** → **Entstehungsmechanismus Renales Ödem**

Die Ödementstehung unterliegt einem bestimmten pathophysiologischen Entstehungsmechanismus.
Erklären Sie, welcher pathophysiologische Mechanismus dem renalen Ödem zugrunde liegt.

____

____

____

____

Urinsediment ist der aus frischgelassenem Spontanurin durch Zentrifugieren gewonnene Bodensatz. Die mikroskopische Betrachtung zeigt, dass das Urinsediment, z. B. beim akuten Nierenversagen, pathologische Mengen von Erythrozyten- und Leukozytenzylinder oder Eiweiß enthalten kann.

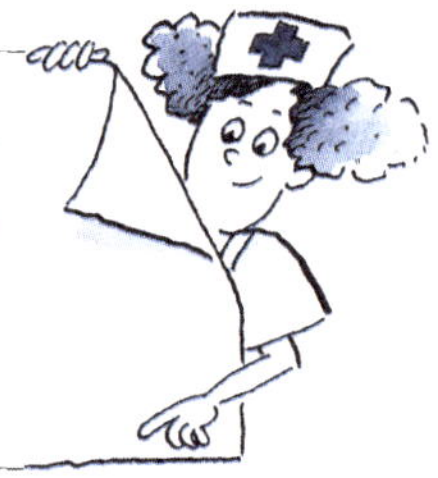

Aufgabe **41** → **Ergebnisse Urindiagnostik**

Die Urindiagnostik kann erste relevante Hinweise auf ein akutes Nierenversagen geben.
Welche Veränderungen erwarten Sie typischerweise hinsichtlich des

1) Urinvolumens: ______________________________

2) Urinsediments: ______________________________

3) spezifischen Gewichts: ______________________________

Aufgabe 42 → Spezifisches Gewicht Urin

Das Stadium der Polyurie ist gekennzeichnet durch eine vermehrte Urinausscheidung (3-5 l/24 Std.) und fehlender Konzentrierungsfähigkeit der Nieren für Urin.

Eine der folgenden Aussagen zum spezifischen Gewicht im Urin ist falsch. Bitte kreuzen Sie die falsche Aussage an.

○ a) Die Messung des spezifischen Gewichts im Harn ist temperaturabhängig und kann durch Glukose, Eiweiß oder auch nierengängiges Röntgenkontrastmittel verändert werden.

○ b) Das spezifische Gewicht des Urins gibt Auskunft über die Konzentration des Harns.

○ c) Mit Hypersthenurie wird die nicht ausreichende Konzentrationsfähigkeit der Niere z. B. in der polyurischen Phase des Nierenversagens bezeichnet.

○ d) Der Normalwert des spezifischen Gewichts liegt bei 1010–1025 mg/ml und wird unter anderem durch die Flüssigkeitsaufnahme beeinflusst.

Aufgabe 43 → Bestimmung der Nierenfunktion

Allgemeines Maß für die funktionelle Leistungsfähigkeit der Nieren ist deren Kapazität, eine Substanz in kurzer Zeit aus dem Blut zu eliminieren.

Wie heißt die hier angesprochene klinische Funktionsprüfung? Bitte kreuzen Sie an. (1)

○ a) Immunelektrophorese

○ b) renale Kreatinin-Clearance

○ c) intravenöses Pyelogramm

Aufgabe 44 → Therapie Akutes Nierenversagen

Welche Aussagen zur Therapie des akuten Nierenversagens treffen zu?

Bitte kreuzen Sie an. (4)

○ a) In der Initial- oder Schädigungsphase sind die therapeutischen Maßnahmen am wenigsten erfolgreich.

○ b) Die Behandlung der für das akute Nierenversagen verantwortlichen Grunderkrankung oder der auslösenden Ursachen begünstigen den weiteren Therapieverlauf.

○ c) Beim postrenalen Nierenversagen infolge Obstruktion steht die rasche Entlastung der Harnwege an erster Stelle der therapeutischen Intervention.

○ d) Bei stark erhöhten Harnstoffwerten, massiver Hyperkaliämie und der Gefahr eines drohenden Lungenödems kann die Dialyse angezeigt sein.

○ e) Die Therapie des akuten Nierenversagens besteht unter anderem in der Gabe von Diuretika.

Aufgabe 45 → Komplikation Schockniere

Warum ist die Niere bei der Zentralisation des Kreislaufs, z. B. beim hämorrhagischen Schock (Schockniere), so gefährdet?
Erklären Sie.

____

____

____

Pflege

Aufgabe 46 → Überwachungsmaßnahmen

Bei Herrn Schröder, 52 Jahre alt, kommt es durch eine Pilzvergiftung zur toxischen Schädigung der Nieren (intrarenales Nierenversagen). Die Diurese sinkt von zuletzt 1050 ml/Tag auf 750 ml/Tag. Der Patient ist bewusstseinsklar, muss jedoch intensivmedizinisch überwacht werden.
Welche Überwachungsparameter kontrollieren Sie? Welche drohenden Gefahren wollen Sie hierdurch frühzeitig erkennen?

Kontrollparameter	drohende Gefahr
1) ______________	______________
2) ______________	______________
3) ______________	______________
4) ______________	______________
5) ______________	______________
6) ______________	______________

Aufgabe 47 → Flüssigkeitsbilanz

Beim akuten Nierenversagen ist die Flüssigkeitsbilanz des Körpers wichtig, das bedeutet das Erfassen aller Flüssigkeiten, die in einem festgelegten Zeitraum (meist 24 Stunden) dem Körper zugeführt oder vom Organismus ausgeschieden werden.
Was ist zu verstehen unter einer …

1) positiven Flüssigkeitsbilanz: ______________________________

2) ausgeglichenen Flüssigkeitsbilanz: ______________________________

3) negativen Flüssigkeitsbilanz: ______________________________

Aufgabe 48 → Überwachung der Diuretikatherapie

Frau Sommer ist 62 Jahre alt und wurde wegen einer chronischen Cholelithiasis im Krankenhaus operiert. Postoperativ kam es zur oligoanurischen Urinausscheidung, mit Zeichen der Überwässerung. Verdachtsdiagnose: beginnendes akutes Nierenversagen. Zur Verbesserung der Urinausscheidung erhielt Frau Sommer Diuretika iv.

Welche Kontroll- bzw. Überwachungsmaßnahmen planen Sie im Rahmen der Behandlung mit Diuretika?

1) ______________________________

2) ______________________________

3) ______________________________

4) ______________________________

Aufgabe 49 → Krankenbeobachtung Ödeme

Welche Merkmale kennzeichnen das renale Ödem?

____

____

Aufgabe 50 → Krankenbeobachtung Hyperkaliämie

Ergänzen Sie bitte den folgenden Text mit den unten stehenden Begriffen*.

Da die Niere das Hauptausscheidungsorgan für Kalium ist, besteht bei Nierenkranken die Gefahr einer ______________ . Die ersten klinischen Anzeichen sind ______________ , dann folgen Muskelschwäche und Muskelschmerzen bis hin zu Lähmungserscheinungen. In schweren Fällen kann es zu Herzrhythmusstörungen wie ______________ kommen.

Besonders wichtig ist die Überwachung des Nierenkranken im ______________ Stadium des Nierenversagens.

* *Extrasystolen; Hyperkaliämie; oligoanurischen; Parästhesien*

Aufgabe 51 → Überwachung nach Nierenbiopsie

Die Nierenbiopsie als das invasivste Verfahren in der Nierendiagnostik hat ihre Hauptindikationen im nephrotischen Syndrom und dem Nierenversagen unklarer Genese.

Welche Pflegemaßnahmen werden bei Frau König, die nach der Nierenbiopsie in Lokalanästhesie zu Ihnen auf Station kommt, notwendig?

1) ______________________________

2) ______________________________

3) ______________________________

4) ______________________________

4.4 Spezielle Pflege eines dialysepflichtigen Menschen

Aufgabe 52 Physikalische Transportmechanismen

Die Dialyse als Nierenersatztherapie hat die Aufgabe, die durch den Wegfall der Nierenfunktion anfallenden giftigen Substanzen zu eliminieren. Dabei werden verschiedene physikalische Transportmechanismen wirksam.
Ordnen Sie die physikalischen Prinzipien *Filtration*, *Diffusion*, *Osmose* und *Konvektion* der entsprechenden Abbildung und Erläuterung zu, indem Sie den richtigen Begriff einsetzen.

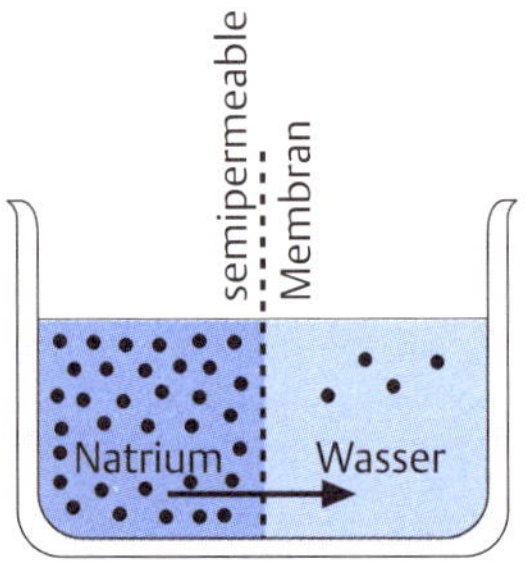

a) ______________________

Konzentrationsausgleich, bei dem Ionen vom Ort der höheren zum Ort der niedrigeren Konzentration wandern. Grundlage für diesen physikalischen Vorgang ist die Brown-Molekularbewegung (das Wandern von Teilchen).

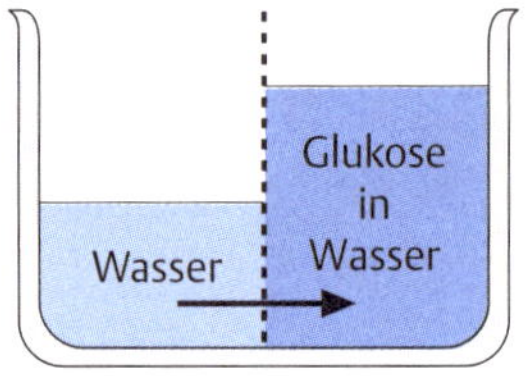

b) ______________________

Zwei Lösungen mit unterschiedlicher Konzentration werden durch eine semipermeable Membran getrennt, deren Porengröße den Durchtritt der gelösten Teilchen verhindert. Um den Konzentrationsausgleich zu erreichen, strömt das Lösungsmittel vom Ort niedrigerer zum Ort höherer Teilchenkonzentration.

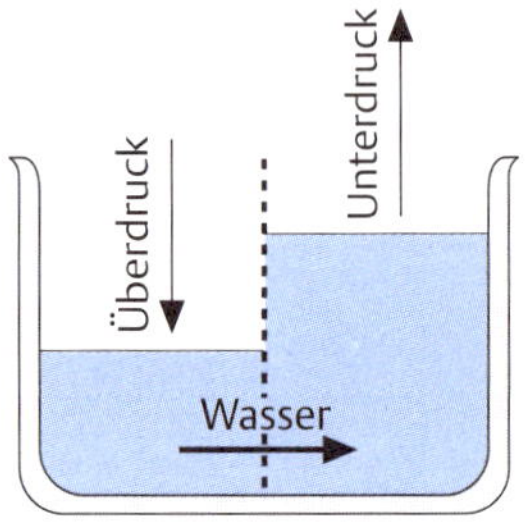

c) ______________________

Abpressen von Flüssigkeit mittels Druck durch eine poröse Membran. Dabei kann neben dem Blutdruck des Patienten ein zusätzlicher, maschinell erzeugter Über- oder Unterdruck (Transmembrandruck) wirken.

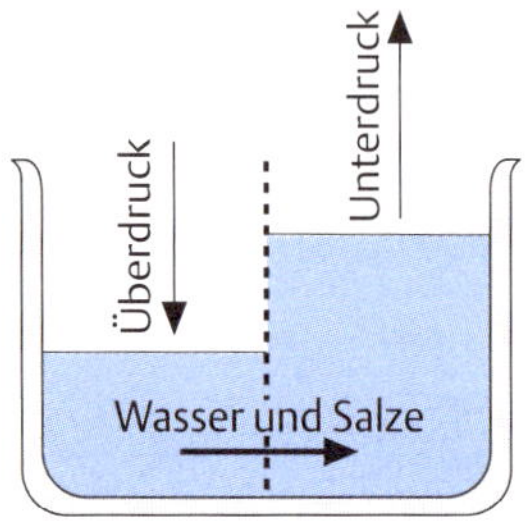

d) ______________________

Transport von in einer Flüssigkeit gelösten Teilchen, die beim Abpressen der Flüssigkeit in einer Art „Mitreißeffekt" mitgenommen werden. Diese äußere Kraft bewirkt einen konvektiven Transport.

Abb. 4.**4a** bis **d**

Die Voraussetzung zur Durchführung der Hämodialyse ist ein Gefäßzugang mit ausreichender Blutflussrate (mindestens 200 ml/min). Grundsätzlich wird zwischen zentral und peripher gelegenen Gefäßzugängen für eine temporäre bzw. permanente Nutzung differenziert. Die Entscheidung hierüber hängt unter anderem von der Indikationsstellung ab.

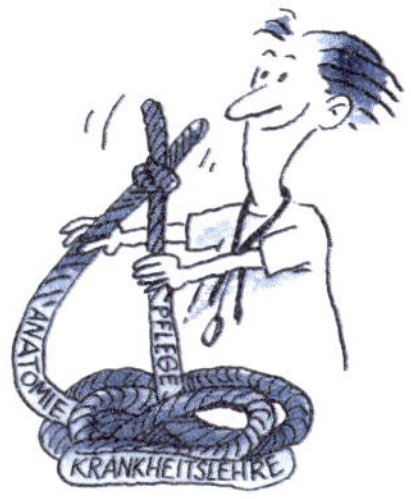

Aufgabe 53 → Indikationen Dialyse

Die Indikation zur Dialysebehandlung ergibt sich aus den klinischen und laborchemischen Untersuchungsbefunden. Nennen Sie mindestens drei Indikationen zur Dialysebehandlung.

1) ______________________________

2) ______________________________

3) ______________________________

____

Bei der Urämie handelt es sich um das Endstadium eines komplexen Krankheitsgeschehens mit vielfältigen Symptomen und unterschiedlichen Verläufen. Ursachen können die verschiedensten Nierenerkrankungen sein, die bei Fortschreiten zur chronischen Niereninsuffizienz führen und den Organismus mit harnpflichtigen Substanzen überschwemmen.

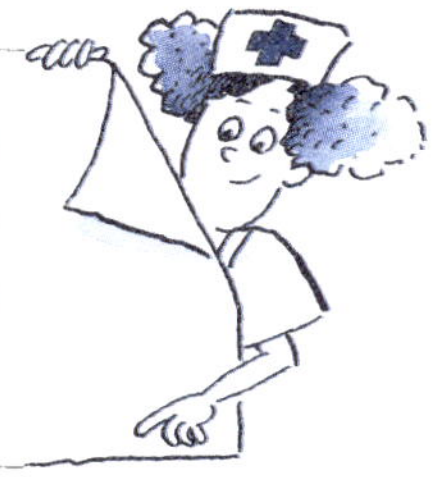

Aufgabe 54 → Indikation Urämie

Die Urämie stellt in Abhängigkeit von der Schwere der auftretenden Krankheitszeichen ebenfalls eine Indikation zur Dialysebehandlung dar.
Bewerten Sie bitte die folgenden Aussagen zur Urämie, indem Sie ankreuzen.

1) Bei der urämischen Blutungsneigung kommt es bevorzugt an den Unterarmen zu kleinflächigen Hautblutungen und zu Schleimhautblutungen im Mund- und Nasenraum. ○ richtig ○ falsch

2) Verschiedene pathogenetische Faktoren, in der Hauptsache die vermehrte Erythropoetinbildung, sind die Ursachen für die bei der Urämie auftretende normochrome renale Anämie. ○ richtig ○ falsch

3) Störungen im Wasser-, Elektrolyt- und Säuren-Basen-Haushalt sind die Folge der zunehmenden Unfähigkeit der Niere, Stoffe zu eliminieren. ○ richtig ○ falsch

4) Der renale Hochdruck hat seine Ursache in einer Volumenzunahme infolge Natrium- und Wasserretention bei vermehrter Reninausschüttung. ○ richtig ○ falsch

5) Die urämisch bedingte Polyneuropathie ist eine Komplikation des Endstadiums der Nierenerkrankung mit sensiblen und motorischen Reizerscheinungen. ○ richtig ○ falsch

6) Als renale Osteopathie werden die komplexen Knochenveränderungen bezeichnet, die im Rahmen einer chronischen Niereninsuffizienz auftreten können. ○ richtig ○ falsch

7) Die urämische Perikarditis ist eine unspezifische Entzündung des Herzbeutels, die meist im Stadium der terminalen Niereninsuffizienz auftritt. ○ richtig ○ falsch

8) Durch die Unfähigkeit der Nieren, die im Stoffwechsel anfallenden Wasserstoffionen auszuscheiden, kommt es zur „Übersäuerung" der sogenannten respiratorischen Alkalose. ○ richtig ○ falsch

Aufgabe 55 → Dialyseverfahren

Bitte ergänzen Sie die fehlenden Textstellen mit den unten stehenden Begriffen*.

Unterschiedliche Dialyseverfahren ermöglichen die ____________________ von Flüssigkeit und bestimmten Bestandteilen aus dem Blut. Bei der ____________________ (Abb. 4.**5**) erfolgt der Stoffaustausch durch Diffusion über eine semipermeable Membran. Im ____________________ fließen Dialysierflüssigkeit und Blut aneinander vorbei. Die auszuscheidende Substanz diffundiert dabei dem ____________________ entsprechend in das Dialysat. Durch einen vorhandenen Druckgradienten werden bei der ____________________, einem Alternativverfahren zur Hämodialyse, Flüssigkeit und die darin gelösten ____________ aus dem Blut über einen Filter abgepresst. Die ____________________ nutzt das Bauchfell als natürliche Dialysemembran. Über einen in die Bauchhöhle eingebrachten ______________ wird eine genaue Menge Spüllösung eingebracht, die dort einige Zeit (ca. 4–6 Std.) verweilt und dann wieder entfernt wird. Das ____________________ wirkt wie eine halbdurchlässige Membran, und ____________________ Substanzen treten in die Spüllösung über. Nach Art und Häufigkeit der Durchführung des Flüssigkeitsaustausches können verschiedene Formen der Peritonealdialyse unterschieden werden.

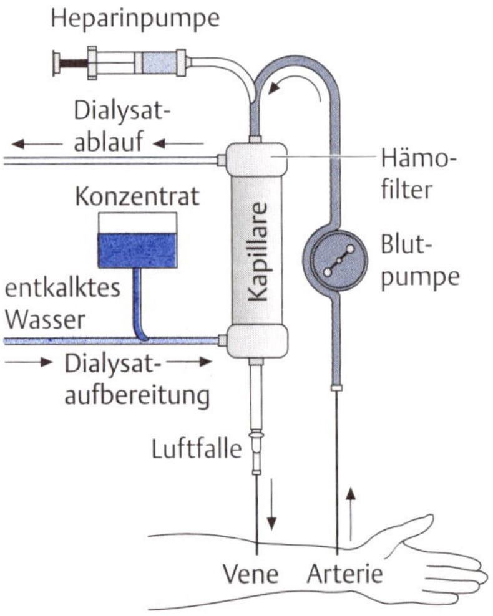

Abb. 4.**5** s. auch Juchli, L.: Pflege, Kap. 30.

* *Hämofiltration; Peritoneum; Abtrennung; harnpflichtige; Hämodialyse; Gegenstrom; Moleküle; Konzentrationsunterschied; Peritonealdialyse; Katheter*

Aufgabe **56** → **Weitere Verfahren**

Neben der Hämodialyse, dem Standardverfahren der Nierenersatztherapie, wurden in den vergangenen Jahren weitere Blutreinigungsverfahren entwickelt.

Ordnen Sie den folgenden Verfahren die zutreffende Beschreibung zu, indem Sie Verbindungslinien ziehen.

1) Hämofiltration (HF) (Abb. 4.**6**)

2) Hämodiafiltration (HDF)

3) Plasmapherese (-separation)

4) Hämoperfusion (HP)

a) Kombination von Hämodialyse und Hämofiltration mit dem Vorteil, dass groß- und kleinmolekulare Schadstoffe besser entfernt werden können. Indikation: z. B. Patienten mit urämischen Polyneuropathien.

b) Abpressen von Plasmaflüssigkeit mit den darin gelösten Schadstoffen bei gleichzeitigem Flüssigkeitsersatz. Indikation: z. B. Dialysepatienten mit relativer Hypotonie, bei denen viel Flüssigkeit entzogen werden muss.

c) Anlagerung bestimmter in Flüssigkeit gelöster Teilchen (z. B. Toxinen) an Aktivkohle- oder Kunstharzadsorber. Indikationen: z. B. Intoxikationen mit Medikamenten oder Speisepilzen.

d) Abtrennung des Plasmas von seinen zellulären Bestandteilen durch Zwischenschalten von Plasmafiltern. Kein Blutreinigungsverfahren zur Nierenersatztherapie. Indikation: z. B. Abtrennung pathologischer Eiweiße; Good-pasture-Syndrom.

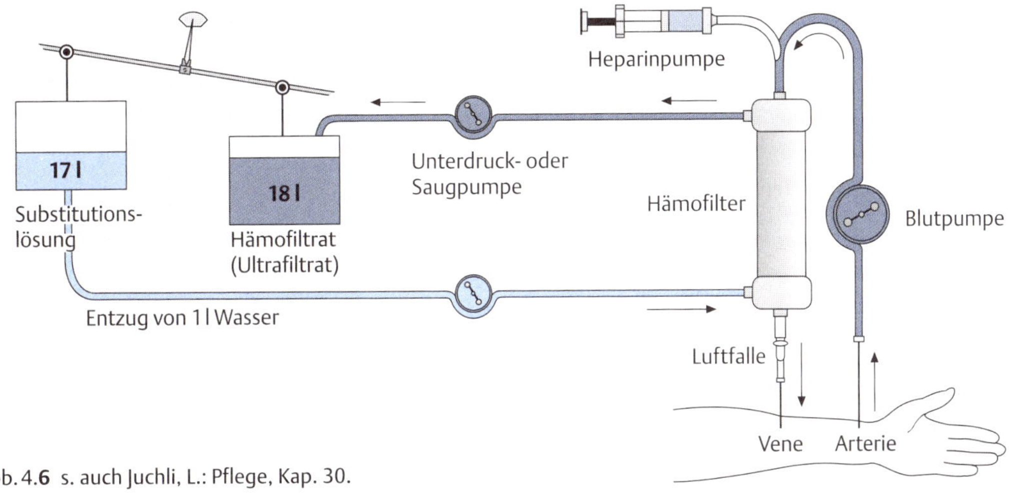

Abb. 4.**6** s. auch Juchli, L.: Pflege, Kap. 30.

Pflege

Der operativ geschaffene Kurzschluss zwischen Arterie und Vene wird meist als Shunt oder arteriovenöse Fistel bezeichnet. Bei der Erstanlage wird oft der nicht dominierende Arm (also beim Rechtshänder der linke Arm) genutzt. Ein häufig verwendetes Operationsverfahren ist die Verbindung der A. radialis und der V. cephalica nach Brescia-Cimino. Dadurch kommt es zur Erweiterung der Vene, die dann besser punktiert werden kann.

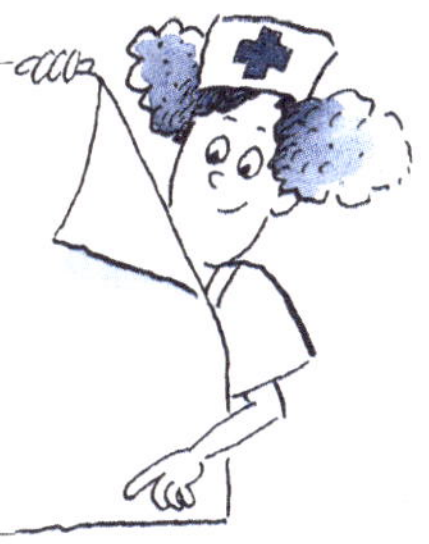

Aufgabe 57 → Postoperative Überwachung Shuntanlage

Bei Frau Mutig wurde wegen einer dialysepflichtigen Niereninsuffizienz bei diabetischer Nephropathie am rechten Unterarm eine Cimino-Brescia-Fistel angelegt (Abb. 4.7). Unmittelbar nach der in Lokalanästhesie erfolgten Shuntanlage übernehmen Sie die Pflege von Frau Müller.

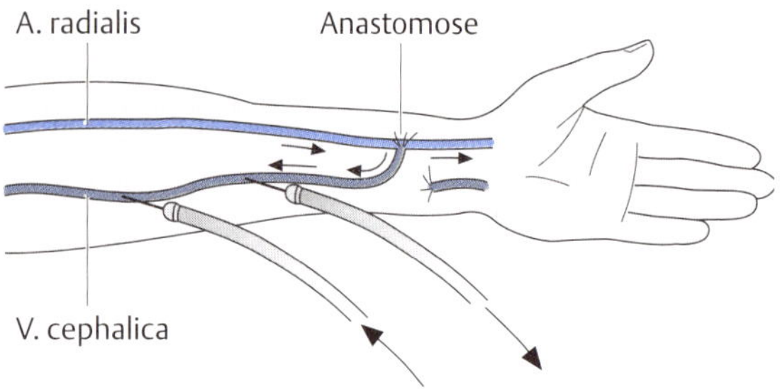

Abb. 4.**7** s. auch Juchli, L.: Pflege, Kap. 30.

Geben Sie Überwachungs- und Pflegemaßnahmen an, die in den ersten beiden postoperativen Tagen hinsichtlich des Shunts von besonderer Bedeutung sind.

1) ______

2) ______

3) ______

4) ______

Aufgabe 58 → Shuntselbstkontrolle

Über die unmittelbare Shuntanlage hinaus bedarf der arteriovenöse Kurzschluss einer ständigen Beobachtung und Pflege durch den Patienten selbst.

Welche Hinweise können Sie Herrn Kunze geben, der nach ambulanter Anlage einer Cimino-Fistel die Shuntpflege selbst übernehmen will?

1) ______

______

2) ______

______

3) ______

______

4) ______

______

5) ______

______

Aufgabe 59 → Spezielle Pflege Peritonealkathetereintrittsstelle

Frau Große hat sich, in Absprache mit ihrem Ehemann, für die Durchführung der kontinuierlichen ambulanten Peritonealdialyse (CAPD) entschieden. Bevor sie nach Hause entlassen wird, weisen Sie die Patientin und ihren Mann in die Pflege der Kathetereintrittsstelle ein.

Bewerten Sie bitte die folgenden Aussagen zur Versorgung der Eintrittsstelle des Peritonealkatheters auf ihre Richtigkeit, indem Sie ankreuzen.

a) Frau Große sollte die Kathetereintrittsstelle täglich auf Entzündungszeichen hin kontrollieren und die Wundumgebung auf Schwellung oder Schmerzen abtasten. ○ richtig ○ falsch

b) Bei serösen Absonderungen und Sekretauflagen im Katheterverband besteht der Verdacht einer Infektion, die ärztlich abgeklärt werden muss. ○ richtig ○ falsch

c) Die persönliche Hygiene von Frau Große umfasst tägliches Duschen mit oder ohne Verband und Wechsel der Unterwäsche, die aus kochfester Baumwolle sein sollte. ○ richtig ○ falsch

d) Das Abtrocknen der Haut nach dem Waschen oder Duschen kann mit sterilen Kompressen erfolgen. Die Wischrichtung ist dabei immer von der Katheteraustrittsstelle weg. ○ richtig ○ falsch

e) Um einer Infektion vorzubeugen (Peritonitisgefahr), ist Frau Große in der Durchführung der hygienischen Händedesinfektion zu unterweisen und ihr das Tragen von Mundschutz und sterilen Handschuhen zu zeigen. ○ richtig ○ falsch

Ist Ihnen die Durchführung der hygienischen Händedesinfektion noch klar? Wenn ja – dann sparen Sie sich die Zeit und lesen Sie nicht weiter! Wenn nein – dann finden Sie hier die Lösung der Frage.

Durchführung: In die trockenen Hände werden 3 ml eines alkoholischen Händedesinfektionsmittels im Sinne einer Händewaschung eingerieben. Die Einwirkzeit von 30 sec. ist unbedingt abzuwarten.

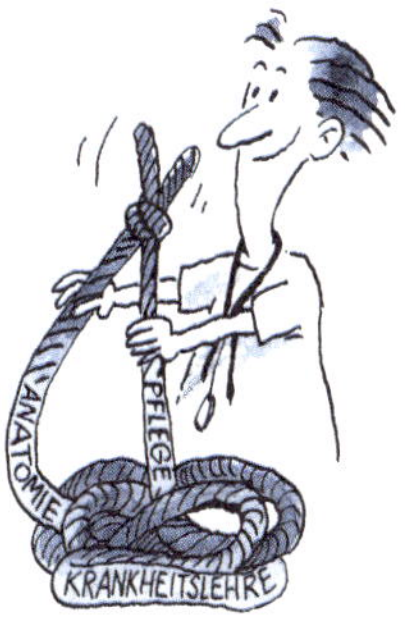

Aufgabe 60 → Komplikation Peritonealdialyse

Die wichtigste Komplikation der Peritonealdialyse ist die ...

____

Aufgabe 61 → Begrenzte Flüssigkeitsaufnahme

Die Einhaltung der erlaubten täglichen Trinkmenge ist ein schwieriges Problem im Alltag des dialysepflichtigen Patienten.
Für die Flüssigkeitszufuhr sind daher die folgenden Grundsätze zu berücksichtigen.
Bitte kreuzen Sie an.

1) Bei der Berechnung der täglichen Flüssigkeitsmenge muss auch die „versteckte Flüssigkeit" in Obst, Gemüse und Suppen miteinbezogen werden.
2) Wassereinlagerungen können problemlos bei der Dialyse entfernt werden, weshalb die 24-stündige Trinkmenge um 1000–1500 ml pro Tag überschritten werden darf.
3) Als grobe Orientierungshilfe zur Berechnung der Flüssigkeitszufuhr gilt: die 24-Stunden-Trinkmenge errechnet sich aus ausgeschiedener Urinmenge in ml + 500–800 ml/24 Std.
4) Durch tägliches Wiegen soll der Patient seine Gewichtszunahme selbst kontrollieren und die Flüssigkeitsaufnahme anpassen.
5) Verschiedene Tipps wie kontrolliert trinken, Kaugummi kauen oder Saures bevorzugen helfen das Durstgefühl zu vermindern.

○ a) Nur die Aussagen 1, 2, 3 und 4 sind richtig.
○ b) Nur die Aussagen 2, 3, 4 und 5 sind richtig.
○ c) Nur die Aussagen 1, 2, 4 und 5 sind richtig.
○ d) Nur die Aussagen 1, 3, 4 und 5 sind richtig.
○ e) Alle Aussagen sind richtig.

Aufgabe 62 → Gesundheitliche Beeinträchtigungen Dialysepatient

Mit Fortschreiten der Niereninsuffizienz kommt es bei den Dialysepatienten zu den unterschiedlichsten gesundheitlichen Beeinträchtigungen.
Welche Pflegemaßnahmen planen Sie zu den hier exemplarisch ausgewählten Pflegeproblemen von Herrn Scholz, der sich im Stadium der terminalen dialysepflichtigen Niereninsuffizienz bei diabetischer Nephropathie befindet?

1) Pflegeproblem: Übelkeit und Erbrechen durch Retention harnpflichtiger Substanzen in Verbindung mit chronischer Niereninsuffizienz.
   Pflegeziel: Übelkeit und Erbrechen sind für Herrn Scholz erträglich.
   Pflegemaßnahmen: ▸ ______________________________
   ▸ ______________________________
   ▸ ______________________________
   ____

2) Pflegeproblem: Muskelschmerzen in Verbindung mit Polyneuropathie, Diabetes mellitus und körperlicher Inaktivität.
   Pflegeziel: Herr Scholz gibt an, schmerzfrei zu sein.
   Pflegemaßnahmen: ▸ ______________________________
   ____
   ▸ ______________________________
   ▸ ______________________________

3) Pflegeproblem: Obstipation in Verbindung mit Flüssigkeitseinschränkung und verminderter Ballaststoffaufnahme.
Pflegeziel: regelrechte Darmentleerung/Defäkation
Pflegemaßnahmen:
- ______________________
- ______________________
- ______________________

4) Pflegeproblem: Abgeschlagenheit und Müdigkeit aufgrund der Dialyse und in Verbindung mit Vitaminmangel.
Pflegeziel: optimale Vitaminversorgung; Herr Scholz gibt an, sich wacher und weniger müde zu fühlen.
Pflegemaßnahmen:
- ______________________
- ______________________
- ______________________

Aufgabe 63 Psychische Situation Dialysepatient

Der Langzeit-Dialysepatient ist durch den sich wiederholenden Behandlungscharakter der Hämodialyse in einer besonderen psychischen Situation. Die eingeschränkte Bewegungsfreiheit, bestehende Abhängigkeiten von anderen und der Verlust des Arbeitsplatzes sind für Herrn Schmidt ernste Probleme, die bei ihm immer wieder zu Stimmungsschwankungen mit Entmutigungen führen.
Durch welche Unterstützungs- und Begleitungsmaßnahmen können Sie für Herrn Schmidt die Situation verbessern?

1) ______________________

2) ______________________

3) ______________________

4) ______________________

5) ______________________

Aufgabe 64 → Hygiene in der Dialyse

Die Handhabung und Verwendung von sterilem Einwegmaterial in der Dialyse setzt die Kenntnis der Richtwerte für die Lagerdauer von sterilen Einmalartikeln voraus.
Setzen Sie, entsprechend der Verpackungs- und Lagerart, die korrekte Lagerdauer ein.

Verpackungsart	Ungeschützte Lagerdauer, z. B. in offenen Regalen	Lagerdauer geschützt, z. B. in Schränken, Schubladen oder angebrochenen Lager-Umverpackungen
Sterilgut-Einfachverpackung	1a) ________	1b) ________
Sterilgut-Zweifachverpackung	2a) ________	2b) ________
Sterilgut-Lagerverpackung	3a) ________	3b) ________

Aufgabe 65 → Juckreiz bei Urämie

Frau Peters (Zustand dekompensierte chronische Niereninsuffizienz) leidet an einer der häufigsten Hauterscheinungen bei Urämie, dem generalisierten Juckreiz. „Ich könnte mir manchmal die Haut abkratzen", sagt sie. Durch Kratzeffekte ist die Haut schon an einigen Stellen infiziert.
Welche allgemeinen Maßnahmen gegen Juckreiz ergreifen Sie bzw. empfehlen Sie Frau Peters?

1) ________

2) ________

3) ________

4) ________

Weitere mögliche Hautveränderungen, die im Rahmen der dekompensierten chronischen Niereninsuffizienz auftreten, sind die braune bis gelbe Pigmentierung (Melanose). Sie sind Folge der vermehrten Melaninbildung und Retention von Urinfarbstoffen. Ferner kann es zur typischen Blasenbildung an lichtexponierten Stellen kommen.

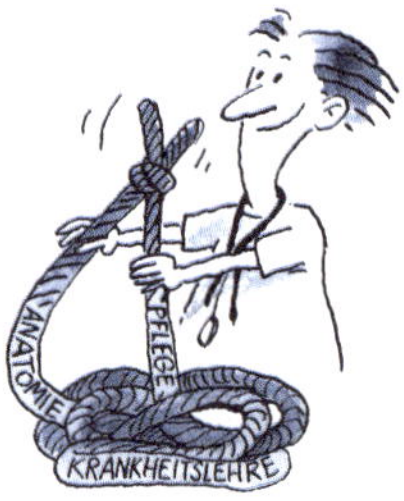

Aufgabe 66 → Krankenbeobachtung

Der krankheitstypische, harnähnliche Geruch der Ausatmungsluft beim Urämiker, der durch das Vorhandensein Urease-haltiger Bakterien in der Mundhöhle entsteht, heißt mit Fachbegriff:

____

Aufgabe **67** → **Dialyseallerlei** – *Kreuz und quer*

1 Verbindung zwischen Arterie und Vene; Kurz- oder Nebenschluss
2 Bezeichnung für den Flüssigkeitsentzug über den Dialysator
3 durchlässig, durchgängig
4 operativ angelegter arterio-venöser Kurzschluss nach ...
5 Mitführen von Stoffen
6 Überwachungseinheit mit integriertem Alarmsensor für Luft im Schlauchsystem
7 Maß für die Konzentration der gelösten Stoffe in der Dialyseflüssigkeit
8 engl. Begriff für Reinigung, Klärung; Entfernung einer Substanz aus dem Blut
9 Gegenüberstellung von Einfuhr und Ausfuhr
10 Stofftransport zwischen zwei Flüssigkeiten über eine semipermeable Membran
11 umgangssprachlich verwendeter Begriff für Dialysierflüssigkeit
12 Wortteil für „Fließen-“ „Strömen-“

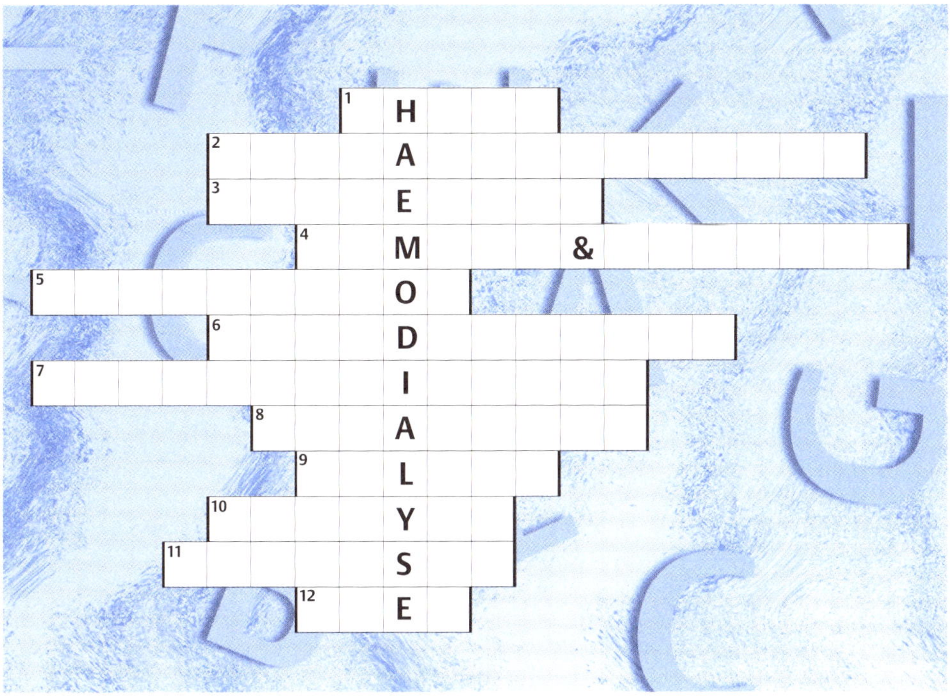

4.5 Spezielle Pflege eines Menschen bei Nephrolithiasis

Krankheitslehre

Aufgabe **68** → **Harnsteinleiden**

Wie heißen die beiden hier fehlenden Fachbegriffe?

Das Harnsteinleiden ist eine der häufigsten Erkrankungen des Harntraktes mit zunehmender Tendenz. Grundsätzlich handelt es sich bei der Harnsteinbildung um eine Übersättigung des Urins mit steinbildenden Urinbestandteilen. Die Pathogenese der Steinbildung ist bis jetzt nicht völlig geklärt. Mit ____________________ werden Steinbildungen in den Hohlsystemen der Nieren und ableitenden Harnwege bezeichnet. Verkalkungen (sog. Kalzifikation) in der Niere fallen nicht hierunter. Sie heißen ____________________

Aufgabe 69 → Lokalisation der Steinerkrankungen

Nach ihrer Lage im Harntrakt können wir verschiedene Steinerkrankungen unterscheiden.
Zeichnen Sie in die Abbildung folgende Steinlokalisationen ein und benennen Sie diese.

links:
Nierenbeckenkelch-Ausgussstein (Korallenstein)

rechts:
Nierenbeckenstein
Ureterstein
Nierenkelchstein
Blasenstein

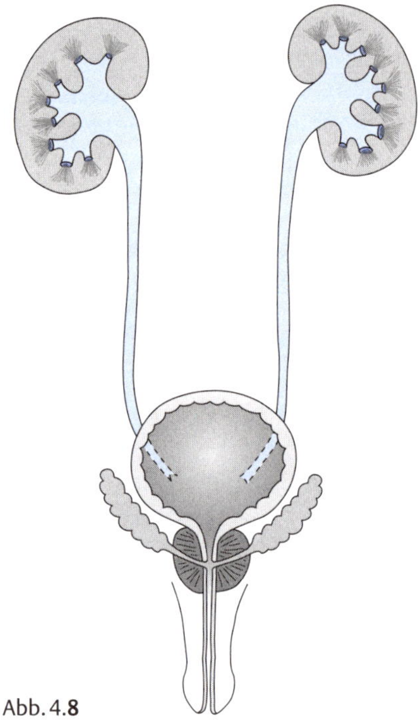

Abb. 4.8

Aufgabe 70 → Chemische Steinzusammensetzung

Hinsichtlich der chemischen Zusammensetzung können verschiedene Steinarten unterschieden werden. Die sogenannten Mischsteine sind Verbindungen der unterschiedlichen Steinarten.
Ordnen Sie die hier in der Reihenfolge ihrer Häufigkeit aufgeführten Steinarten den richtigen Merkmalen zu, indem Sie Verbindungslinien ziehen.

1) Kalziumoxalatsteine
2) Harnsäuresteine
3) Phosphatsteine
4) Zystinsteine

a) gelbliche Farbe, weich, sehr selten
Röntgen*: schwach sichtbar
b) grau-weiße Farbe, bröckelig
Röntgen*: mäßig dichter Schatten
c) schwarzbraune Farbe, sehr hart und zackig
Röntgen*: schattendichtes Konkrement
d) gelbbraune Farbe, hart bis weich
Röntgen*: nicht darstellbar, ggf. Kalkschale, Aussparung im Urogramm

* Röntgenleeraufnahme

Grundsätzlich kann die Ursache für die Steinbildung eine Aufkonzentrierung des Harns durch geringere Urinproduktion bzw. Urinmenge oder eine erhöhte Ausscheidung schwer löslicher Substanzen im Urin sein.

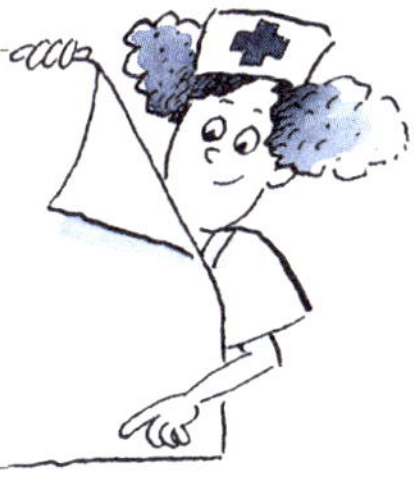

Aufgabe 71 → Ätiologie Harnsteinbildung

Bei den folgenden Doppelaussagen zur Ätiologie (Krankheitsursachen) der Harnsteine kann immer nur eine Aussage richtig sein.

Kreuzen Sie nur den richtigen Satz an.

	1. Satz ist richtig	2. Satz ist richtig
a) Verschiedene Risikofaktoren wie z. B. eine hohe Protein- oder Zuckerzufuhr begünstigen die Nierensteinbildung. Die Neigung zu Harnsteinbildung hängt nicht von einer zu geringen Flüssigkeitsaufnahme ab.	○	○
b) Harnstauungen spielen generell keine Rolle bei der Steinentstehung, da die Peristaltik die Kristalle austreibt. Ein weiterer steinbegünstigender Faktor sind bakterielle Harnwegsinfekte, die zu einer Alkalisierung des Harns führen.	○	○
c) Ursachen der Harnsteinbildung, die außerhalb der Niere liegen, sind praktisch unbekannt. Beim Hyperparathyreoidismus kann es infolge von Störungen des Kalziumstoffwechsels zu Kalziumphosphatsteinen kommen.	○	○
d) Die Zystinsteinbildung kann durch tubuläre Resorptionsstörungen verursacht sein. Die Auskristallisation von Harnsäure aus dem Purinstoffwechsel ist bei pH-saurem Urin vermindert.	○	○
e) Zur Steinbildung ist eine organische Gerüstsubstanz, die die ausfallenden Salze zusammenhält, notwendig. Die Verschiebung des Harn-pH hat auf die Steinentstehung keinen Einfluss.	○	○

Aufgabe 72 → Symptome Nierenstein

Frau Krüger klagt seit zwei Tagen über Rücken- und Lendenschmerzen. Da sie bereits vor vier Jahren schon einmal an Nierenkelchsteinen erkrankt war, vermutet sie selbst ein erneutes Steinleiden.

Welche weiteren, allgemeinen Symptome können bei einem Nierenstein auftreten?

1) ____________________

2) ____________________

3) ____________________

4) ____________________

5) ____________________

Aufgabe 73 → Nierenkolik

Welche der folgenden zehn Aussagen zur Nierenkolik treffen nicht zu? Bitte kreuzen Sie an. (3)
Die Nierenkolik ...

- ○ 1) ist ein akut einsetzender, krampfartiger Schmerz.
- ○ 2) kann von Übelkeit, Erbrechen und weiteren gastrointestinalen Symptomen begleitet werden.
- ○ 3) löst oft bei dem Erkrankten Unruhe mit Bewegungsdrang aus.
- ○ 4) führt nicht selten zum Darmstillstand.
- ○ 5) ist das Leitsymptom, das bei jedem Steinleiden auftritt.
- ○ 6) kann mit Eintritt des Steins in die Blase spontan verschwinden.
- ○ 7) tritt insbesondere durch Steineinklemmung an den physiologischen Engstellen auf.
- ○ 8) erfordert selten eine Schmerzlinderung, da sie wieder verschwindet.
- ○ 9) strahlt in Abhängigkeit von der Steinlokalisation oft in die Flanke und Leistengegend aus.
- ○ 10) wird immer von einer Makrohämaturie begleitet.

Aufgabe 74 → Diagnostik Steinleiden

Bearbeiten Sie den folgenden Lückentext, indem Sie die unten stehenden Begriffe* korrekt einsetzen.

Aktuelle Beschwerden, Schmerzprojektion sowie familiäre Häufung von Steinleiden und Lebensgewohnheiten werden in der ______________ erfragt. An sie schließt sich die ______________ Untersuchung des Patienten mit Palpation von Nierenlager und Blasenregion an. Infolge steinbedingter Mikroverletzungen der Schleimhaut der Harnwege finden sich bei der ______________ fast immer Erythrozytenzylinder.

Eine Veränderung des ______________ zur basischen Seite kann als Hinweis auf das Vorkommen von harnstoffspaltenden Bakterien im Urin gelten. Die ______________ ist das führende bildgebende Verfahren, bei dem Nierensteine als heller Reflex zur Darstellung kommen. Durch das ______________ wird der Bezug des Nierensteins zum Nierenhohlsystem aufgezeigt. Die ______________ lässt auch kleine kalkhaltige Konkremente erkennen und sie hinsichtlich ihrer Größe beurteilen.

* *Ausscheidungsurogramm; Urin-pH; körperliche; Sonographie; Nierenleeraufnahme; Anamnese; Harnsedimentierung*

Erhöhte Kreatininwerte (► 2,5 mg/dl), Kontrastmittelallergie, Niereninsuffizienz und die akute Kolik sind Kontraindikationen des Ausscheidungsurogramms.

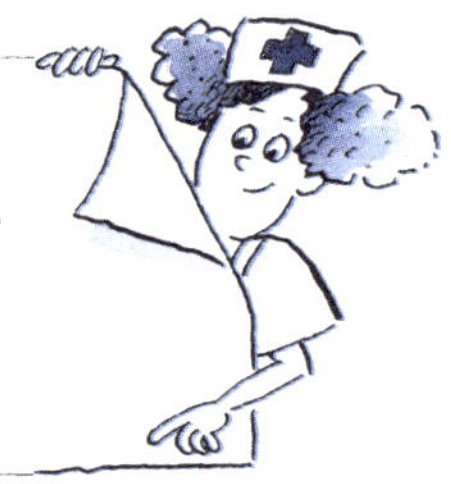

Aufgabe 75 Konservative Therapie

Bewerten Sie die folgenden Aussagen auf ihre Richtigkeit. Bitte kreuzen Sie an.

1) Die konservative Therapie hat bei akuter Steinkolik immer zuerst die Schmerzfreiheit zum Ziel.
2) Vermehrte körperliche Bewegung wie z. B. Treppensteigen oder Hüpfen und wenig im Bett Liegen soll den spontanen Steinabgang begünstigen.
3) Eine hohe Flüssigkeitszufuhr von ca. 1,5 bis 2 Liter ist für die Steinaustreibung von Nachteil.
4) Etwa 60–80 % aller Uretersteine, bei denen zwischen Harnleiterweite und Steingröße kein Missverhältnis besteht, gehen spontan ab.
5) Harnsäuresteine lassen sich durch eine medikamentöse Alkalisierung des Urins (pH-Sollwert 6,2–6,8) auflösen.
6) Diuresefördernde Tees und unterstützende Wärmeanwendungen fördern den Steinabgang.

○ a) Nur die Aussagen 1, 2, 3 und 4 sind richtig.
○ b) Nur die Aussagen 1, 3, 4, 5 und 6 sind richtig.
○ c) Nur die Aussagen 1, 2, 4, 5 und 6 sind richtig
○ d) Nur die Aussagen 1, 2, 3, 4 und 6 sind richtig.
○ e) Nur die Aussagen 1, 3 und 4 sind richtig.

Etwa 20–30 % der Gichtpatienten entwickeln im Verlauf ihrer Erkrankung eine sogenannte Gichtnephropathie mit intrarenaler Kristallisation der Harnsäure. Sollte Ihnen die mit dem Harnsäurestoffwechsel einhergehende Problematik nicht mehr so ganz präsent sein, schlagen Sie das Kapitel 5.3 auf.

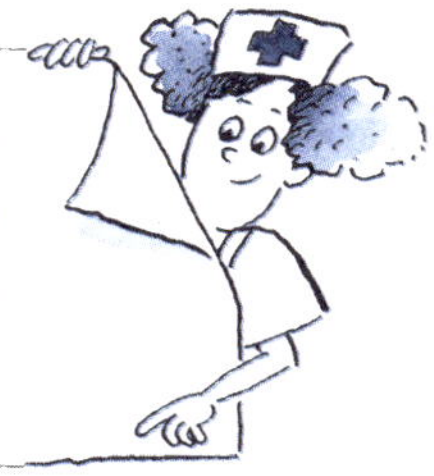

Aufgabe 76 Sonderfall Harnsäurestein

Der folgende Text enthält einen inhaltlichen Fehler. Entdecken Sie ihn!
Die medikamentöse Auflösung von organischen Steinen wie z. B. den Harnsäuresteinen ist bei ca. 30 % der Fälle möglich, sodass eine operative Behandlung nicht notwendig ist.
Die Therapie der Steinauflösung (sog. Litholyse) besteht in der ...

- Erhöhung des täglichen Harnvolumens auf 2–3 Liter.
- medikamentösen Ansäuerung des Urins.
- medikamentösen Hemmung der Harnsäurebildung bei bestehender Hyperurikämie.

Fehler: ______________________________

____

Aufgabe 77 → Instrumentelle/operative Therapie

Bitte kreuzen Sie die zutreffenden Aussagen an. (5)
Eine instrumentelle bzw. operative Behandlung des Steinleidens ist indiziert ...

- ○ 1) bei einer die Nierenfunktion bedrohenden Harnstauungsniere.
- ○ 2) bei der Gefahr einer Pyonephrose.
- ○ 3) bei einem organischen Stein.
- ○ 4) bei nicht beherrschbaren Schmerzen.
- ○ 5) bei Nierenbeckenausgusssteinen.
- ○ 6) bei Steinen, die von der Größe her nicht spontan abgangsfähig sind.

Pflege

Aufgabe 78 → Pflege bei Nierenkolik

Frau Becker berichtet Ihnen über heftige kolikartige Schmerzen, die bis in die Leistengegend ausstrahlen.
Welche Anordnungen zur Behandlung der Kolik erwarten Sie?

1) ______________________

2) ______________________

3) ______________________

4) ______________________

Aufgabe 79 → „Stumme Niere"

Die 24-Std.-Aufnahme der rechten Niere von Herrn Schneider zeigt keine Kontrastmittel-Darstellung im Ausscheidungsurogramm.
Der Stationsarzt spricht bei der Visite von einer sogenannten „stummen Niere".
Was meint er damit? Bitte kreuzen Sie an. (1)

- ○ a) Die Untersuchung musste abgebrochen werden.
- ○ b) Er kann zum Befund keine Aussagen machen.
- ○ c) Die Niere zeigt keine Funktion.

Aufgabe 80 → Mikro- und Makrohämaturie

Bewerten Sie die beiden folgenden Falldarstellungen hinsichtlich der Frage:
Welche der beiden Blutungsarten kann eine Notfallsituation darstellen, und welche Gefahren drohen dem Patienten hierdurch?

Herr Klug: Mikrohämaturie als Folge einer Steinkolik
Frau Peters: Makrohämaturie als Folge einer Steinkolik

____

____

Bei der Krankenbeobachtung denken Sie daran: Bereits 1 ml Blut kann 1 Liter Harn rot färben!

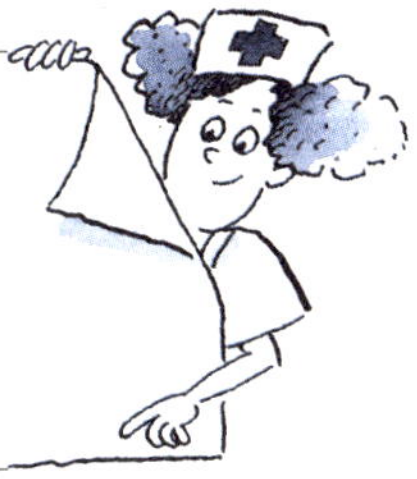

Aufgabe 81 → Rezidivprophylaxe

Durch bestimmte Vorbeugemaßnahmen kann die Rezidivquote von Harnsteinen gesenkt werden. Die Maßnahmen richten sich nach der Steinart.

Geben Sie Herrn Keller, dessen Harnsäuresteine medikamentös aufgelöst werden konnten, einige Empfehlungen zur Steinprophylaxe.

1) ______

2) ______

3) ______

4) ______

5) ______

„pH“ ist die Abkürzung für „pondus Hydrogenii“ und ist das Gewicht des Wasserstoffs pro Liter Lösung. Neutrale Lösungen zeigen einen pH-Wert von 7, saure liegen zwischen 0 bis 7 und alkalische (Synonym: basische) Lösungen zwischen 7 und 14. Der physiologische pH-Bereich des Körpers liegt zwischen 7,0 und 7,8.

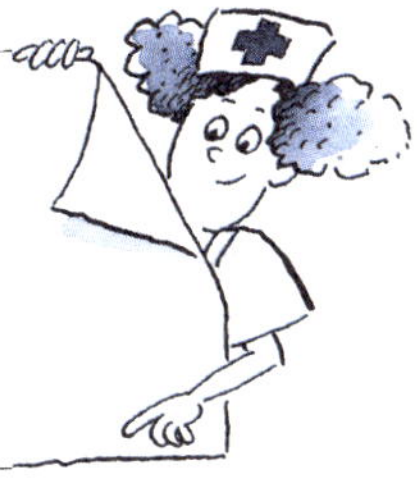

Aufgabe 82 → Urin-pH

Ergänzen Sie den folgenden Lückentext mit den unten stehenden Begriffen*.

Der Urin-pH-Wert gibt den Gehalt an ____________ Säuren an und liegt beim Nierengesunden im ____________ Bereich. Er wird wie in der nebenstehenden Abbildung mit ____________ gemessen, die einen pH-empfindlichen Farbstoff besitzen. Bei zunehmender Funktionseinschränkung der Nieren (Niereninsuffizienz) kann die Säure nicht mehr ausgeschieden werden, und es entwickelt sich eine ____________ Azidose. Bei bestimmten Formen der Nierensteinbildung wie den ____________ kann die pH-Messung die Diagnosestellung unterstützen.

* *metabolische; Teststreifen; „sauren"; gelösten; Harnsäuresteinen*

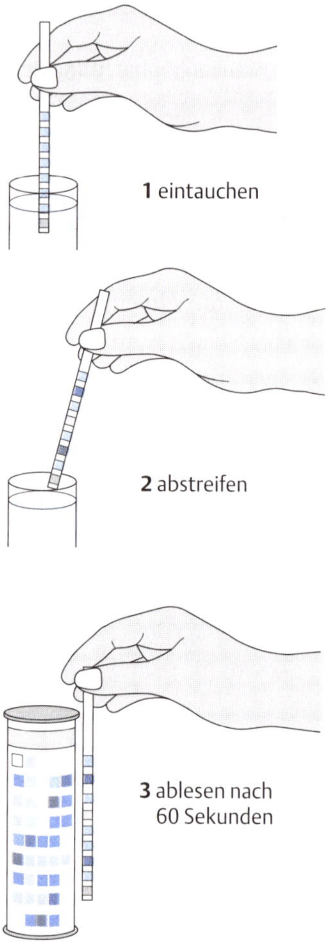

Abb. 4.**9** s. auch Juchli, L.: Pflege, Kap. 42.

Aufgabe 83 → Krankenbeobachtung Blasenstein

Bitte kreuzen Sie die zutreffenden Aussagen an. (3)

Durch einen Blasenstein kann es bei Herrn Scholz zu folgenden typischen Krankheitszeichen kommen:

- ○ a) Verlangsamung und Unterbrechung des Harnstrahls
- ○ b) Postmiktionsschmerz in der Blase
- ○ c) Mikrohämaturie durch Schleimhautverletzung
- ○ d) klopfschmerzhaftes Nierenlager

Aufgabe 84 → 24-Stunden-Sammelurin

Zum Nachweis von Kristallen im Harn soll Frau Mai ihren Urin über 24 Stunden sammeln. Da hierbei häufig Fehler gemacht werden, die das Ergebnis verfälschen, geben Sie der Patientin genaue Instruktionen.
Was sagen Sie Frau Mai, wenn die Sammelperiode um 8.00 Uhr morgens beginnen soll?

____

____

____

____

____

Aufgabe 85 → Sieben von Urin

Im Rahmen der konservativen Behandlung zur Steinaustreibung ordnet der Arzt das Sieben des Urins von Herrn Müller an. Als Sie dem Patienten das Vorgehen erläutern, fragt er Sie nach dem Grund für das Sieben des Urins.
Welche der folgenden Begründungen sind richtig? Bitte kreuzen Sie an. (3)

- ○ a) zur chemischen Steinanalyse
- ○ b) zur Diagnosesicherung für den Steinnachweis
- ○ c) zur Gewichts- und Farbbestimmung des Steins
- ○ d) zur Planung der späteren diätetischen bzw. medikamentösen Rezidivprophylaxe

Aufgabe 86 → Harnleiterschlinge

Bei tiefsitzenden Harnleitersteinen, bei denen ein spontaner Abgang des Steines nicht zu erwarten ist, kann über eine Harnleiterschlinge die Steinentfernung versucht werden.
Bei Herrn Peter wurde über ein Zystoskop eine Zeiss-Schlinge am Stein vorbei geschoben und dann bis oberhalb des Steins zurückgezogen. Das Schlingenende befindet sich außerhalb der Harnröhrenmündung und ist in einem Urinauffangbeutel eingerollt.
Welche Aufgaben im Rahmen der Nachbehandlung übernehmen Sie nach dem endoskopischen Eingriff?

1) ______________________________

2) ______________________________

3) ______________________________

4) ______________________________

4.6 Spezielle Pflege eines Menschen mit künstlicher Harnableitung

Aufgabe 87 → Künstliche Harnumleitung

Bei der Entfernung oder Ausschaltung der Harnblase, z. B. in Folge einer Radikaloperation bei bösartigem Blasentumor, wird eine Harnumleitung notwendig.

Möglich sind verschiedene Verfahren, die individuell von den Anwendungsvorausssetzungen abhängen.

Ordnen Sie die drei unten stehenden, exemplarisch ausgewählten Harnumleitungsverfahren* der passenden Abbildung zu, indem Sie den richtigen Begriff eintragen.

1) ____________________

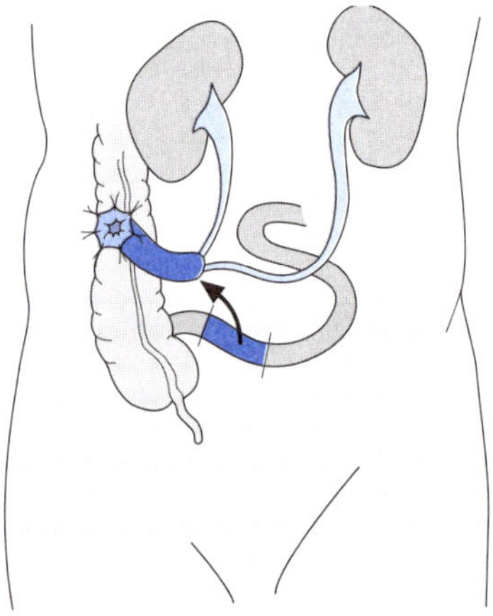

2) ____________________

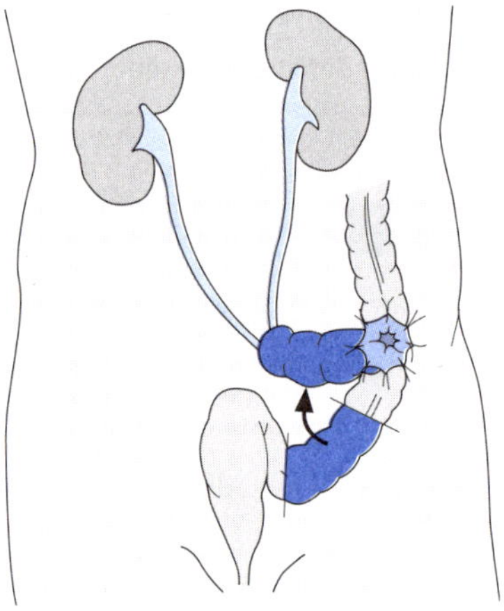

3) ____________________

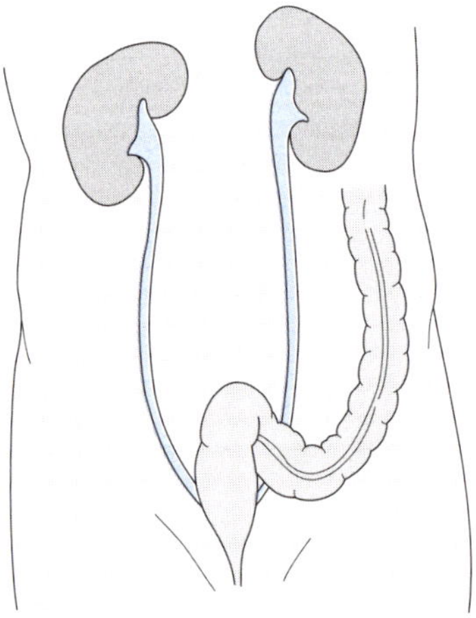

* *Ureterosigmoidostomie; Colon-Conduit; Ileum-Conduit (Bricker-Blase)*

Abb. 4.10 a–c

Aufgabe 88 → Indikationen Harnumleitung

Welche zwei Hauptursachen können eine dauerhafte Harnumleitung in Form eines Conduit oder einer Ureterostomie erforderlich machen?

1) ______________________________

2) ______________________________

Mit Conduit (franz. Röhre, Rinne) bezeichnet man eine isolierte, ausgeschaltete Darmschlinge, in die die beiden Harnleiter eingepflanzt werden, um dann in einem Urostoma auf der Hautoberfläche zu münden.

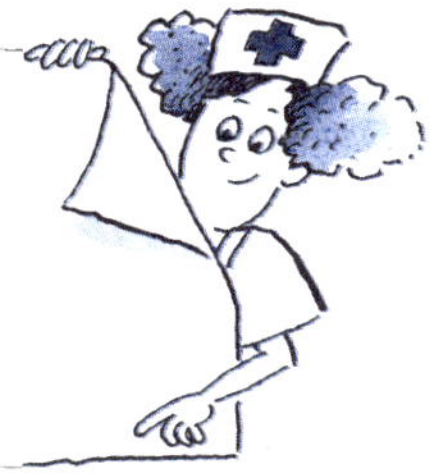

Aufgabe 89 → Nachteil des Conduit

Welches gravierende Problem ergibt sich durch die Anlage eines Conduit für den Patienten?

____

Aufgabe 90 → Indikationen zur Harnblasenkatheterisierung

Unter „Harnblasenkatheterisierung“ versteht man das Einführen eines Katheters in die Blase zur künstlichen Harnableitung.
Ordnen Sie den beiden Formen des Katheterismus die jeweiligen Indikationen zu, indem Sie Verbindungslinien ziehen.

	a) Nierenfunktionsüberwachung
	b) Spül- bzw. Instillationsbehandlung
1) Diagnostischer Katheterismus	c) Ausräumung einer Blasentamponade
	d) Restharnbestimmung (selten)
	e) postoperative Blasenentleerungsstörung
2) Therapeutischer Katheterismus	f) Uroflowmetrie
	g) Schienung der Harnröhre
	h) Harnverhalt

Die Katheterisierung

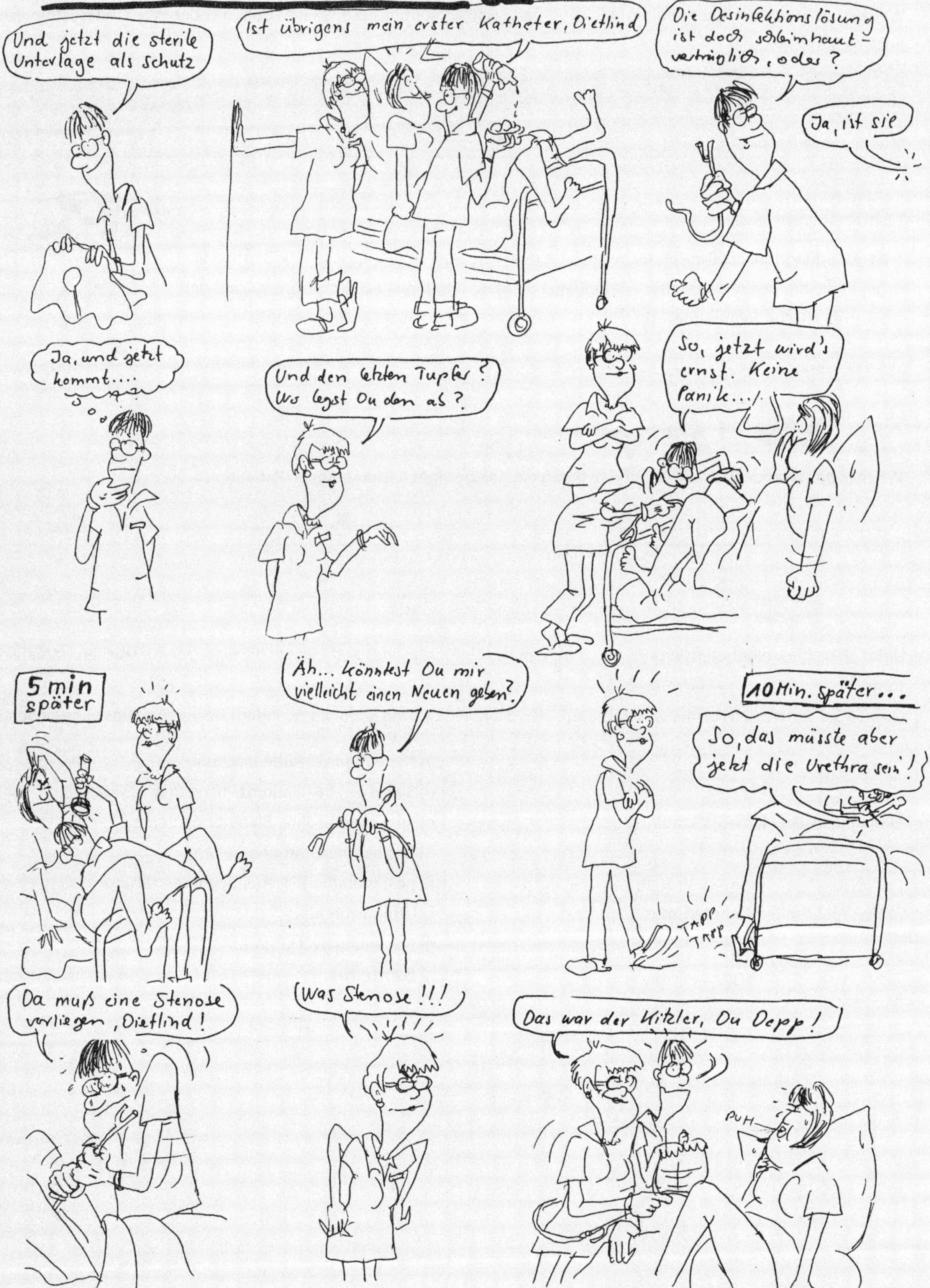

Und jetzt die sterile Unterlage als Schutz
Ist übrigens mein erster Katheter, Dietlind
Die Desinfektionslösung ist doch schleimhautverträglich, oder?
Ja, ist sie
Ja, und jetzt kommt....
Und den letzten Tupfer? Wo legst Du den ab?
So, jetzt wird's ernst. Keine Panik...
5 min später
Äh... könntest Du mir vielleicht einen Neuen geben?
10 Min. später...
So, das müsste aber jetzt die Urethra sein!
TAPP TAPP
Da muß eine Stenose vorliegen, Dietlind!
Was Stenose!!!
Das war der Kitzler, Du Depp!
PUH

Aufgabe 91 → Kathetersystem

Was muss man sich unter einem geschlossenen Urinablaufsystem (Abb. 4.**11**) vorstellen?
Bitte kreuzen Sie an. (1)

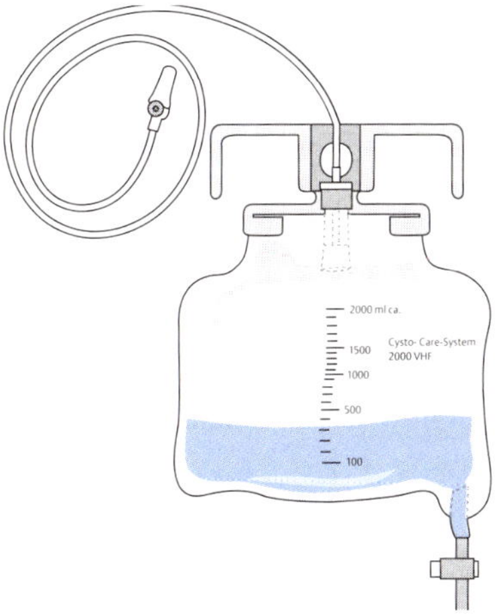

Abb. 4.**11** s. auch Juchli, L.: Pflege, Kap. 9.

○ a) Der Katheterschlauch ist aufgrund eines Blutkoagels (z. B. nach Prostataoperation) verschlossen.
○ b) Der Weg zwischen Harnblase und Urinbeutelauslasshahn muss zur Entleerung nicht unterbrochen werden.
○ c) Zur Beutelentleerung muss die Verbindung zwischen Katheteransatz und Urinbeutel unterbrochen werden.

Pflege

Durch den kontinuierlich erfolgenden Harnabgang bei Urostoma ist die pflegerische Versorgung der peristomalen Haut von besonderer Wichtigkeit. Die hier zum Schutz der Haut erforderlich werdenden Pflegemaßnahmen entsprechen weitestgehend denen der Enterostomaversorgung, die im Arbeitsbuch: Spezielle Pflege Band 1, Kap. 4.8, behandelt wurde. Auf eine Kontinenz im Sinne einer Unterbrechung mittels Abdeckkappe wie beim Kolostoma muss aus physiologischen Gründen verzichtet werden.

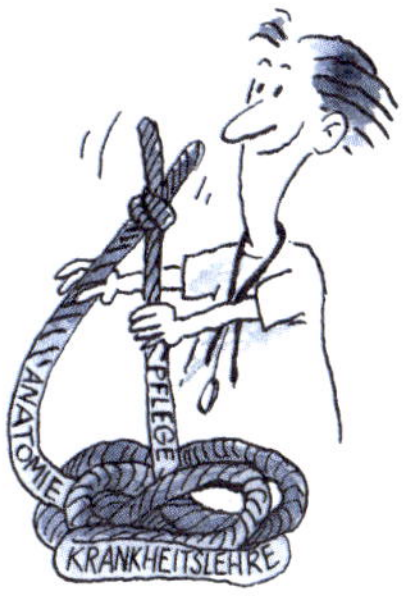

Aufgabe 92 → Pflegerische Urostomieversorgung

Obwohl die Versorgungsmöglichkeiten der Ostomien der harnableitenden Wege in Grundzügen denen der Enterostomaversorgung entsprechen, können einige Tipps dem Erkrankten doch weiterhelfen. Bei Frau Hase wurden beide Harnleiter in ein ausgeschaltetes Dünndarm-Segment implantiert. Das Ileumende liegt etwa 1 cm über dem Hautniveau.
Bewerten Sie die folgenden Aussagen zur Urostomieversorgung, indem Sie ankreuzen.

1) Die Urostomieversorgung sollte wegen der ständigen Urinabgabe so rasch als möglich erfolgen, um Hautirritationen zu vermeiden. ○ richtig ○ falsch
2) Die Hautschutzplatte muss nicht auf trockener Haut aufgebracht werden, da Karaja hygroskopische Eigenschaften besitzt. ○ richtig ○ falsch
3) Die Beutelversorgung geschieht am besten wegen der fehlenden Flüssigkeitsaufnahme während der Nacht vor dem Frühstück. ○ richtig ○ falsch

4) Durch tiefes Einatmen und kurzes Luft Anhalten kann der Urinfluss für knappe Zeit gestoppt werden, was die Versorgung erleichtert. ○ richtig ○ falsch

5) Liegt die Urostomie sehr tief im Hautniveau des Unterbauchs, kann auch eine Hautschutzpaste die Unebenheiten der Haut nicht abdichten. ○ richtig ○ falsch

Aufgabe 93 → Restharnbestimmung

Die Restharnbestimmung erfolgt üblicherweise sonographisch, kann jedoch auch mittels Einmalkatheterismus durchgeführt werden.

Wie ist der Begriff Restharn definiert? Wie hoch ist der Normalwert?

Aufgabe 94 → Legen eines Blasenkatheters

Welche der folgenden zehn Aussagen zum Katheterismus sind richtig? Bitte kreuzen Sie an. (7)

Für den Katheterismus gilt, …

○ 1) dass eine ärztliche Anordnung vorliegen muss.
○ 2) dass die Durchführung aseptisch zu erfolgen hat.
○ 3) dass die Ausführung nur durch geübtes Pflegepersonal erfolgen darf.
○ 4) dass leichte Schmerzangaben des Patienten während des Blockens des Ballons normal sein können.
○ 5) dass eine hygienische Händedesinfektion dem Legen vorausgehen muss.
○ 6) dass zur Verringerung des Infektionsrisikos eine strenge Indikationsstellung zu erfolgen hat.
○ 7) dass die Pflegekraft bei nicht entblockbarem Dauerkatheter sanfte Gewalt anwenden darf.
○ 8) dass im Anschluss, zur Vermeidung einer Paraphimose, die Vorhaut wieder ganz über die Eichel zu ziehen ist.
○ 9) dass zur Desinfektion der Schleimhäute alkoholische Lösung verwendet wird.
○ 10) dass der Vorgang selbst ein hohes Infektionsrisiko für den Patienten darstellt.

Aufgabe 95 → Via falsa

Was ist unter dem Begriff „Via falsa“ im Zusammenhang mit dem Katheterisieren zu verstehen?

Aufgabe **96** → **Harnwegsinfektion**

Harnwegsinfekte gehören mit 30–50% zu den häufigsten nosokomialen (im Krankenhaus erworbenen) Infektionen. Durch welche Maßnahmen bei der Pflege des Dauerkatheters und im Umgang mit dem Ableitungssystem kann das Infektionsrisiko gesenkt werden? Nennen Sie mindestens 6 Maßnahmen.

1) ______________________________

____

2) ______________________________

____

3) ______________________________

____

4) ______________________________

5) ______________________________

6) ______________________________

4 Spezielle Pflege eines Menschen mit Erkrankungen der Nieren und der Harnwege

Aufgabe 1

retroperitoneal; Zwerchfell; Brustwirbelkörper; Lendenwirbelkörper; Leber; medial; Nierenhilus; Lymphgefäße

Aufgabe 2

1 Bindegewebige Kapsel
2 Nierenrinde
3 Nierensäule
4 Nierenbecken
5 Markpyramiden
6 Harnleiter
7 Nierenarterie
8 Nierenvene
9 Nierenkelche
10 Nierenpapille

Aufgabe 3

b

Aufgabe 4

1 Nierenkörperchen mit Glomerulum
2 Bowman-Kapsel
3 proximaler Tubulus
4 Henle-Schleife
5 distaler Tubulus
6 Überleitungssegment
7 Sammelrohre

Aufgabe 5

a2, b1, c1, d2

Aufgabe 6

1)
den NaCl-Gehalt des Primärharns
2)
- Renin
- Renin-Angiotensin-Aldosteron-System

Aufgabe 7

d

Aufgabe 8

Nierenschwelle

Aufgabe 9

1) Urobilinogen/Urobilin (Abbauprodukt des Gallenfarbstoffs)
2) Urochrom (Eiweißabbau)

Aufgabe 10

1b, 2c, 3a

Aufgabe 11

Nierenkelchen; Übergangsepithel; Nierenbeckens; Nierenpapillen; acht; zehn; Nierenhilus; Ureteren; retroperitoneal; Beckenbodens; Blasenhinterwand; Harnblase; glatter Muskulatur; Miktion; Urethra

Aufgabe 12

2, 3, 4, 5, 6, 7

Aufgabe 13

1) Schließmuskel, Durchtritt der Urethra durch die Harnblasenwand
2) Prostata
3) äußere Harnröhrenmündung

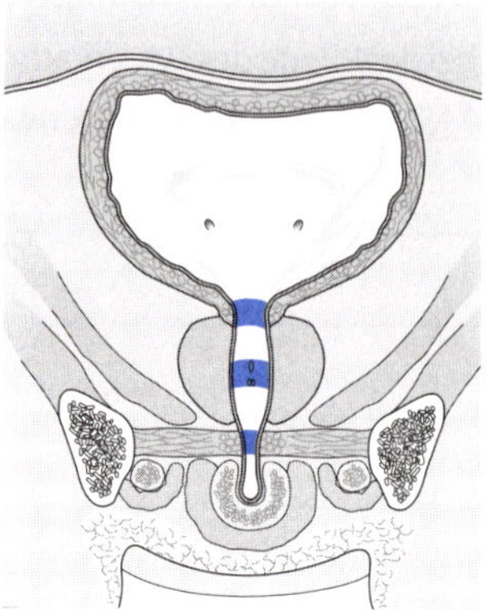

4.1 Spezielle Pflege eines Menschen bei Glomerulonephritis

Aufgabe 14

Die entzündlichen Veränderungen treten an den Glomeruli und nicht an den Nierenkelchen auf.

Aufgabe 15

- Hypertonie
- Hämaturie
- Lid- und Gesichtsödeme, vorwiegend morgendlich
- Schmerzen im Lendenbereich, Flankenschmerz
- Oligurie

Aufgabe 16

- Nachweis von Streptokokken
- serologische Marker des Streptokokkeninfekts, z. B. Antistreptolysin-0-Titer
- geringere Konzentration an Komplementfaktoren (C_3 und C_4)

Aufgabe 17

e

Aufgabe 18

- Lungenödem
- Hirnödem mit Krämpfen
- Hypertonie
- nephrotisches Syndrom, Herzinsuffizienz

Aufgabe 19

2

Aufgabe 20

Infolge renaler Eiweißverluste kommt es zur Verminderung des onkotischen Drucks im Blut.

Aufgabe 21

richtig: a, c, d, e, f
falsch: b

Aufgabe 22

1b, 2c, 3a

Aufgabe 23

- Vitalzeichen wie Blutdruck, Puls, Temperatur
- Flüssigkeitsbilanz, Urin auf Aussehen und Farbe
- tägliche Gewichtskontrolle
- Beobachtung vorhandener Ödeme

Aufgabe 24

1)
- erhöhte Infektneigung
- periphere und generalisierte Ödembildung
- Thromboseneigung

2)
- Hautturgor erfassen
- Körpertemperatur kontrollieren
- Körpergewicht kontrollieren
- Atmung überwachen
- Bauchumfang messen
- Hautbeobachtung

Aufgabe 25

c

Aufgabe 26

b

4.2 Spezielle Pflege eines Menschen bei Pyelonephritis

Aufgabe 27

c

Aufgabe 28

d

Aufgabe 29

1) Leukozytenurie/Leukozytenzylinder
2) Bakteriurie, >100000 Keime
3) Proteinurie

Aufgabe 30

antibiotischen; Urinkultur; nosokomiale; Antibiogramms; Monotherapie; Bettruhe; Diurese

Aufgabe 31

a, b, d

Aufgabe 32

a

Aufgabe 33

Reinigung des äußeren Genitale mit Wasser und milder Seife; 1. Teil der Miktion wird verworfen; 2. Teil in dem vorbereiteten Gefäß auffangen (Mittelstrahl); 3. Teil wieder verwerfen

Aufgabe 34

- Urinausscheidung (Menge, Farbe)
- Körpergewicht (Kontrolle 1-mal täglich)
- Hautspannungszustand/Turgor (Ödeme)

Aufgabe 35

1) auf ausreichende Flüssigkeitszufuhr achten
2) spezielle Tees (z. B. Brennnesseltee, Bärentraubenblättertee) zur Unterstützung der Urinausscheidung
3) Warmhalten des Intimbereichs (warme Unterwäsche)
4) Hinweise zur korrekten Intimhygiene, evtl. spezielle Pflegemittel

4.3 Spezielle Pflege eines Menschen mit akutem Nierenversagen

Aufgabe 36

d

Aufgabe 37

1) hämorrhagischer Schock; Peritonitis/Pankreatitis; Diabetes insipidus
2) toxische Nephritis; Nierenarterienverschluss; akute Glomerulonephritis
3) Uretersteine; Harnblasenkarzinom; Prostataerkrankung

Aufgabe 38

1 (oligoanurische Phase)
2 (Rekonvaleszenzphase)
3 (Schädigungsphase)
4 (polyurische Phase)

Aufgabe 39

richtig: a, b, d
falsch: c

Aufgabe 40

Durch erhöhte Proteindurchlässigkeit der Glomeruli kommt es zu Eiweißverlusten über den Urin. Infolge des erniedrigten kolloidosmotischen Drucks entsteht eine verminderte intravasale Bindungskapazität für Flüssigkeit.

Aufgabe 41

1) Oligurie/Anurie
2) Erythrozyten-/Leukozytenzylinder, Proteinurie
3) erniedrigt (<1015)

Aufgabe 42

c

Aufgabe 43

b

Aufgabe 44

b, c, d, e

Aufgabe 45

Die Niere zählt bei der Zentralisation des Kreislaufs im Schock zu den peripheren Organen. Das bedeutet, dass ihre Durchblutung bis auf 10% der Normaldurchblutung herabgesetzt wird.

Aufgabe 46

1) Blutdruck/Puls ⇒ Rhythmusstörungen
2) Atmung ⇒ Lungenödem
3) Körpergewicht ⇒ Wassereinlagerung
4) Einfuhr-/Ausfuhrkontrolle ⇒ Wassereinlagerung
5) Körpertemperatur ⇒ Infektion
6) Bewusstsein ⇒ Urämie

Aufgabe 47

1) Die Einfuhr übersteigt die Ausfuhr.
2) Einfuhr und Ausfuhr sind gleich hoch.
3) Die Ausfuhr übersteigt die Einfuhr.

Aufgabe 48

1) Flüssigkeitsbilanz, ggf. Blasendauerkatheter legen
2) Blutdruck-, Puls- und Temperaturkontrolle
3) Körpergewicht überwachen
4) Zeichen einer Elektrolytstörung beachten

Aufgabe 49

Ödembildung hauptsächlich im lockeren Bindegewebe, z. B. Gesicht, insbesondere Augenlider

Aufgabe 50

Hyperkaliämie; Parästhesien; Extrasystolen; oligoanurischen

Aufgabe 51

1) Kontrolle der Einstichstelle auf Nachblutung
2) Vitalzeichenkontrolle; Häufigkeit richtet sich nach Wertstabilisierung

3) ersten Urin nach der Biopsie auf Blutbeimengungen kontrollieren
4) 24-stündige Bettruhe überwachen

4.4 Spezielle Pflege eines dialysepflichtigen Menschen

Aufgabe 52

a) Diffusion
b) Osmose
c) Filtration
d) Konvektion

Aufgabe 53

1) akutes oder chronisches Nierenversagen
2) Intoxikationen
3) Lungenödem
4) Elektrolytstörungen wie Hyperkaliämie, -kalzämie

Aufgabe 54

richtig: 1, 3, 4, 5, 6, 7
falsch: 2, 8

Aufgabe 55

Abtrennung; Hämodialyse; Gegenstrom; Konzentrationsunterschied; Hämofiltration; Moleküle; Peritonealdialyse; Katheter; Peritoneum; harnpflichtige

Aufgabe 56

1b, 2a, 3d, 4c

Aufgabe 57

1) überwiegende Hochlagerung und Ruhigstellung des rechten Arms
2) Kontrolle der Durchgängigkeit des Shunts durch Palpation/Stethoskop
3) keine Blutentnahmen oder Blutdruckkontrollen am Shuntarm
4) Beobachtung des Wundverbandes auf Blutungen

Aufgabe 58

1) tägliches Abtasten („schwirren") oder Abhören („rauschen") des Shunts
2) Beobachtung der Haut auf Rötung, Verhärtung, Hämatome
3) tägliches Waschen des Shuntarmes mit Wasser und milder Seife
4) Arbeiten mit erhöhter Verletzungsgefahr am Shuntarm vermeiden
5) bei Bedarf (z. B. trockener Haut) Auftragen von Hautpflegemitteln wie Dexpanthenol

Aufgabe 59

richtig: a, b, c, d, e
falsch: –

Aufgabe 60

Peritonitis

Aufgabe 61

d

Aufgabe 62

1)
- Patienten über Ursachen der Symptome informieren.
- Patienten beim Erbrechen unterstützen.
- Nach dem Erbrechen Möglichkeit zum Mundausspülen geben.

2)
- Patienten nach Schmerzcharakter, Lokalisation fragen, Arzt informieren, ggf. Schmerzmittel.
- Diät und Insulindosierung besprechen.
- Körperliche Bewegung anregen/planen.

3)
- Patientengewohnheiten/Ernährungsverhalten erfragen.
- Ausreichend Bewegung empfehlen/planen.
- Laxanziengabe in Arztabsprache.

4)
- Diät/Ernährung kontrollieren.
- Dem Patienten Ruhephasen ermöglichen.
- Vitaminsubstitution in Arztabsprache.

Aufgabe 63

1) Raum und Zeit für Gespräche geben, Geduld/Zuwendung zeigen.
2) Eigenverantwortung des Patienten verdeutlichen, mögliche Perspektiven aufzeigen.
3) Unterstützung, die aus der Krankheit entstandene Abhängigkeit zu akzeptieren.
4) Einbeziehen von Angehörigen, Freunden.
5) Informationen zu sozialen Hilfen, Selbsthilfegruppen, Feriendialyse.

Aufgabe 64

1a) 1 Tag
1b) 6 Wochen
2a) 6 Wochen
2b) 6 Monate
3a) 5 Jahre
3b) 5 Jahre

Aufgabe 65

1) kühle Abwaschungen der Haut oder Duschen
2) Hautpflege, z. B. Creme mit hohem Wasseranteil
3) hautreizende Waschzusätze/Seifen meiden
4) keine warme Kleidung oder Bettdecke, Raumtemperatur eher kühl

Aufgabe 66

Foetus uraemicus

Aufgabe 67

1 Shunt	7 Leitfaehigkeit
2 Ultrafiltration	8 Clearance
3 permeabel	9 Bilanz
4 Cimino & Brescia	10 Dialyse
5 Konvektion	11 Dialysat
6 Luftdetektor	12 Rheo

4.5 Spezielle Pflege eines Menschen bei Nephrolithiasis

Aufgabe 68

Nephrolithiasis; Nephrokalzinose

Aufgabe 69

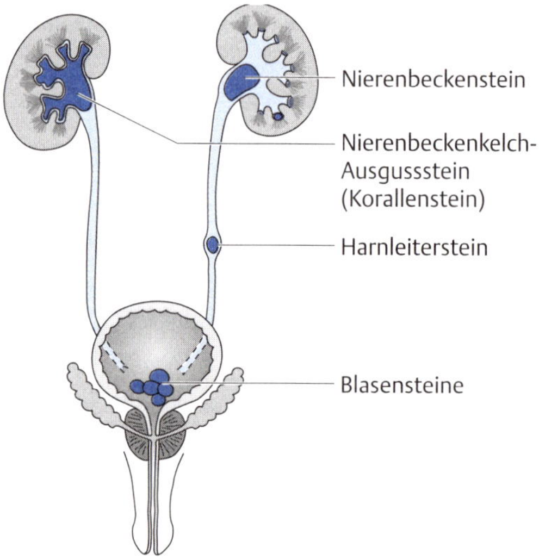

Aufgabe 70

1c, 2d, 3b, 4a

Aufgabe 71

a1, b2, c2, d1, e1

Aufgabe 72

1) Klopf- und Druckschmerz des Nierenlagers
2) Fieber und Schüttelfrost
3) Übelkeit und Erbrechen
4) Dysurie und Harndrang
5) Mikro-/Makrohämaturie

Aufgabe 73

5, 8, 10

Aufgabe 74

Anamnese; körperliche; Harnsedimentierung; Urin-pH, Sonographie; Urogramm; Nierenleeraufnahme

Aufgabe 75

c

Aufgabe 76

Fehler: Statt medikamentöser Ansäuerung des Harns muss es Alkalisierung des Harns heißen.

Aufgabe 77

1, 2, 4, 5, 6

Aufgabe 78

1) Analgetika/Spasmolytika
2) lokale Wärme wie feucht-heiße Wickel
3) evtl. Bettruhe
4) reichliche Flüssigkeitszufuhr

Aufgabe 79

c

Aufgabe 80

Die Makrohämaturie, wegen kreislaufwirksamer Blutverluste und der Gefahr von Koagelbildung, die zum Harnverhalt führen kann.

Aufgabe 81

1) purinreiche Nahrungsmittel, insbesondere tierische Eiweiße, meiden; Alkoholkonsum reduzieren (hemmt Purinabbau)
2) bestehendes Übergewicht abbauen
3) Alkalisierung des Urins ständig kontrollieren
4) Trinken von alkalisierenden Mineralwässern
5) konsequente Einhaltung der medikamentösen Alkalisierungsbehandlung

Aufgabe 82

gelösten; „sauren"; Teststreifen; metabolische; Harnsäuresteinen

Aufgabe 83

a, b, c

Aufgabe 84

Entleerung der Harnblase um 8.00 Uhr in die Toilette; danach den Urin in einem Sammelgefäß auffangen; bei Darmentleerung darauf achten, den Urin vorher in das Sammelgefäß zu entleeren; letzte Harnblasenentleerung um 8.00 Uhr am Folgetag in das Sammelgefäß.

Aufgabe 85

a, b, d

Aufgabe 86

1) Urin sieben
2) Patienten anhalten, viel zu laufen; mobilisieren
3) bei Bedarf Schmerzmittelgabe nach Arztanordnung
4) Schlinge soll frei zwischen den Beinen hängen, um tiefer treten zu können.

4.6 Spezielle Pflege eines Menschen mit künstlicher Harnableitung

Aufgabe 87

1) Ileum-Conduit (Bricker-Blase)
2) Colon-Conduit
3) Ureterosigmoidostomie

Aufgabe 88

1) maligne Blasentumore
2) maligne Tumore der Gebärmutter

Aufgabe 89

Urininkontinenz; Tragen eines Urinauffangsystems

Aufgabe 90

1a, d, f
2b, c, e, g, h

Aufgabe 91

b

Aufgabe 92

richtig: 1, 3, 4, 5
falsch: 2

Aufgabe 93

Restharn ist die Menge Urin, die unmittelbar nach Abschluss einer Miktion in der Blase zurückbleibt. Normalwert bis 100 ml.

Aufgabe 94

1, 2, 3, 5, 6, 8, 10

Aufgabe 95

durch äußere Gewalt hervorgerufener Blindgang in Verbindung mit zu forschem Katheterisieren der Harnblase

Aufgabe 96

1) Täglich ein- bis zweimal Übergang zwischen Katheter und Harnröhrenöffnung im Rahmen der Intimtoilette reinigen.
2) Tägliche Inspektion des gesamten Kathetersystems auf Inkrustationen und Verunreinigungen.
3) Verkrustungen und Schleim behutsam entfernen; eine um die Harnröhrenöffnung geschlagene Kompresse saugt beim Mann zusätzlich kontaminiertes Urethralsekret auf.
4) Reichliche Diurese zur Verstopfungsprophylaxe, wenn keine Kontraindikation.
5) Urinauffangbeutel unter Blasenniveau hängen.
6) Urinablasshahn nach Entleeren in die Beuteltasche zurück stecken.
7) Katheter und Ableitungssystem nicht trennen.

5 Spezielle Pflege eines Menschen mit Erkrankungen des Hormonsystems und des Stoffwechsels

B. Vollmuth

5.1 Spezielle Pflege eines Menschen bei Hyper- und Hypothyreose und vor und nach Strumaresektion

Anatomie/Physiologie

Aufgabe 1 → Aufbau und Lage der Schilddrüse

Die Schilddrüse (Glandula thyroidea) gehört zu den endokrinen Drüsen. Ihre Anatomie kann in Form und Lage leicht variieren.

Die folgende Abbildung zeigt die Blutversorgung und die Nachbarschaftsstrukturen der Schilddrüse. Benennen Sie die nummerierten Strukturen.

Blutversorgung:

1) ____________________

2) ____________________

3) ____________________

4) ____________________

5) ____________________

Nachbarschaftsstrukturen:

6) ____________________

7) ____________________

8) ____________________

9) ____________________

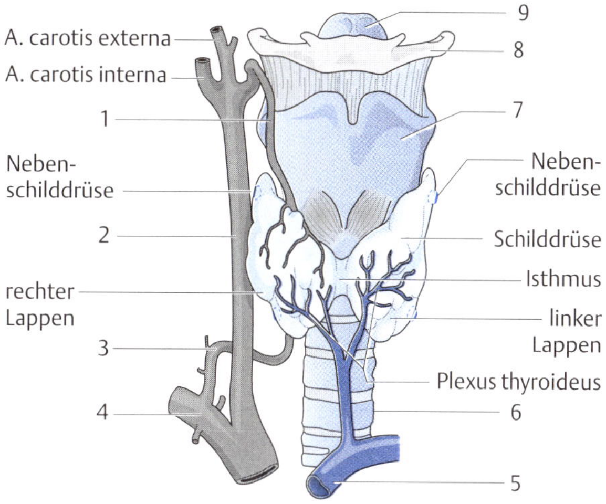

Abb. 5.**1** s. auch Schwegler, J.: Der Mensch – Anatomie und Physiologie, Kap. 11.

Aufgabe 2 → Feinstruktur der Schilddrüse

Welche der folgenden Aussagen treffen für den feingeweblichen Aufbau der Schilddrüse zu, den unten stehende Abbildung zeigt? Bitte kreuzen Sie an.

a) Das Drüsengewebe besteht aus verschieden geformten Bläschen, den sogenannten Follikeln. ○ richtig ○ falsch

b) In den Follikeln wird neben den beiden Schilddrüsenhormonen das Calcitonin synthetisiert und gespeichert. ○ richtig ○ falsch

c) Die Follikel verfügen über Ausführungsgänge, durch welche die Hormone an die Oberfläche sezerniert werden. ○ richtig ○ falsch

d) Zwischen den Follikeln, in den parafollikulären C-Zellen, wird der Gegenspieler des Parathormons gebildet. ○ richtig ○ falsch

e) Das einschichtige Follikelepithel nimmt Jodid-Ionen aus dem Blut auf und bildet die Schilddrüsenhormone Thyroxin (T_4) und Trijodthyronin (T_3). ○ richtig ○ falsch

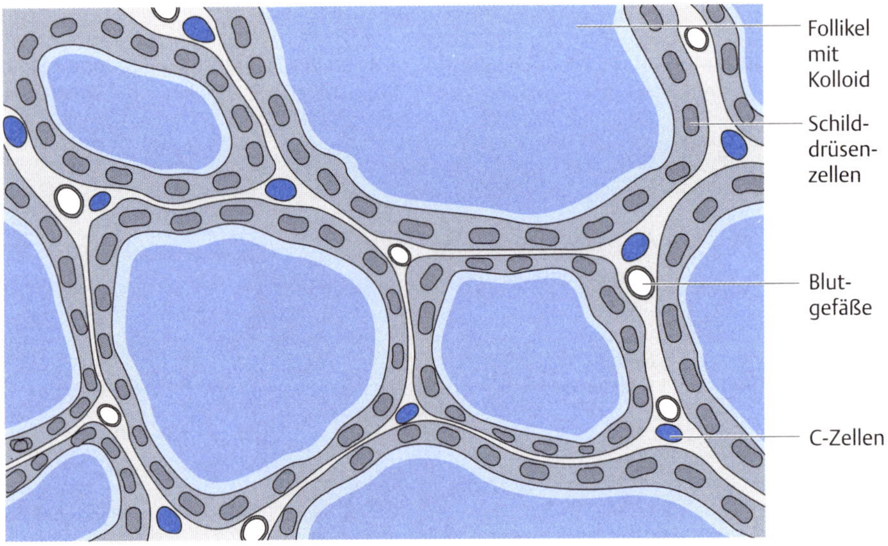

Abb. 5.**2**

Aufgabe 3 → Bezeichnung Schilddrüse

Aller guten Dinge sind drei. Deshalb an dritter Stelle eine leichte Aufgabe, die Sie sicher ohne große Anstrengung lösen können.

Woher hat die Schilddrüse ihren Namen?

Kreuzen Sie die richtige Antwort an. (1)

○ a) Die Bürger von Schilda dienten als Namenspatrone.

○ b) Durch die enge Nachbarschaft zum Schildknorpel.

○ c) Schildartig schützt diese Drüse die Trachea von Gewalteinwirkung von außen.

○ d) Dr. Schild war der Entdecker dieses Organs.

Aufgabe 4 → Schilddrüsenhormone

Die Schilddrüsenhormone T_3 und T_4 steuern verschiedene Stoffwechselprozesse und wirken auf mehrere Organsysteme ein.

Geben Sie hierfür einige Beispiele an.

- ______________________________
  ____
- ______________________________
  ____
- ______________________________
- ______________________________

Aufgabe 5 → Regelkreis Schilddrüsenfunktion

Die Schilddrüse wird durch einen Regelkreis gesteuert, der die Hormonausschüttung auf den physiologischen Bedarf des Organismus abstimmt. Dieser Regelkreis besitzt, vergleichbar mit dem Temperaturfühler der Zentralheizung, eine sogenannte negative Rückkopplung.

Ergänzen Sie die fehlenden Steuerhormone des abgebildeten Regelkreises.

Hemmung = ⊖

Vermehrung = ⊕

1) ______________________________
____

2) ______________________________
____

3) ______________________________
____

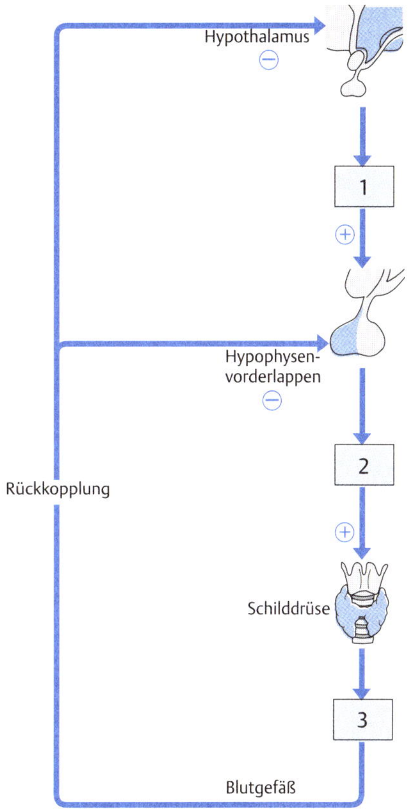

Abb. 5.3

Überlegen Sie, welche weiteren, übergeordneten Regelsysteme Releasing-Hormone freisetzen beziehungsweise die Freisetzung hemmen (z. B. das Wachstumshormon Somatotropin). Denken Sie daran, dass es auch Steuerkreise mit positiver Rückkopplung (wie etwa das wehenfördernde Oxytocin) gibt.

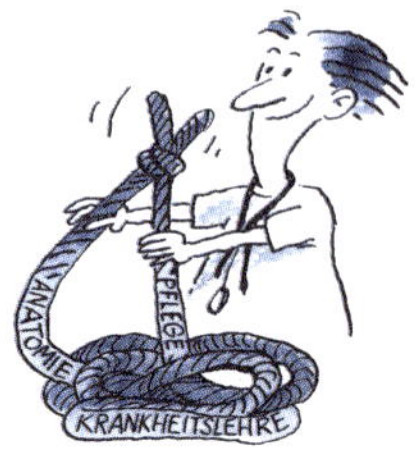

Aufgabe 6 → Rückkopplung Schilddrüsenregelkreis

Bitte kreuzen Sie an. (1)

Aussage 1
Der Hypothalamus wird durch negative Rückkopplung daran gehindert, zuviel Thyreotropin-releasing-Hormon (TRH) freizusetzen,

weil

Aussage 2
eine Erhöhung der effektorischen Hormone Thyroxin und Trijodthyronin im peripheren Blut die Ausschüttung von THR hemmt.

○ a) Die Aussagen 1 und 2 sind richtig, die Verknüpfung durch >weil< ist berechtigt.
○ b) Die Aussagen 1 und 2 sind richtig, die Verknüpfung durch >weil< ist falsch.
○ c) Aussage 1 ist richtig, Aussage 2 ist falsch.
○ d) Aussage 1 ist falsch, Aussage 2 ist richtig.
○ e) Beide Aussagen sind falsch.

Aufgabe 7 → Steuerungsverlust

Unter bestimmten Bedingungen können sich einige Zellen der Schilddrüse der Rückkopplung durch den Regelkreis entziehen.
Wie nennt man diese eigene Gesetzmäßigkeit?

____

Aufgabe 8 → Calcitonin und Kalziumhaushalt

Zwischen den Follikeln des rechten und linken Schilddrüsenlappens liegen Zellgruppen, die eine zweite Hormonart, das Calcitonin, in die Blutbahn sezernieren.
Bewerten Sie die folgenden Aussagen zum Calcitonin, indem Sie ankreuzen.

a) Calcitonin ist ein Polypeptidhormon, das in den parafollikulären Zellen der Schilddrüse gebildet wird. ○ richtig ○ falsch
b) Calcitonin ist der Gegenspieler des Parathormons und hemmt die Kalziumfreisetzung im Knochen. ○ richtig ○ falsch
c) Calcitonin baut Calcium und Phosphat in den Knochen ein und senkt somit deren Konzentration im Blut. ○ richtig ○ falsch
d) Calcitonin fördert die Kalziumfreisetzung im Knochen, indem es die Osteoklastentätigkeit hemmt. ○ richtig ○ falsch
e) Calcitonin steigert die renale Ausscheidung von Phosphat-Kalziumionen aus dem Blut und hemmt deren Aufnahme aus dem Darm. ○ richtig ○ falsch

Veränderungen des Blutkalziumspiegels sind eng verbunden mit einem Umbau von Knochengewebe, das mehr als 99 % des körpereigenen Calciums speichert. Wissen Sie noch, wie die am Auf- und Umbau der Knochenstruktur beteiligten Zellen heißen?

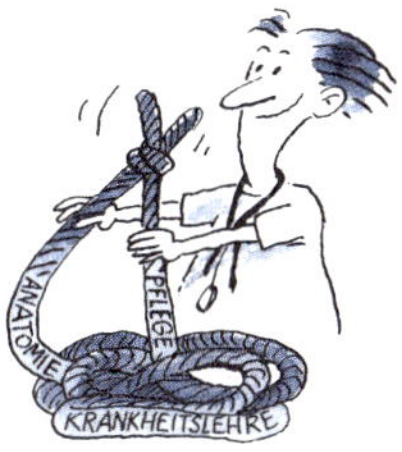

Aufgabe 9 → Nebenschilddrüsen

An der Rückseite der Schilddrüse befinden sich vier linsengroße Epithelkörperchen, zwei obere und zwei untere. Diese als Nebenschilddrüsen (Glandulae parathyroideae) bezeichneten Polkörperchen produzieren nur ein einziges Hormon. Wie heißt dieses Hormon?

____

Welche Wirkungen hat das Hormon? (3)

- ______________________________
- ______________________________
- ______________________________

Aufgabe 10 → Kalziumresorption Darm

Welches Vitamin unterstützt die Kalziumaufnahme aus dem Darm und erhöht wie das Parathormon den Kalziumspiegel im Blut?
Bitte kreuzen Sie an. (1)

○ a) Vitamin A
○ b) Vitamin B_1
○ c) Vitamin D
○ d) Vitamin K
○ e) Folsäure
○ f) Ascorbinsäure

Krankheitslehre

Aufgabe 11 → Definition Hyper- und Hypothyreose

Ordnen Sie die folgenden sechs Halbsätze so zueinander, dass sich die jeweils richtige Definition ergibt, und tragen Sie die entsprechenden Buchstaben in die Kästchen ein.

a) Gesteigerte Produktion und
b) mit Schilddrüsenhormonen, die angeboren
c) kennzeichnet die Überfunktion.
d) Ausschüttung von Schilddrüsenhormonen
e) Eine mangelnde Versorgung der Körperzellen
f) oder erworben sein kann.

Hyperthyreose: ☐ ☐ ☐

Hypothyreose: ☐ ☐ ☐

Aufgabe 12 → Hyperthyreoseformen

Die Schilddrüsenüberfunktion (Hyperthyreose) ist kein einheitliches Krankheitsbild. Verschiedene Ursachen führen zu einer exzessiven Produktion und Ausschüttung von Schilddrüsenhormonen.
Geben Sie bitte mindestens drei wichtige Formen der Hyperthyreose an.

1) ______________________________

2) ______________________________

3) ______________________________

____

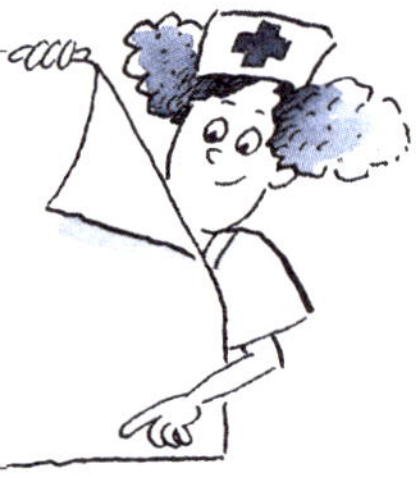

Bei der Lösung der folgenden Aufgabe ist es hilfreich, wenn Sie den Regelkreis der Schilddrüsenhormone (siehe Aufgabe 5) noch einmal kurz wiederholen.

Aufgabe 13 → Ursachen Hyperthyreose

Allen Überfunktionszuständen der Schilddrüse ist die krankhaft gesteigerte Hormonproduktion gemeinsam.
Welcher unterschiedliche Entstehungsmechanismus liegt den beiden häufigsten Hyperthyreoseformen zugrunde?

Basedow-Struma: ______________________________

____

____

Autonomes Adenom: ______________________________

____

____

Aufgabe 14 → Ursache Hypothyreose

Verschiedene Ursachen führen zur mangelhaften Versorgung der Körperzellen mit Schilddrüsenhormonen.
Bewerten Sie die folgenden Aussagen zur Hypothyreoseentstehung, indem Sie ankreuzen.

a) Im Kindesalter können Entwicklungsstörungen bis hin zum völligen Fehlen der Schilddrüse Ursache einer Unterfunktion sein. ○ richtig ○ falsch

b) Beim Erwachsenen liegt der Hypothyreose meist eine Schilddrüsenatrophie nach chronischer Schilddrüsenentzündung zugrunde. ○ richtig ○ falsch

c) Operation, Strahlenbehandlung oder andere Einwirkungen führen zur sogenannten iatrogenen Hypothyreose. ○ richtig ○ falsch

d) Bei der primären Hypothyreose liegen die Ursachen in der Schilddrüse selbst; hingegen ist die sekundäre Form die Folge einer Erkrankung des Steuerzentrums. ○ richtig ○ falsch

e) Fehlt die Stimulation der Schilddrüse durch TSH-Ausschüttung der Hypophyse, so kann eine primäre Hypothyreose die Folge sein. ○ richtig ○ falsch

Aufgabe **15** → **Thyreoditis**

Die Hypothyreose ist die zwangsläufige Folge einer sich über Jahre hinziehenden schmerzlosen Entzündung der Schilddrüse. Im Allgemeinen sind hierfür Autoimmunprozesse verantwortlich zu machen.
Wie heißt die häufigste, nach ihrem Erstbeschreiber benannte chronische Thyreoiditis?
Bitte kreuzen Sie an. (1)

○ a) Toyota-Thyreoiditis
○ b) Basedow-Thyreoiditis
○ c) Hashimoto-Thyreoiditis

In Deutschland beschrieb der in Merseburg lebende Basedow als erster die 3 Leitsymptome der Basedow-Hypothyreose. Deshalb spricht man auch von der Merseburger Trias. Im englischsprachigen Raum ist dann von Graves' disease (nach dem Entdecker Graves) die Rede.

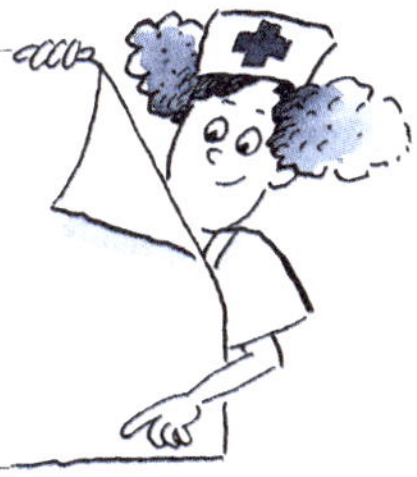

Aufgabe **16** → **Merseburger Trias**

Bei Frau Schneider liegt eine Hyperthyreose vom Typ Morbus Basedow vor. Da sie an einer ausgeprägten Form erkrankt ist, können Sie die drei klassischen Symptome der Merseburger Trias feststellen.
Kreuzen Sie an. (3)

○ a) Struma
○ b) Bradykardie
○ c) Tachykardie
○ d) Gewichtszunahme
○ e) Augenzeichen
○ f) Schweißausbruch

Bei den Schilddrüsenfunktionsstörungen stehen die Beschwerden im Vordergrund, die durch den Überschuss bzw. den Mangel an Schilddrüsenhormon in den verschiedenen Organen des Körpers hervorgerufen werden. Dies ist bei der nächsten Frage zu beachten.

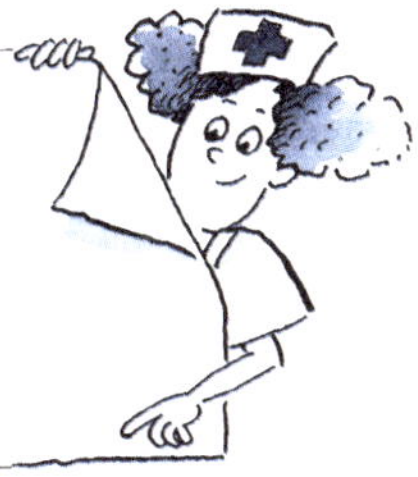

Aufgabe 17 Symptome Hyper- und Hypothyreose

Nicht jede Hyperthyreose ist mit einer Struma und endokrinen Augensymptomatik verbunden. Und nicht jede Hypothyreose zeigt sich in ihrer auffälligsten Form, dem Myxödem.
Wie wirken sich Über- und Unterfunktion der Schilddrüse auf die unten genannten Strukturen aus?

Hyperthyreose

Hypothyreose

1) Nervensystem/Psyche/Augen:

2) Muskulatur/Haut/Haare:

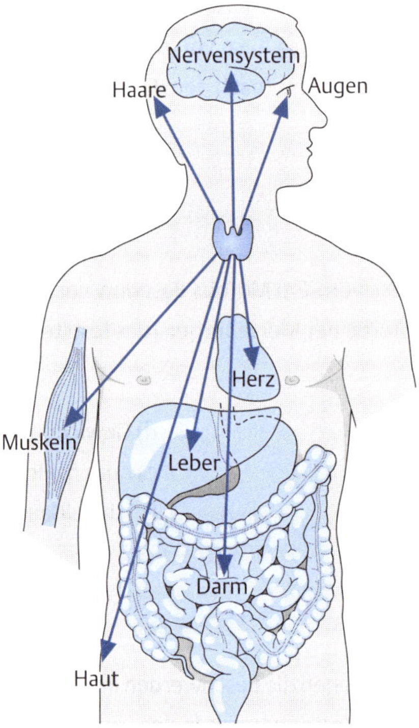

Abb. 5.4

3) Herz-Kreislauf-System:

4) Leber-/Energiestoffwechsel:

5) Ausscheidung/Darm:

Aufgabe 18 → Diagnostik Hyperthyreose

Da es bei jeder Schilddrüsenüberfunktion zu einer unkontrollierten Hormonproduktion kommt, gibt es eine Untersuchung, deren Ergebnis in der Regel bei allen Hyperthyreoseformen in gleicher Weise ausfällt.
Was ist das Ergebnis dieser Untersuchung?

____

Aufgabe 19 → Schilddrüsen-Szintigramm

Die Szintigraphie ist angezeigt, wenn die Frage nach Stoffwechselaktivitäten bzw. nach gleichmäßiger oder ungleichmäßiger Speicherung von Radionukliden beantwortet werden soll.
Erklären Sie die beiden Befunde, zu denen es nach Darstellung der Schilddrüse kommt.

a) Frau Huber, Befund „kalter Knoten“: ______________________________

____

____

____

b) Frau Wagner, Befund „heißer Knoten“: ______________________________

____

____

____

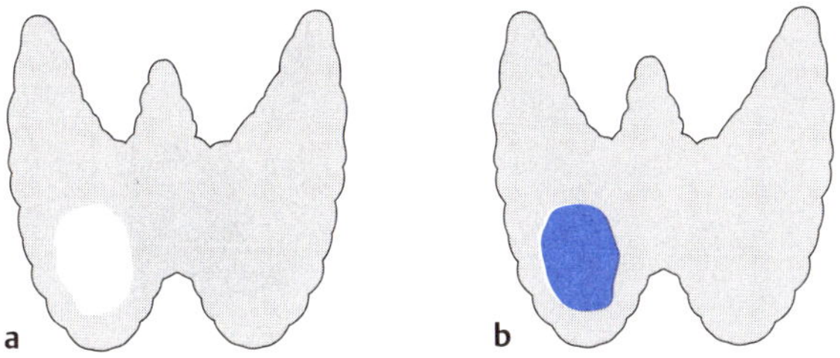

Abb. 5.**5 a** und **b**

Aufgabe 20 → Diagnostik Hypothyreose

Frau Baumann kommt mit der Verdachtsdiagnose „primäre Hypothyreose“ auf Ihre Station. Beim Aufnahmegespräch werfen Sie einen Blick auf die von der Patientin mitgebrachten Laborbefunde.
Welche der folgenden Befunde sprechen für den Verdacht einer Hypothyreose?
Bitte kreuzen Sie an. (4)

- ○ a) TSH-Spiegel erhöht
- ○ b) fT_4 erhöht (freies Thyroxin)
- ○ c) fT_4 erniedrigt (freies Thyroxin)
- ○ d) Cholesterin im Serum erhöht
- ○ e) TRH-Test erniedrigt
- ○ f) Antikörper Hashimoto-Thyreoiditis

Aufgabe 21 → Therapie Hyperthyreose

Ziel jeder Therapie bei Hyperthyreose ist es, die überschießende Hormonproduktion zu stoppen.
Welche drei grundsätzlichen Behandlungsmöglichkeiten stehen hier zur Auswahl?

1) ______________________________

2) ______________________________

3) ______________________________

Aufgabe 22 → Ursachen Strumaentstehung

„Überflüssig wie ein Kropf!" Sicher kennen auch Sie diese landläufige Redensart, mit der auf die Schilddrüsenvergrößerung (Struma) angespielt wird. An ihr leiden etwa 5–30 % der Erwachsenen in Deutschland.
Welche Ursachen können einer Schilddrüsenvergrößerung zugrunde liegen? (4)
Setzen Sie dabei die häufigste Ursache an die erste Stelle.

1) ______________________________

2) ______________________________

3) ______________________________

4) ______________________________

____

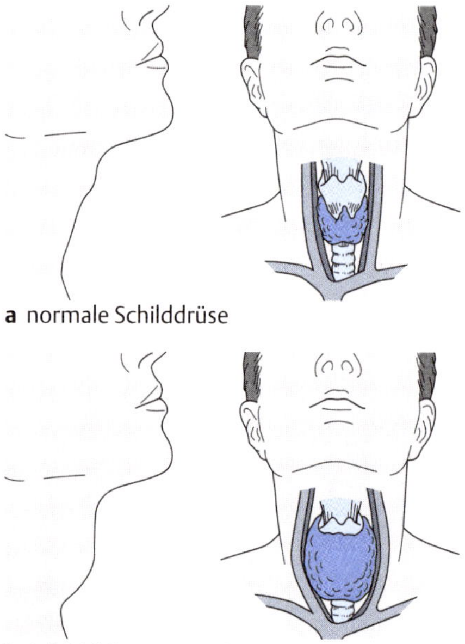

a normale Schilddrüse

b Schilddrüsenvergrößerung

Abb. 5.**6 a** und **b**

Aufgabe 23 → Organreaktion

Durch den Jodmangel bedingt, reagiert die Schilddrüse anfangs mit Größenzunahme der Schilddrüsenzellen, später kommt es dann zu kompensatorischer Vermehrung der Schilddrüsenfollikel.
Ordnen Sie die Fachbegriffe zu, indem Sie Verbindungslinien ziehen.

1) pathologische Vergrößerung der Schilddrüsenfollikel — a) Hyperplasie

2) pathologische Vermehrung der Schilddrüsenfollikel — b) Hypertrophie

Aufgabe 24 → Formen der Struma

Eine Unterscheidung der Strumen kann einerseits nach der jeweiligen Beschaffenheit des Schilddrüsengewebes und andererseits nach ihrer Stoffwechsellage getroffen werden.
Nennen Sie jeweils drei Unterscheidungsformen der Struma.

Gewebebeschaffenheit:	Stoffwechsellage:
▸ ______________________	▸ ______________________
▸ ______________________	▸ ______________________
▸ ______________________	▸ ______________________

Bitte denken Sie bei der Beantwortung der folgenden Frage daran, dass der Befund einer Struma noch kein Hinweis auf die hormonelle Stoffwechsellage ist.

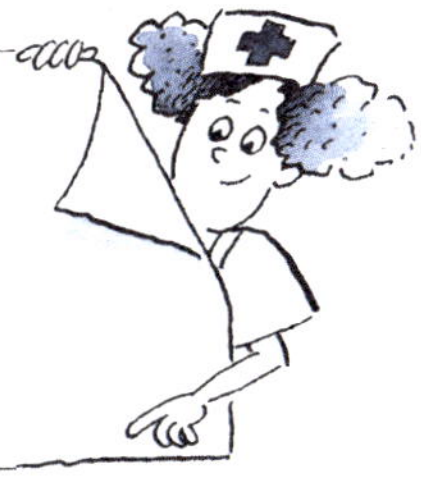

Aufgabe 25 → Hormonspiegel Struma

Die Schilddrüsenvergrößerung geht mit ganz unterschiedlichen Hormonspiegeln und Stoffwechsellagen einher.
Wie heißt der Fachbegriff für die jeweilige Stoffwechsellage einer Struma?

deutsche Bezeichnung	Fachbegriff
1) normale Stoffwechsellage:	______________________
2) vermehrte Hormonproduktion:	______________________
3) verminderte Hormonproduktion:	______________________

Aufgabe 26 → Symptome Struma

Die euthyreote (blande) Struma ist eine Schilddrüsenvergrößerung mit normaler Stoffwechsellage. Ihre klinischen Zeichen sind durch die diffusen bzw. knotigen Vergrößerungen bedingt.

Über welche klinischen Symptome können Sie bei Frau Blau, die an einer euthyreoten Struma erkrankt ist, bei der Übergabe berichten? Geben Sie mindestens 4 Symptome an.

- ______________________________
- ______________________________
- ______________________________
- ______________________________

Aufgabe 27 → Diagnostik Struma

Die Befunderhebung bei Schilddrüsenerkrankungen reicht von körperlicher Untersuchung, z. B. Palpation der Schilddrüse, bis hin zu speziellen Funktionstests.

Mit welcher Diagnostik rechnen Sie zum Nachweis von Funktionsstörungen bei Frau Schmidt, einer Patientin mit Schilddrüsenvergrößerung?

1) ______________________________

2) ______________________________

3) ______________________________

Aufgabe 28 → Therapie Struma

Ein Ziel der Behandlung ist die Verkleinerung der Struma. Drei Verfahren stehen zur Wahl, die je nach individueller Aktivität und Größe der Struma eingesetzt werden.
Wie heißen die drei Behandlungsverfahren, für die hier beispielhaft eine mögliche Indikation angegeben ist?

mögliche Indikationen	Behandlungsverfahren
1) diffuse Struma ohne lokale Komplikation; ohne Autonomie	______________________
2) ausgedehnte Struma; erfolglose konservative Therapie	______________________
3) erfolglose medikamentöse Therapie; allgemeine Inoperabilität	______________________

Pflege

Aufgabe 29 → Patienteninformation zur Hypothyreose-Therapie

Das grundlegende Behandlungsprinzip der Hypothyreose ist die Hormonsubstitution.
Frau Kahl wurde in der Klinik medikamentös eingestellt, ist aber noch etwas unsicher hinsichtlich der weiteren Hormonbehandlung.
Welche der folgenden Patienteninformationen halten Sie für richtig?
Bitte kreuzen Sie an. (3)

- ○ a) Frau Kahl sollte die Substitutionstherapie durch regelmäßige Kontrolluntersuchungen der T_4- und TSH-Spiegel im Blut überprüfen lassen.
- ○ b) Die unzureichende Hormonproduktion wird durch die orale Einnahme von Schilddrüsenhormonen (Thyroxin) ergänzt.
- ○ c) Wichtig für Frau Kahl ist, dass sie weiß: Die Einnahme von L-Thyroxin sollte der besseren Resorption wegen ca. 30 Minuten nach dem Essen erfolgen.
- ○ d) Die Schilddrüsenhormonbehandlung beginnt niedrig dosiert mit dann allmählicher Steigerung der Tagesdosis.

Bedenken Sie, dass die unbedachte Anwendung jodhaltiger Medikamente oder der Einsatz jodhaltiger Rötgenkontrastmittel bei Hyperthyreosen zu einer lebensbedrohlichen Komplikation führen kann.

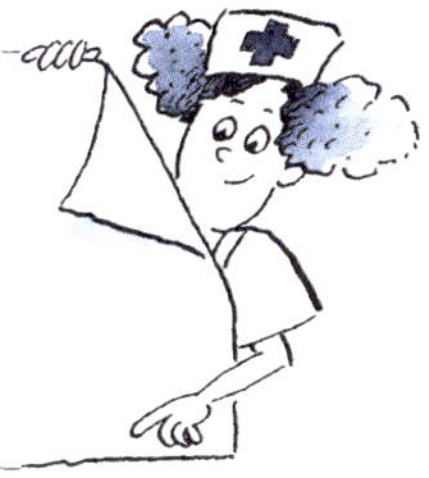

Aufgabe 30 → Krankenbeobachtung bei Autonomie

Aus der Anamnese von Frau Graf wissen Sie, dass sie an einer manifesten Struma mit funktioneller Autonomie leidet. Wegen zusätzlich aufgetretener Gallebeschwerden soll bei ihr eine Cholangiographie (mit jodhaltigem Kontrastmittel) durchgeführt werden.

1) Welche Gefahr droht der Patientin durch die Untersuchung in Bezug auf ihr Grundleiden?

____

2) Geben Sie fünf Symptome an, auf die hin Sie Frau Kahl überwachen.

- ____
- ____
- ____
- ____
- ____

Aufgabe 31 → Überwachung nach Schilddrüsenpunktion

Die Feinnadelpunktion eines Schilddrüsenknotens ist, insbesondere bei sogenannten „kalten Knoten“, eine wichtige diagnostische Orientierungshilfe.

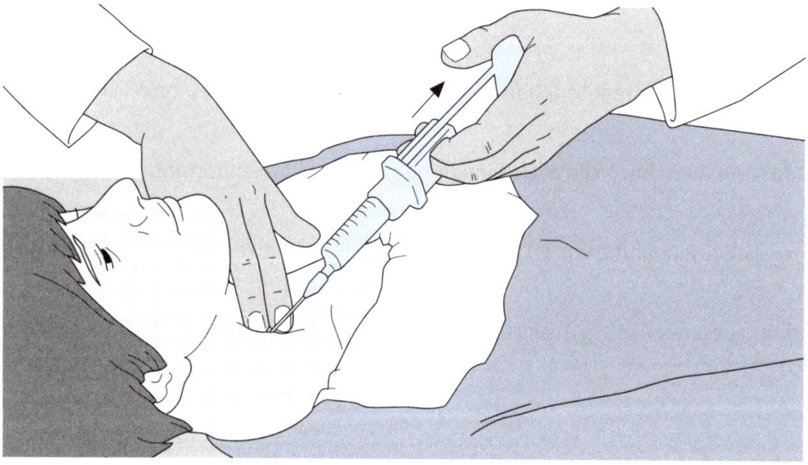

Abb. 5.7

Welche zwei Maßnahmen sind nach einer Punktion, die auch ambulant durchgeführt werden kann, für den Patienten von Bedeutung?

1) ____

2) ____

Aufgabe **32** → **Schonung des Kranken**

Die Hyperthyreose betrifft in ihren Auswirkungen den ganzen Menschen. Neben dem spezifisch therapeutischen Vorgehen sind zusätzliche allgemeine Maßnahmen zur Entlastung und Schonung des meist auf Hochtouren laufenden Organismus notwendig.
Planen Sie fünf Maßnahmen zur Schonung und Ruhe im Krankenhaus, die Sie bei Frau Krebs, einer Patientin, die an einer Basedow-Hyperthyreose leidet, ergreifen.

1) ______________________________

2) ______________________________

3) ______________________________

4) ______________________________

5) ______________________________

Aufgabe **33** → **Spezielle Kenntnis bei Radiojodbehandlung**

Radiojod zerstört die überfunktionierenden Schilddrüsenfollikel. Über den Darm aufgenommen, gelangt das radioaktive Jod (^{131}J) rasch in die Schilddrüse und strahlt lokal begrenzt.
Welche der folgenden Aussagen treffen für die Radiojodtherapie zu? Bitte kreuzen Sie an. (1)

1) Da Körperflüssigkeiten, insbesondere Speichel und Erbrochenes, während der ersten Tage stark radioaktiv sein werden, muss die Pflegende bei Kontakt Einmalhandschuhe tragen.
2) Eine Radiojodtherapie kommt für schwangere Frauen oder während der Stillzeit nicht in Betracht.
3) Der Patient ist darüber zu informieren, dass in den ersten 14 Tagen enger körperlicher Kontakt, insbesondere mit Kindern und Schwangeren, zu vermeiden ist.
4) Damit das nicht gespeicherte Radiojod rasch über die Niere ausgeschieden werden kann, erhält der Patient viel zu trinken.

- ○ a) Nur die Aussagen 1, 2 und 3 sind richtig.
- ○ b) Nur die Aussagen 1, 3 und 4 sind richtig.
- ○ c) Alle Antworten sind richtig.
- ○ d) Nur die Aussagen 2, 3 und 4 sind richtig.

Aufgabe **34** → **Präoperative Vorbereitung Strumaresektion**

Bei Frau Müller ist wegen einer diffusen Schilddrüsenvergrößerung, die zu einer mechanischen Beeinträchtigung beim Schlucken führt, eine subtotale Strumaresektion geplant.
Welche Funktionsüberprüfung muss vor der Operation erfolgen und wird daher von Ihnen konsiliarisch eingeplant?

____

Aufgabe 35 Postoperative Krankenpflege

Nachdem Frau Müller aus der Intubationsnarkose aufgewacht und ansprechbar ist, kommt sie wieder auf Ihre Station zurück.

Welche der folgenden Aussagen zur postoperativen Pflege von Frau Müller sind richtig?

Bitte kreuzen sie an. (4)

- ○ a) Sie leiten Frau Müller an, Seitwärtsdrehungen des Kopfes mit dem gesamten Oberkörper durchzuführen, um Spannungen auf die Wundränder zu vermeiden.
- ○ b) Da anfängliche Schwellungen im Kehlkopfbereich das Schlucken behindern können, beobachten Sie das erste schluckweise Trinken der Patientin.
- ○ c) Wegen Schmerzen und eingeschränkter Beweglichkeit durch Verband und Drainage helfen Sie ihr bei der Körperpflege, insbesondere beim Waschen des Intimbereiches und der Beine.
- ○ d) Sie lagern Frau Müller in flacher Rückenlage, damit das Wundsekret besser in die beiden Redon-Drainagen abfließen kann.
- ○ e) Aufgrund schmerzbedingter Schonatmung müssen Sie bei den Prophylaxen besonders an die Pneumonieprophylaxe denken.

Aufgabe 36 Postoperative Schmerzreduzierung

Bewegungen des Kopfes und unsachgemäßes Mobilisieren der Patientin können zu Schmerzen und einem kosmetisch unbefriedigenden Ergebnis bei der Narbenbildung führen.

Durch welche Maßnahmen können Sie diesem Problem entgegenwirken? (4)

Pflegeproblem: Postoperative Wundschmerzen in Verbindung mit Bewegung und Mobilisieren

- ______________________________
- ______________________________
- ______________________________
- ______________________________

Aufgabe **37** → **Postoperative Überwachung**

Am 2. postoperativen Tag übergibt Ihnen Schwester Ingeborg die pflegerische Versorgung einer 47-jährigen Patientin mit Totalentfernung der Schilddrüse (Thyreoidektomie).
Sie will Ihren Kenntnisstand hinsichtlich drohender Komplikationen überprüfen und stellt Ihnen die folgenden Fragen:
1) Wie heißt die Komplikation, die bei vollständiger Entfernung der Schilddrüsen mit Nebenschilddrüsen droht?

____

2) An welchen klinischen Zeichen können Sie diese Komplikation erkennen? (4)

- ______________________________
- ______________________________
- ______________________________
- ______________________________

3) Welcher Laborparamenter ist verändert und muss daher kontrolliert werden?

____

4) Was ist die Soforttherapie bei dieser Komplikation und wie erfolgt die Dauerbehandlung?

- ______________________________
- ______________________________

> Andauerndes Erbrechen und eine durch Hyperventilation verursachte Alkalose können ebenso die Zeichen einer Tetanie (sog. normokalzämische Tetanie) verursachen.

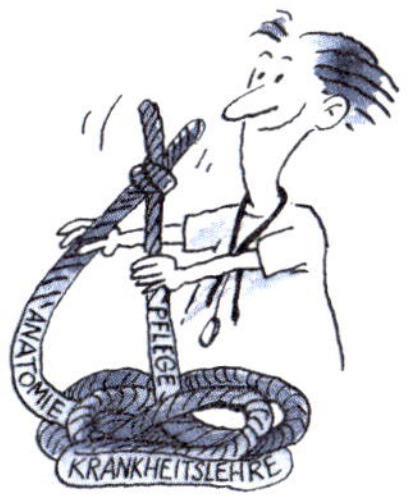

Aufgabe **38** → **Mögliche Komplikation**

Neben einer Nachblutung und dem Hypoparathyreoidismus kann bei etwa 0,5–1 % der Patienten nach einer Schilddrüsenoperation eine weitere Komplikation auftreten.
1) Wie heißt diese gefürchtete Komplikation?

____

2) Wodurch wird sie verursacht?

____

3) Welche Symptome können einen Hinweis auf diese Komplikation geben? (3)

- ______________________________
- ______________________________
- ______________________________

Aufgabe 39 → Patienteninformation Rezidivprophylaxe

Damit der Kropf bei Frau Müller nicht wiederkommt (Rezidivstruma), muss sie auf eine ausreichende Jodzufuhr achten. Welche Tipps geben Sie Frau Müller für eine ausreichende Jodversorgung?

1) ______________________________

2) ______________________________

3) ______________________________

4) ______________________________

5) ______________________________

Aufgabe 40 → Schilddrüsenhormone – *Kreuz und quer*

Lösen Sie das folgende Kreuzworträtsel zum Thema „Schilddrüsenhormone“.

1 Medikamente, die die Hormonproduktion der Schilddrüse drosseln
2 besonders jodreicher Seefisch
3 Unterproduktion von Schilddrüsenhormonen
4 Jodmangelschwachsinn
5 endokrine Augensymptome bei Hyperthyreose
6 Schilddrüsenautonomie (autonomes …)
7 Bezeichnung für ödematöse, teigige Schwellung der Haut an Gesicht und Händen bei Hypothyreose
8 äußeres Merkmal von Jodmangel
9 Gewebebrücke zwischen den beiden Schilddrüsenlappen
10 Jod zählt zur Mineralstoffgruppe der …
11 Autoimmunerkrankung der Schilddrüsen (Morbus …)
12 lebensbedrohliche Komplikation bei Hyperthyreose

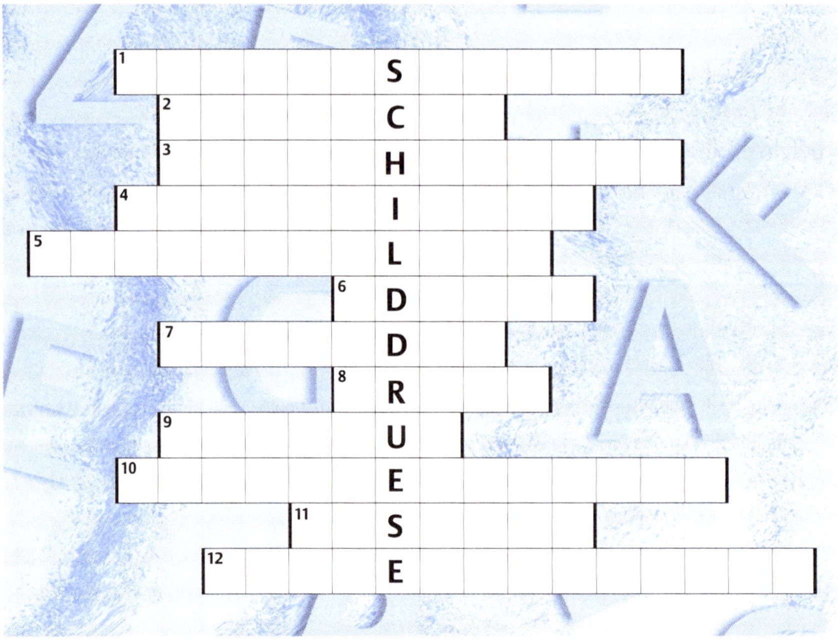

5.2 Spezielle Pflege eines Menschen mit Diabetes mellitus

Anatomie/Physiologie

Aufgabe 41 → Pankreashormone

Die Bauchspeicheldrüse bildet als inkretorisches Organ verschiedene Hormone, die insbesondere für den Kohlenhydratstoffwechsel von Bedeutung sind. Inselartig eingestreute Gewebegruppen lassen dabei drei Zellarten unterscheiden. Wie heißen diese Zellarten und das jeweils von ihnen gebildete Hormon?

Zellarten Hormon

1) ______________ bilden ______________

2) ______________ bilden ______________

3) ______________ bilden ______________

Das Pankreas hat Zellen mit sowohl endokrinen (Langerhans-Inseln) als auch exokrinen Aufgaben. Lage, makroskopischer Aufbau sowie exokrine Funktion der Bauchspeicheldrüse sind im Arbeitsbuch: Spezielle Pflege, Band 1, Kap. 4.4 behandelt worden.

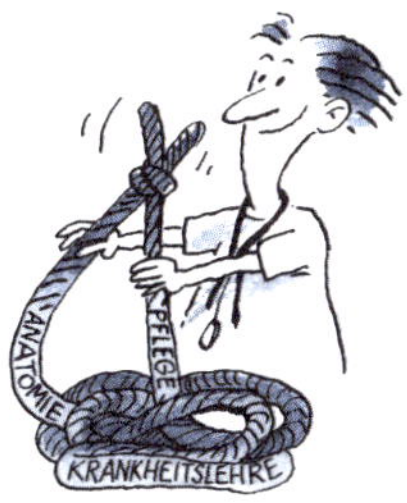

Aufgabe 42 → Steuerungsvorgänge Pankreashormone

Von den Inselzellen gebildete chemische Botenstoffe (Hormone) gelangen direkt ins Blut und steuern verschiedene Stoffwechselvorgänge.
Ordnen Sie bitte jedem Hormon seine entsprechenden Wirkungsweisen zu, indem Sie Verbindungslinien ziehen.

1) Insulin
2) Glukagon
3) Somatostatin

a) wirkt blutzuckererhöhend.
b) hemmt den Fettabbau.
c) fördert die Lipolyse.
d) wirkt blutzuckersenkend.
e) fördert die Glykogenbildung.
f) fördert die Glykogenolyse.
g) fördert den Kaliumeintritt in die Zelle.
h) hat eine hemmende Wirkung auf die Insulin- und Glukagonfreisetzung.

Aufgabe 43 Einstellung Glukosekonzentration

Neben Insulin und Glukagon sind weitere Hormone an der Einstellung der Blutzuckerkonzentration beteiligt und können bei kritischem Abfall des Blutzuckerspiegels (Hypoglykämie) eingreifen.
Ordnen Sie die Hormone den richtigen Organen zu und tragen Sie die entsprechenden Buchstaben in die Kästchen ein.

1) Nebennierenmark
2) Nebennierenrinde
3) Schilddrüse
4) Hypophysenvorderlappen

a) Thyroxin
b) Somatotropin
c) Adrenalin
d) Cortisol

1		2		3		4	

Krankheitslehre

Aufgabe 44 Definition Diabetes mellitus

Ergänzen Sie den nachstehenden Text.
Diabetes mellitus ist die häufigste ____________________ mit einer ____________ (Erkrankungshäufigkeit) von 3–5% der Bevölkerung in Mitteleuropa. Von der Ätiologie her unterscheiden wir im Wesentlichen zwei Formen: a) der insulinbedürftige ________ -Diabetes und b) der nichtinsulinbedürftige ________ -Diabetes, der etwa 90% aller Diabetiker ausmacht.
Die Diagnose Diabetes mellitus wird gestellt, wenn bei wiederholten Bestimmungen die Blutzuckerwerte vor dem Frühstück über ________ mg/dl (6,6 mmol/l) und zwei Stunden nach dem Frühstück über ________ mg/dl (10 mmol/l) liegen.
Durch einen relativen bzw. absoluten ____________________ oder eine verminderte ____________________ des Organismus kommt es zu Störungen des Glukosestoffwechsels.
Kennzeichen der akuten Stoffwechselentgleisung ist die ____________________, da die Glukose nicht in die Körperzellen eintreten kann. Unbehandelt führt diese Störung zum ________ diabeticum.

Aufgabe 45 Klassifikation Diabetes mellitus

Die Diabetes ist kein einheitliches Krankheitsbild. Die Klassifizierung erfolgt nach dem Schema der WHO von 1985. Typ I und Typ II (Untergruppen: a) ohne, b) mit Übergewicht) haben als sogenannte primäre Formen aufgrund ihrer Häufigkeit eine besondere klinische Relevanz.
Ordnen Sie die charakteristischen Merkmale dem entsprechenden Diabetes-Typ zu, indem Sie Verbindungslinien ziehen.

1) Typ I (IDDN)
2) Typ II a/b (NIDDN)

a) Manifestation meist im Kindes- und Jugendalter
b) zelluläre Insulinresistenz
c) insulinpflichtig
d) autoimmunologische Zellstörung
e) hohes Vererbungsrisiko
f) Manifestation nach dem 40. Lebensjahr
g) oft mit Übergewicht verbunden
h) erbliche Belastung selten

Aufgabe 46 → Symptome Diabetes mellitus

Die Krankheitszeichen sind sehr unterschiedlich, und oft fällt insbesondere der Typ-II-Diabetes nur durch seine Komplikationen oder als Zweiterkankung auf. Zweckmäßig ist die Einteilung in subjektive und objektive Symptome des Diabetes mellitus.

Nennen Sie:

Subjektive Symptome	Objektive Symptome
▸ ______________	▸ ______________
▸ ______________	▸ ______________
▸ ______________	▸ ______________
▸ ______________	▸ ______________
▸ ______________	▸ ______________
▸ ______________	

Die gesteigerte Urinausscheidung ist auch Symptom einer weiteren Diabetesform, des Diabetes insipidus. Hierbei kommt es durch ADH-Mangel (antidiuretisches Hormon des Hypophysenhinterlappens) bzw. verminderte ADH-Empfindlichkeit zur Polyurie und Polydipsie.

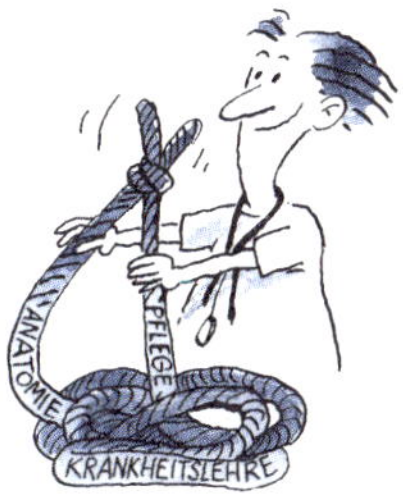

Aufgabe 47 → Diabetischer Blutzuckerwert

Bei den folgenden Doppelaussagen zum diabetischen Blutzucker kann jeweils nur eine Aussage richtig sein. Kreuzen Sie immer den <u>richtigen</u> Satz an.

	1. Satz ist richtig	2. Satz ist richtig
a) Die Höhe des Blutzuckerspiegels wird nicht von der Nahrungsaufnahme beeinflusst. Der Blutzuckerspiegel steigt, wenn Monosaccharide ins Blut gelangen.	○	○
b) Übersteigt der Blutzucker einen Wert von 160–180 mg/dl, tritt Zucker in den Urin über. Auch beim Nicht-Diabetiker ist meist Zucker im Harn nachweisbar.	○	○
c) Der HBA_{1c}-Wert gibt einen Überblick über den mittleren Blutzuckerspiegel der letzten 1–3 Monate. Als HVA_{1c}-Wert bezeichnet man den Mittelwert im Blutzuckertagesprofil.	○	○
d) Die Blutzuckerkonzentration wird in mg/dl oder in mmol/l angegeben. Die Angabe des Blutzuckers in mmol/l entspricht den Angaben in mg/dl.	○	○
e) Mehrmalig gemessene Nüchtern-Blutzuckerwerte von 80 mg/dl sprechen für einen Diabetes. Postprandiale Blutzuckerwerte von mehr als 180 mg/dl sind diabetesverdächtig.	○	○

Aufgabe 48 → Diagnostik Nierenschwelle

Die Nierenschwelle ist ein wichtiger Parameter zur Beurteilung der aktuellen Stoffwechsellage des Diabetikers. Sie ist im Rahmen der Selbstkontrolle des Zuckerkranken ein einfaches diagnostisches Hilfsmittel.
Welche der folgenden Aussagen treffen für die Nierenschwelle zu? Bitte kreuzen Sie an. (5)

○ a) Als Nierenschwelle bezeichnet man die maximale Rückresorptionskapazität der Nieren für eine bestimmte nierengängige Substanz.
○ b) Die Nierenschwelle für Blutzucker liegt beim Erwachsenen bei 160–180 mg/dl.
○ c) Hohe Urinausscheidungsmengen sind ein Spiegelbild des Blutzuckers und bedeuten niedrige Blutzuckerwerte.
○ d) Die Nierenschwelle ist ein individueller Wert, der im Einzelfall den Normwert unter- oder überschreiten kann.
○ e) Zur Bestimmung der persönlichen Nierenschwelle sind Blutzucker und Urinzucker gleichzeitig zu bestimmen.
○ f) Die Blutzuckerwerte, bei denen eine beginnende Urinzuckerausscheidung auftritt, entsprechen der Nierenschwelle.

Aufgabe 49 → Oraler Glukose-Toleranztest

Der orale Glukose-Toleranztest (oGTT) kann zur Sicherung der Diagnose notwendig werden.
Was müssen Sie bei der Vorbereitung und Durchführung des Tests beachten?

1) ______________________________

____

2) ______________________________

____

3) ______________________________

____

4) ______________________________

____

5) ______________________________

____

Aufgabe 50 → Ziele Diabetes-Therapie

Der Nutzen einer guten Diabeteseinstellung liegt in der Verbesserung der Lebensqualität und der Erhöhung der Lebenserwartung. Neben diesen individuell zu definierenden Therapiezielen will die Behandlung aller Diabetesformen zwei Hauptziele erreichen.
Wie lauten diese?

1) ______________________________

2) ______________________________

Aufgabe 51 → Bausteine Diabetestherapie

Die Behandlung des Diabetes stützt sich auf allgemeine Basismaßnahmen (wie z. B. körperliche Aktivität und Diabetikerschulung) und spezielle Therapiemethoden (Bausteine).
Aus welchen drei Therapie-Bausteinen besteht die Diabetesbehandlung?

1) [ ]

2) [ ]

3) [ ]

Aufgabe 52 → Therapie-Kombinationen

Ordnen Sie den beiden Beispielen die Bausteine möglicher Therapie-Kombinationen zu.

1) Gaby Klein, 13 Jahre alt, Diabetes mellitus Typ I: [ ] + [ ]

2) Michael Groß, 61 Jahre alt, Diabetes mellitus Typ II:

Stoffwechselverschlechterung ↓

a) [ ]

b) [ ] + [ ]

c) [ ] + [ ] + [ ]

d) [ ] + [ ]

Aufgabe 53 → Orale Antidiabetika

Drei Gruppen von blutzuckersenkenden Tabletten stehen zur Behandlung des Typ-II-Diabetikers, der trotz Diät zu hohe Blutzuckerwerte hat, zur Verfügung.
Ordnen Sie den Stoffgruppen ihren jeweiligen Wirkmechanismus zu, indem Sie Verbindungslinien ziehen.

1) Alpha-Glucosidasehemmer (z. B. Glucobay)
2) Biguanide (z. B. Glucophage, Mescorit)
3) Sulfonylharnstoffe (z. B. Euglucon, Amaryl)

a) hemmen die hepatische Glukosefreisetzung und steigern die Glukoseaufnahme durch die Muskulatur.
b) stimulieren die Insulinsekretion aus den B-Zellen des Pankreas.
c) hemmen die Glucosidasen, die zusammengesetzten Zucker aufspalten, und führen zur „Glättung" der Blutzuckerspitzen.

Aufgabe 54 → Insulintherapie

Die Insulin-Therapie kann in Kombination von oralen Antidiabetika und Insulin oder als alleinige Behandlung mit Insulin erfolgen. Der Wirkablauf der verwendeten Insuline unterscheidet sich teilweise ganz erheblich.
Um welche Insulingruppen handelt es sich bei den hier abgebildeten Wirkungsprofilen?

1) ______________________

2) ______________________

3) ______________________

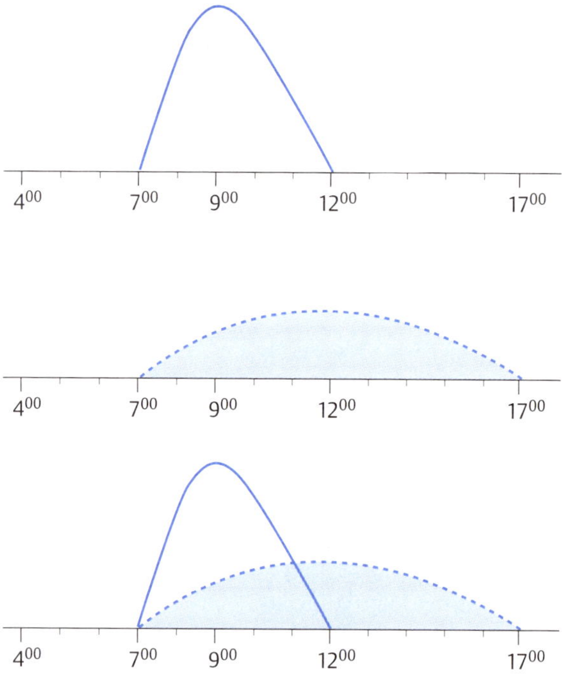

Abb. 5.**8**

Pflege

Aufgabe 55 → Spritz-Ess-Abstand

Der zeitliche Abstand zwischen Insulininjektion und Nahrungsaufnahme ist entsprechend dem Wirkungseintritt des Insulinpräparates zu wählen.
Wie lange sollte der jeweilige Spritz-Ess-Abstand sein?

Insulinart	Spritz-Ess-Abstand
1) Normal-Insulin (Alt-Insulin)	ca. ____________ Minuten
2) Verzögerungsinsulin (NPH-Insulin)	ca. ____________ Minuten
3) Kombinationsinsulin (NPH-Mischinsulin)	ca. ____________ Minuten

Aufgabe 56 Krankenbeobachtung Diabetisches Koma

Herr Graf fühlt sich müde und kraftlos. Wegen eines fieberhaften Infekts ist er seit zwei Tagen bettlägerig. Darüber hinaus hat er seine Tabletteneinnahme vergessen.

Nennen Sie mindestens vier Zeichen, die auf das drohende diabetische Koma hinweisen.

- __________________________________
- __________________________________
- __________________________________
- __________________________________

Aufgabe 57 Diabetes mellitus Diät

Diät ist die Basisbehandlung aller Diabetesformen. Sie ist gleichzeitig auch die älteste Therapieform.

Bei den folgenden Doppelaussagen zur Diabetes-Diät kann jeweils nur eine Aussage richtig sein.

Kreuzen Sie immer den falschen Satz an.

	1. Satz ist falsch	2. Satz ist falsch
a) Der Kalorienbedarf des Diabetikers orientiert sich am Körpergewicht und seiner körperlichen Belastung. Die Aufteilung der Diät erfolgt grundsätzlich in drei über den Tag verteilten Mahlzeiten.	○	○
b) Die Angaben der Diätmengen erfolgen in internationalen Broteinheiten (BE). Ein zuviel an Eiweiß kann die diabetische Nephropathie begünstigen.	○	○
c) Jeder Diabetiker sollte einen individuell ausgearbeiteten Diätplan haben. Die Kohlenhydrat-Austauschtabellen erlauben den Austausch von Fetten mit Kohlenhydraten.	○	○
d) Erlaubt sind schnell resorbierbare Kohlenhydrate, insbesondere Monosaccharide. Die Nährstoffaufnahme sollte mindestens zu 50 % aus Kohlenhydraten bestehen.	○	○
e) Der übergewichtige Typ-IIb-Diabetiker sollte durch fettarme Kost sein Gewicht reduzieren. Ballaststoffe führen aufgrund ihrer Unverdaulichkeit zu einem schnellen Blutzuckeranstieg.	○	○
f) Alkoholische Getränke sollten wegen der Hypoglykämie-Gefahr möglichst gemieden werden. Fruchtsäfte oder Süßmoste sind dagegen zu empfehlen.	○	○

Aufgabe 58 Diabetes-Diät Zuckerersatz

Herr Hainz hat in der Diätberatung die beiden Begriffe Süßstoffe und Zuckeraustauschstoffe gehört. Da er aber den Unterschied nicht so ganz verstanden hat, möchte er dazu etwas von Ihnen hören.

Ordnen Sie die folgenden Begriffe/Merkmale den beiden Zuckerersatzstoffen zu.

Sorbit, enthalten keine Kalorien, können Durchfälle auslösen, Saccharin, höhere Süßkraft, Xylit, enthalten Kalorien, Aspertam

Süßstoffe	Zuckeraustauschstoffe
▸ ________________	▸ ________________
▸ ________________	▸ ________________
▸ ________________	▸ ________________
▸ ________________	▸ ________________

Aufgabe 59 → Diabetikerschulung

Marion Schuster ist 22 Jahre alt. Nach einer Virusgrippe kam es bei ihr zum Ausbruch eines noch nicht erkannten Diabetes mellitus. Da nun ihre Krankenhausentlassung ansteht, übernehmen Sie die Diabetikerschulung.
Welche Schwerpunkte (Inhalte) enthält Ihr Schulungskonzept für Frau Schuster?

1) ______________________________

2) ______________________________

3) ______________________________

4) ______________________________

5) ______________________________

6) ______________________________

Aufgabe 60 → Anleitung zur Blutzuckerselbstkontrolle

Gaby Hain ist 19 Jahre alt. Nach einer Rötelninfektion traten bei ihr die typischen Zeichen des Typ-I-Diabetes auf. Sie hat sich seit ihrer Aufnahme im Krankenhaus intensiv mit der Behandlung (Diät und Insulintherapie) auseinandergesetzt. Jetzt möchte sie die Möglichkeit der Blutzuckerselbstkontrolle kennenlernen und die Ergebnisse bewerten können.
Wann bzw. wie häufig sollte Frau Hain die Blutzuckerselbstkontrolle durchführen?

- ______________________________
- ______________________________
- ______________________________

Aufgabe 61 → Spätkomplikation diabetischer Fuß

Mit „diabetischer Fuß" wird ein komplexer, krankhafter Sachverhalt bezeichnet, der etwa 10–15 % aller Diabetiker betrifft und zu ernsten Komplikationen (z. B. diabetischem Gangrän) führen kann.
1) Welcher pathophysiologische Mechanismus ist für dieses Geschehen verantwortlich?

____

2) Welche Symptome deuten im Rahmen der Krankenbeobachtung auf dieses Problem hin? (6)

- ______________________________
- ______________________________
- ______________________________
- ______________________________
- ______________________________
- ______________________________

Aufgabe 62 → Fußpflege bei Diabetes

Frau Schön, 67 Jahre alt, Diabetes-Typ II, möchte von Ihnen einige Tipps zur Pflege ihrer Füße.
Was sollte sie, um Verletzungen zu vermeiden und einer Infektion vorzubeugen, nicht tun?
Bitte kreuzen Sie an. (3)

- ○ a) Füße täglich mit lauwarmem Wasser waschen (ca. 37 °C), nicht zu lange, Zehenzwischenräume gut trocknen
- ○ b) bei kalten Füßen Wärmflasche oder Heizkissen verwenden
- ○ c) rauhe und rissige Haut mit fetthaltiger Salbe eincremen
- ○ d) Hornhautschwielen mit Hornhautraspel abhobeln
- ○ e) Zehennägel gerade abzwicken, dann mit Nagelfeile begradigen
- ○ f) zur guten Durchblutung der Füße oft barfuß laufen (z. B. am Strand oder im Garten)

Aufgabe 63 → Ursachen Hyperglykämie

Verschiedene Ursachen können zu einem Anstieg bzw. zu einer Verschlechterung der Blut- und Harnzuckerwerte führen. Bei Herrn Emmerich (Typ-II-Diabetiker) kommt es immer wieder zu Hyperglykämien, deren Ursache er sich nicht erklären kann.
Sie beraten ihn und können ihm einige mögliche Gründe hierfür nennen.

- ______________________________
- ______________________________
- ______________________________
- ______________________________
- ______________________________
- ______________________________

Aufgabe 64 → Not-BE

Maria Franz ist Typ-I-Diabetikerin. Nach einem anstrengenden Tennismatch spürt sie die Zeichen einer leichten Unterzuckerung wie Schwitzen, Zittrigkeit, Kopfschmerzen und Hungergefühl.
Für solche Situationen hat sie immer eine spezielle Tasche dabei.
Was sollte ein Diabetiker stets mit sich führen?

1) ______________________________

2) ______________________________

3) ______________________________

5.3 Spezielle Pflege eines Menschen mit Gicht

Krankheitslehre

Aufgabe 65 → Harnsäurestoffwechsel

Die Gicht ist nach Diabetes mellitus die zweithäufigste Stoffwechselerkrankung. Sie wird durch erhöhte Harnsäurewerte im Blut hervorgerufen; oft besteht eine genetische Disposition dazu.

Bitte kreuzen Sie die zutreffenden Aussagen zum Harnsäurestoffwechsel an. (4)

- ○ a) Die Harnsäure ist das Stoffwechselendprodukt der Nahrungspurine beim Menschen.
- ○ b) Bei den Purinen handelt es sich um organische Stickstoffverbindungen, die zum Aufbau der Purinbasen Adenin und Guanin notwendig sind.
- ○ c) Die Harnsäureausscheidung erfolgt in der Hauptsache über die Nieren; etwa 20 % werden über den Darm eliminiert.
- ○ d) Der Körper ist selbst nicht in der Lage, Purine herzustellen, und muss sie daher mit der Nahrung aufnehmen.
- ○ e) Einen erhöhten Harnsäurewert im Blut bezeichnen wir als Hyperurikämie.

Anders als verschiedene Tiergruppen verfügt der Mensch nicht über das Enzym Uratoxidase, das die Harnsäure in den wasserlöslichen und unschädlichen Stoff Allantoin umwandeln kann.

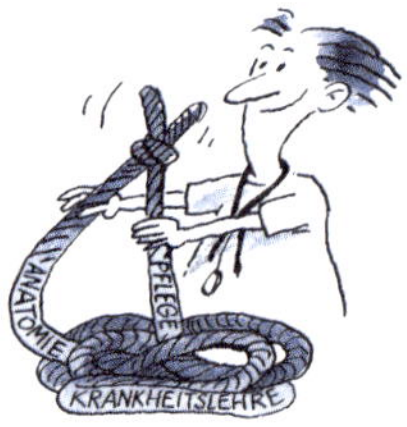

Aufgabe 66 → Ursachen Hyperurikämie

Verschiedene Faktoren beeinflussen die Menge des körpereigenen Harnsäurebestandes (Harnsäurepool). So ist sowohl die Zufuhr als auch der Abfluss bestimmten Einwirkungen ausgesetzt, die das Gleichgewicht stören können.

Nennen Sie Einflussfaktoren, die zu einer gesteigerten Harnsäuresynthese bzw. einer verminderten Harnsäureausscheidung führen können.

Gesteigerte Harnsäurebildung durch:	Verminderte Harnsäureausscheidung durch:
▸ ______	▸ ______
▸ ______	▸ ______
▸ ______	▸ ______

Aufgabe 67 → Symptome Akuter Gichtanfall

Die Gicht ist das Krankheitssymptom eines erhöhten Harnsäurespiegels. Sie kann lange Zeit völlig beschwerdefrei (1. Stadium: asymptomatisch) verlaufen, bis es plötzlich zum Gichtanfall (2. Stadium der Gicht) kommt.

Herr Köhler schreckt plötzlich mit heftigen Schmerzen aus dem Schlaf. Gestern ist er 55 Jahre alt geworden und hat mit seinen Freunden gebührend gefeiert. Natürlich gab es ein opulentes Essen und reichlich Rotwein.

Über welche typischen Symptome wird er bei einem akuten Gichtanfall dem Arzt berichten?

1) ______

______

2) ______

3) ______

Die Kristallisation der Harnsäure erfolgt schneller in Geweben mit langsamem Stoffwechsel und in Körperteilen, die Temperaturschwankungen unterliegen. Hieraus erklärt sich, warum bei der chronischen Gicht in bestimmten Körperbereichen bevorzugt Uratkristalle abgelagert werden.

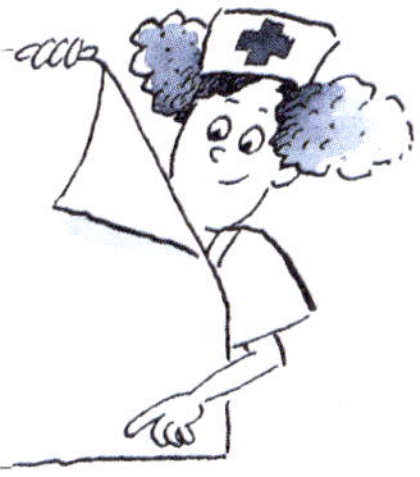

Aufgabe 68 → Symptome Chronische Gicht

Nach einer anfallsfreien Zeit, die auch als Ruhephase oder interkritische Phase (3. Stadium der Gicht) bezeichnet wird, kommt es bei fehlender Behandlung zu weiteren Gichtanfällen, die in die chronische Form (4. und letztes Stadium) der Gicht einmünden.

1) Welche typischen Auffälligkeiten können Sie bei der chronischen Gicht beobachten?

- ____________________
- ____________________

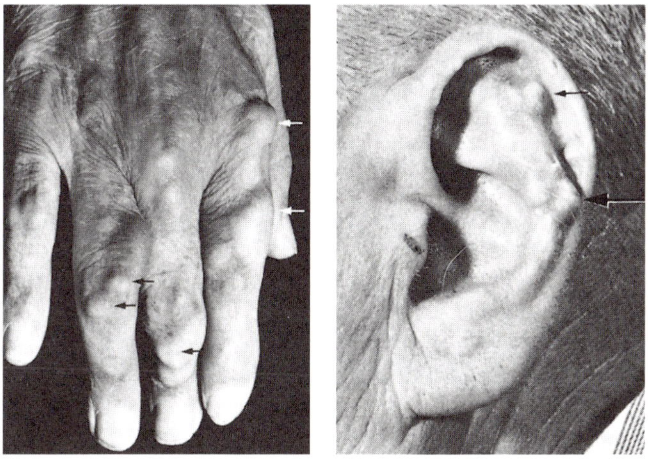

Abb. 5.**9** s. auch Beske, F.: Lehrbuch für Pflegeberufe, Bd. 2 Krankheitslehre, Kap. 32.

2) Wodurch sind diese augenscheinlichen Veränderungen bedingt?

Aufgabe 69 → Diagnostik Gicht

Verschiedene Untersuchungen sichern die Diagnose und grenzen sie von anderen gichtverdächtigen Beschwerden, wie z. B. einer bakteriellen Arthritis, ab.
Die Untersuchungen von Herrn Köhler (akuter Gichtanfall, Stadium 2) zeigen die nachstehenden Befunde.
Welcher der Befunde passt nicht zur Diagnose? Bitte kreuzen Sie an. (1)

- ○ a) Anamnese: heftige Schmerzen im rechten Großzehengrundgelenk
- ○ b) Harnsäure im Serum: 8,4 mg/dl
- ○ c) Gelenkspunktat: Nachweis von Coxsackie-Viren
- ○ d) Röntgenbefund: kein Nachweis von Knochentophi
- ○ e) Leukozytose: 15000/mm^3; BSG, 44 mm/h

Aufgabe 70 → Gefährliche Komplikation bei Gicht

Durch Ablagerung von Harnsäure entstehen die Harnsäurekristalle. Sie können sich in einem lebenswichtigen Organ ablagern und verklumpen und dadurch das Krankheitsbild Gicht verkomplizieren.
Wie heißt diese Organkomplikation?

____

Aufgabe 71 → Therapie Gicht

In der Therapie der Gicht ist zwischen der Behandlung des akuten Anfalls und der Dauertherapie im symptomfreien Intervall zu unterscheiden.
Bei den folgenden Doppelaussagen zur Therapie der Gicht kann jeweils nur eine Aussage richtig sein. Bitte kreuzen Sie immer den <u>richtigen</u> Satz an.

	1. Satz ist richtig	2. Satz ist richtig
a) Kolchizin, eine Substanz aus der Herbstzeitlose, unterbricht im Gichtanfall die Schmerzen und entzündlichen Reaktionen. Die hohe Anfangsdosierung hat keine Nebenwirkungen.	○	○
b) Wird die Kolchizin-Therapie schlecht vertragen, werden Antiphlogistika eingesetzt. Diätetische Maßnahmen können bei der Gicht vernachlässigt werden.	○	○
c) Um die renale Harnsäureausscheidung zu forcieren, soll die tägliche Trinkmenge ca. 1 Liter betragen. Die bei der Intervalltherapie eingesetzten Urikosurika fördern die Harnsäureausscheidung.	○	○
d) Der Harnsäuresynthese-Hemmer Allopurinol schränkt die Umwandlung von Purinen zu Harnsäure ein. Ein Anstieg des Harnsäurespiegels im Urin beweist die Wirksamkeit des Medikaments.	○	○
e) Bei einem pH-Wert im sauren Bereich ist die Ausscheidung von Harnsäure optimal. Die medikamentöse Harnalkalisierung (pH-Wert 6,3–6,9) verbessert die Löslichkeit der Harnsäure.	○	○
f) Neben der medikamentösen Dauertherapie ist eine purinarme Kost sinnvoll. Eine Einschränkung des Koffein- und Alkoholgenusses ist nicht erforderlich.	○	○

Pflege

Aufgabe 72 → Schmerzlindernde Maßnahmen

Herr Köhler hat aufgrund seines plötzlichen Gichtanfalls starke Schmerzen im rechten Großzehengrundgelenk (Podagra). Neben der medikamentösen Behandlung können lokale Maßnahmen die Beschwerden lindern.
Mit welchen lokaltherapeutischen Maßnahmen versuchen Sie, die Schmerzen zu verringern?

1) __________

2) __________

3) __________

4) __________

Aufgabe 73 → Beratung des Gichtkranken

Durch vernünftige Lebensweise und eine angepasste Ernährung kann der Krankheitsverlauf der Gicht günstig beeinflusst werden.
Begründen Sie Herrn Köhler die folgenden Hinweise, die er in einer Informationsbroschüre für Gichtkranke liest.

1) Den Fleischverzehr sollten Sie einschränken, dabei auf Innereien und Ölsardinen ganz verzichten.

____

2) Machen Sie sich mit einer purinarmen Ernährung vertraut und bevorzugen Sie basische Lebensmittel.

____

____

3) Die tägliche Flüssigkeitsaufnahme sollte, insbesondere bei der Urikosurika-Therapie, 1,5–2 Liter betragen. Dabei sind Kaffee, Tee, Kakao und Mineralwasser erlaubt.

____

____

4) Alkohol darf nur in kleinen Mengen getrunken werden. Hochprozentiges ist ganz zu vermeiden.

____

5) Bestehendes Übergewicht sollten Sie langsam reduzieren, jedoch keine Fastenkuren durchführen.

____

____

Aufgabe 74 → Zusammenfassung Gicht

Ordnen Sie den Fachbegriffen die richtigen Erläuterungen zu, indem Sie Verbindungslinien ziehen.

1) Podagra	a) Knötchenbildung, z. B. durch Ablagerung von Harnsäurekristallen
2) Purine	b) kleine Knochenzerstörungsbereiche als Spätfolge der Gicht
3) Tophus	c) akuter Gichtanfall an der Großzehe
4) Usuren	d) Bausteine, die u. a. zur Basenherstellung von Adenin und Guanin notwendig sind
5) Urate	e) schwer lösliche Salze der Harnsäure

5 Spezielle Pflege eines Menschen mit Erkrankungen des Hormonsystems und des Stoffwechsels

5.1 Spezielle Pflege eines Menschen bei Hyper- und Hypothyreose und vor und nach Strumaresektion

Aufgabe 1

Blutversorgung:
1) A. thyroidea superior
2) A. carotis communis
3) A. thyroidea inferior
4) A. subclavia
5) V. brachiocephalica
Nachbarschaftsstrukturen:
6) Luftröhre
7) Schildknorpel
8) Zungenbein
9) Kehldeckel

Aufgabe 2

richtig: a, d, e
falsch: b, c

Aufgabe 3

b

Aufgabe 4

- Längenwachstum der Knochen und Entwicklung des Nervensystems wird gefördert.
- Steuerung des Grundumsatzes (Zellstoffwechsel) und des O_2-Verbrauchs.
- Eiweißaufbau (anabole Wirkung) wird gefördert.
- Funktion des Fortpflanzungssystems wird beeinflusst.

Aufgabe 5

1) Thyreotropin-releasing-Hormon (TRH)
2) Thyreotropin (TSH)
3) Thyroxin (T_4) und Trijodthyronin (T_3)

Aufgabe 6

a

Aufgabe 7

Autonomie

Aufgabe 8

richtig: a, b, c, e
falsch: d

Aufgabe 9

Parathormon, auch Parathyrin, PTH;
- stimuliert die Kalziumfreisetzung aus den Knochen
- hemmt die renale Kalziumausscheidung
- steigert die Kalziumaufnahme aus dem Darm

Aufgabe 10

c

Aufgabe 11

Hyperthyreose: a, d, c
Hypothyreose: e, b, f

Aufgabe 12

1) funktionelle Autonomie (autonomes Adenom)
2) Immunthyreopathien (z. B. Morbus Basedow)
3) Entzündungen (z. B. Hashimoto-Thyreoiditis)
4) TSH-induzierte Hyperthyreosen
5) thyreotoxische Krise

Aufgabe 13

Basedow-Struma: Antikörper besetzen TSH-Rezeptoren, stimulieren gleichzeitig zur Hormonproduktion.
Autonomes Adenom: Unabhängig vom Regelkreis der Hirnanhangdrüse produziert die Schilddrüse übermäßig Hormone.

Aufgabe 14

richtig: a, b, c, d
falsch: e

Aufgabe 15

b

Aufgabe 16

a, c, e

Aufgabe 17

Hyperthyreose:
1) Nervosität, Unruhe, Stimmungsschwankungen, Konzentrationsschwäche, feuchte, glänzende Augen, Lidschwellung;
2) Tremor, erhöhte Muskelaktivität, Schwäche, Schwitzen, Haarausfall;
3) Tachykardie, Hypertonie, Rhythmusstörungen, Herzklopfen;
4) erhöhter Stoffwechsel, Abbau der Energiespeicher, Wärmeintoleranz, Gewichtsverlust;
5) Durchfälle, häufige Stühle.
Hypothyreose:
1) Apathie, Müdigkeit, verlangsamte Leistung, depressive Verstimmung;
2) blasse, trockene Haut, Motorik und Reflexe verlangsamt, Kraftlosigkeit;
3) Bradykardie, Hypotonie und paradoxe Hypertonie;
4) Kältegefühl und Frieren, herabgesetzte Körpertemperatur, Gewichtszunahme;
5) Neigung zu Verstopfung, Blähungen.

Aufgabe 18

Schilddrüsenstimulierendes Hormon TSH ist erniedrigt.

Aufgabe 19

a) „kalter Knoten": inaktives Gewebe, das kein Radionuklid speichert, z. B. Zyste, Blutung, Karzinom, Verkalkung;
b) „heißer Knoten": überaktiver, d. h. intensiv Radionuklid speichernder Bezirk, z. B. autonomes Adenom.

Aufgabe 20

a, c, d, f

Aufgabe 21

1) Thyreostatika bzw. Schilddrüsenhemmstoffe
2) Radiojodtherapie
3) operative Verkleinerung der Schilddrüse

Aufgabe 22

1) Jodmangel
2) Autonomie einzelner Follikel
3) Zystenbildung durch Blutung infolge Trauma
4) Jodfehlverwertung
Schilddrüsenentzündung, -tumore, strumige Noxen

Aufgabe 23

1b, 2a

Aufgabe 24

Gewebebeschaffenheit:
- diffuse Struma
- uninodöse Struma (Einknotenstruma)
- multinodöse Struma (viele Knoten)

Stoffwechsellage:
- normale Stoffwechsellage (euthyreot)
- erhöhte Stofwechsellage (hyperthyreot)
- erniedrigte Stoffwechsellage (hypothyreot)

Aufgabe 25

1) euthyreote Struma
2) hyperthyreote Struma
3) hypothyreote Struma

Aufgabe 26

- Zunahme des Halsumfangs, sichtbare Schilddrüsenvergrößerung
- subjektives Engegefühl, Kloßgefühl
- Schluckbeschwerden durch Verlagerung der Speiseröhre
- Atemstörungen, inspiratorischer Stridor, Dyspnoe
- Heiserkeit, Schwindel, Synkopen

Aufgabe 27

1) Labordiagnostik: freies T_3, T_4, TSH-Spiegel, TRH-Test
2) Sonographie, um Entzündung oder Knoten zu erkennen
3) Szintigraphie, zur Diagnose kalter/heißer Knoten

Aufgabe 28

1) medikamentöse Behandlung, z. B. mit Jodid
2) operative Therapie
3) Radiojodtherapie

Aufgabe 29

a, b, d

Aufgabe 30

1) thyreotoxische Krise; Thyreotoxikose
2)
- hochgradige Tachykardie, hohe RR-Amplitude
- Fieber bis 41 Grad, „heiße Haut"
- Erbrechen, Durchfälle
- hochgradige Erregung, später Somnolenz
- Durst, Polyurie

Aufgabe 31

1) Überwachung auf Nachblutung/Einblutung ins Gewebe
2) Information, dass körperliche Anstrengung/Sport für einen Tag zu vermeiden ist

Aufgabe 32

1) körperliche Schonung, ggf. Bettruhe
2) Sonneneinwirkung und viel Bewegung vermeiden
3) kreislaufanregende Nahrungs- und Genussmittel meiden
4) kühle Raumtemperatur nach Wunsch des Patienten
5) ruhiges Zimmer; Stress und Hektik meiden

Aufgabe 33

c

Aufgabe 34

Beurteilung der Stimmbandfunktion, N. recurrens; HNO-Konsil

Aufgabe 35

a, b, c, e

Aufgabe 36

- ruckartige Kopfbewegungen vermeiden
- Patientin hält ihren Kopf beim Aufstehen mit den Händen am Haarschopf
- kleines Kissen/Nackenrolle unter den Kopf legen, um ein Überstrecken zu vermeiden
- Unterarme mit Kissen unterstützen, um Zug auf die Halsmuskeln zu verringern

Aufgabe 37

1) Hypoparathyreoidismus (Abfall des Parathormonspiegels)
2)
- Unbehagen, Nervosität, Angstgefühl
- Kribbeln/„Ameisenlaufen" an den Fingern, perioral
- Pfötchenstellung der Finger
- Muskelzuckungen, besonders im Gesicht; tetanische Krämpfe

3) Kalziumspiegel ist erniedrigt
4)
- Kalziumglukonat iv. (20–40 ml)
- später Vitamin-D-Präparate

Aufgabe 38

1) Rekurrensparese
2) intraoperative Verletzung des N. recurrens oder lokales Wundödem
3)
- Heiserkeit, Sprechschwierigkeiten
- Stimmlosigkeit
- Atemnot, inspiratorischer Stridor

Aufgabe 39

1) möglichst 2-mal pro Woche Verzehr von Seefisch
2) Milch und Milchprodukte wie Quark oder Käse bevorzugen
3) jodiertes Speisesalz im Haushalt verwenden
4) Lebensmittelprodukte bevorzugen, die mit Jodsalz hergestellt sind
5) Jodidtabletten nach Absprache mit dem Arzt

Aufgabe 40

1	Thyreostatika	7	Myxoedem
2	Seelachs	8	Kropf
3	Hypothyreose	9	Isthmus
4	Kretinismus	10	Spurenelemente
5	Exophthalmus	11	Basedow
6	Adenom	12	Thyreotoxikose

5.2 Spezielle Pflege eines Menschen mit Diabetes mellitus

Aufgabe 41

1) A-Zellen bilden Glukagon
2) B-Zellen bilden Insulin
3) D-Zellen bilden Somatostatin

Aufgabe 42

1b, d, e, g
2a, c, f
3h

Aufgabe 43

1c, 2d, 3a, 4b

Aufgabe 44

Stoffwechselerkrankung, Prävalenz, Typ I, Typ II, 120, 180, Insulinmangel, Insulinempfindlichkeit, Hyperglykämie, Coma

Aufgabe 45

1a, c, d, h
2b, e, f, g

Aufgabe 46

Subjektive Symptome:
- Harndrang (Polyurie)
- Durst (Polydipsie)
- Leistungsminderung
- Müdigkeit
- Juckreiz
- Infektanfälligkeit

Objektive Symptome:
- Hyperglykämie
- Glukosurie
- Aceton im Urin
- Gewichtsabnahme
- Polyurle

Aufgabe 47

a2, b1, c1, d1, e2

Aufgabe 48

a, b, d, e, f

Aufgabe 49

1) 3 Tage vor dem Test kohlenhydratreiche Kost (mindestens 150 g/Tag)
2) Medikamente wie Diuretika, Kortikoide, Antikonzeptiva wegen Wertverfälschung vorher absetzen
3) 12 Stunden nüchtern, dann 75 g Glukoselösung trinken lassen
4) Blutzuckerentnahme: nüchtern und 2 Std. nach Einnahme; evtl. Harnzucker bestimmen
5) Patient während Testperiode überwachen

Aufgabe 50

1) Verhüten akuter Stoffwechselentgleisung
2) Hinauszögern chronischer Komplikationen

Aufgabe 51

1) Diät
2) orale Antidiabetika
3) Insulin

Aufgabe 52

1) Diät + Insulin
2)
a) Diät
b) Diät + orale Antidiabetika
c) Diät + orale Antidiabetika + Insulin
d) Diät + Insulin

Aufgabe 53

1c, 2a, 3b

Aufgabe 54

1) Normal-Insulin
2) Verzögerungsinsulin
3) Kombinationsinsulin

Aufgabe 55

1) 10–20
2) 30–45
3) 20–30

Aufgabe 56

- starker Durst
- vermehrtes Wasserlassen
- Übelkeit, Erbrechen
- Bauchschmerzen
- Wadenkrämpfe, Sehstörungen, Juckreiz

Aufgabe 57

a2, b1, c2, d1, e2, f2

Aufgabe 58

Süßstoffe:
- enthalten keine Kalorien
- höhere Süßkraft
- Aspartam
- Saccharin

Zuckeraustauschstoffe:
- enthalten Kalorien
- können Durchfälle auslösen
- Sorbit
- Xylit

Aufgabe 59

1) Was ist Diabetes, Krankheitsverlauf
2) praktische Durchführung der Insulintherapie
3) Diät/Ernährungsberatung
4) Selbstkontrolle von Harnzucker, Blutzucker
5) Erkennen und Verhalten bei Komplikationen
6) Körperpflege, gesunde Lebensführung

Aufgabe 60

- vor jeder Insulininjektion, vor jeder Hauptmahlzeit
- vor dem Zubettgehen
- bei besonderen Situationen wie Fieber, Unterzuckeranzeichen, vermehrter Muskelarbeit

Aufgabe 61

1) Zusammenwirken von Mikro- und Makroangiopathie, erhöhte Infektneigung des Diabetikers
2)
- Taubheitsgefühl, Ameisenlaufen
- Kribbeln oder Brennen in den Zehen/Füßen
- verminderte Schmerzempfindlichkeit
- kalte Füße, vermindertes Temperaturempfinden
- bläulich-roter Vorfuß
- Muskelschwäche, -schwund

Aufgabe 62

b, d, f

Aufgabe 63

- Ernährungsfehler
- Spritzenfehler (zu wenig Insulin)
- Fehler bei der Tabletteneinnahme
- Bewegungsmangel
- Infekte oder andere Krankheiten
- Zunahme des Körpergewichts
- Stress
- Wechselwirkung mit anderen Medikamenten
- Fortschreiten der Krankheit

Aufgabe 64

1) Traubenzucker (20 g), Traubenzucker-Gel
2) Diabetikerausweis
3) evtl. Glukagonspritze

5.3 Spezielle Pflege eines Menschen mit Gicht

Aufgabe 65

a, b, c, e

Aufgabe 66

Gesteigerte Harnsäurebildung durch:
- purinreiche Kost
- angeborenen Enzymdefekt
- hämolytische Erkrankungen
- Fastenkuren

Verminderte Harnsäureausscheidung durch:
- Nierenfunktionsstörungen
- hohen Alkoholspiegel
- Medikamente

Aufgabe 67

1) heftiger Schmerz im Großzehengrundgelenk, Berührungsempfindlichkeit
2) Überwärmung und Schwellung des betroffenen Gelenks
3) Fieber, allgemeines Krankheitsgefühl

Aufgabe 68

1)
- irreversible Verformung/Versteifung an Händen und Füßen
- Harnsäureablagerungen (Tophi), z. B. an Ohrknorpel, Weichteilgewebe

2) Ablagerungen der Harnsäurekristalle (Urat)

Aufgabe 69

c

Aufgabe 70

Gichtnephropathie (Gichtniere)

Aufgabe 71

a1, b1, c2, d1, e2, f1

Aufgabe 72

1) kühle Alkoholumschläge
2) Ruhigstellen des betroffenen Gelenks
3) feuchtkalte Wickel, Quarkpackung
4) Druck der Bettdecke mittels Bettbogen reduzieren

Aufgabe 73

1) enthalten sehr viel Purine
2) Harnsäure ist im basischen Milieu besser löslich und kann leichter ausgeschieden werden.
3) ausreichende Diurese; Bildung von Harnsäuresteinen vermindern
4) Alkohol hemmt die renale Harnsäureausscheidung.
5) kann Gichtanfall auslösen; vermehrter Abbau von Zellen führt zum Harnsäureanstieg.

Aufgabe 74

1c, 2d, 3a, 4b, 5e

6 Spezielle Pflege eines Menschen in besonderen Lebenssituationen

6.1 Spezielle Pflege eines Menschen mit Vergiftungen

B. Freudenberger

Krankheitslehre

Aufgabe 1 → Möglichkeiten der Giftaufnahme

Gifte sind toxische Substanzen, die bei entsprechender Dosis und Einwirkdauer zu Intoxikationen, d. h. gesundheitlichen Schäden bzw. Tod, führen.
Über welche Wege können Gifte in den Körper aufgenommen werden? (4 Angaben)

- oral
- intravenös
- Schleimhaut / Haut
- Atmung

Aufgabe 2 → Symptome Vergiftungen

Vergiftungen ziehen die unterschiedlichsten Krankheitszeichen nach sich.
Ordnen Sie den folgenden Vergiftungen die entsprechende Symptomatik zu, indem Sie Verbindungslinien ziehen.

1) Barbituratvergiftung
2) Kohlenmonoxidvergiftung
3) E-605-Vergiftung
4) Digitalisvergiftung
5) Blausäurevergiftung
6) Botulismusvergiftung

a) Übelkeit, Erbrechen, Bauchkrämpfe, starkes Schwitzen, vermehrte Speichelsekretion, Pupillenverengung, psychomotorische Übererregbarkeit, Krämpfe, Bradykardie, Ateminsuffizienz, Zyanose, Koma
b) Bewusstseinstrübung bis Bewusstlosigkeit, erloschene Schutzreflexe, Atemhemmung bis Atemstillstand, Zyanose, gesteigerte/verminderte Schmerzempfindung, Erweiterung der Pupillen
c) Übelkeit, Erbrechen, Atemnot, Atemstillstand, Angstzustände, Pupillenerweiterung, Bewusstlosigkeit, Krämpfe, Bittermandelgeruch in der Ausatemluft
d) Kopfschmerzen, Ohrensausen, Schwindel, Erregungszustand, rote Gesichtsfarbe, Hypotonie, Tachykardie, Bewusstlosigkeit, Lungenödem, Atemlähmung
e) Übelkeit, Erbrechen, Sehstörungen (z. B. Doppelbilder), Schwindel, Miosis, Heiserkeit, Schluck-, Atemlähmung
f) Appetitlosigkeit, Übelkeit, Erbrechen, Durchfälle, Schwindel, Kopfschmerzen, Bradykardie, Extrasystolen, Bigeminie, Sehstörungen (z. B. Farbensehen)

Aufgabe 3 → Diagnostik

Bei Vergiftungen werden die notfallüblichen Laboruntersuchungen durchgeführt.
Wie lautet der Begriff für den Suchtest, bei dem eine Drogeneinnahme nachgewiesen werden kann?

____

Aufgabe 4 → Therapie Vergiftungen

Die Behandlung eines Vergifteten erfolgt auf der Intensivstation.
Schildern Sie die Therapie in Stichpunkten. (4 Angaben)

- ______________________________
- ______________________________
- ______________________________
- ______________________________

Aufgabe 5 → Antidota

Durch Verabreichung eines Antidots kann das Gift schneller aus dem Körper entfernt werden.
Ordnen Sie den folgenden giftigen Substanzen das jeweilige Antidot zu, indem Sie Verbindungslinien ziehen.

1) Opioide (z. B. Morphin, Heroin)
2) Cumarine (z. B. Marcumar)
3) Heparin
4) Benzodiazepine (z. B. Valium, Rohypnol)
5) Paracetamol (z. B. Gelonida)
6) Methylalkohol
7) Alkylphosphate (z. B. E 605)
8) Knollenblätterpilz

a) Protaminsalze (z. B. Protamin ICN)
b) Flumazenil (z. B. Anexate)
c) Atropin (z. B. Atropinsulfat Braun), Obidoximchlorid (z. B. Toxogonin)
d) Naloxon (Narcanti)
e) Ethylalkohol (z. B. Alkoholkonzentrat Braun)
f) Silibinin (z. B. Legalon)
g) Vitamin K (z. B. Konakion)
h) Acetylcystein (z. B. Fluimucil)

Aufgabe 6 → Therapie Vergiftung mit Säuren/Laugen

Sie betreuen einen Patienten mit frischer Verätzung des Mundes, der Speiseröhre und des Magens.
Welche der folgenden therapeutischen Maßnahmen ist nicht indiziert? Bitte kreuzen Sie an. (1)

○ a) Wasser trinken lassen
○ b) Magenspülung nach Ausschluss einer Perforation
○ c) induziertes Erbrechen
○ d) Gabe von Kortikosteroiden
○ e) Regulation des Säure-Basen-Haushalts
○ f) ggf. Schocktherapie
○ g) ggf. Koniotomie bzw. Tracheotomie

Pflege

Aufgabe 7 → Pflegerische Schwerpunkte

Welche Schwerpunkte beinhaltet die Pflege bei vergifteten Patienten? (3 Angaben)

- ______________________
- ______________________
- ______________________

Aufgabe 8 → Spezielle Krankenbeobachtung

Krankenbeobachtung ist bei der Pflege von Patienten mit Vergiftungen besonders wichtig. Welche spezifischen Beobachtungen und Kontrollen sind diesbezüglich zu berücksichtigen? Bitte 6 Angaben.

- ______________________
- ______________________
- ______________________
- ______________________
- ______________________
- ______________________

Aufgabe 9 → Magenspülung

Eine Spülung des Magens kann die Resorption der im Magen befindlichen Giftmenge verhindern. Als examinierte Pflegeperson assistieren Sie dem Arzt bei der Magenspülung oder führen sie in dessen Anwesenheit selbst durch. Bewerten Sie diesbezüglich die folgenden Aussagen, indem Sie ankreuzen.

a) Magenspülungen sind indiziert bei schweren oralen Vergiftungen. Sie dürfen jedoch nicht durchgeführt werden nach Magenoperationen und bei ausgeprägter Herzinsuffizienz. ○ richtig ○ falsch

b) Die Magenspülung erfolgt bei bewusstseinsklaren Patienten in Linksseiten- und leichter Kopftieflage. ○ richtig ○ falsch

c) Bei Bewusstlosen muss die Magenspülung zur Aspirationsprophylaxe in stabiler Seitenlage durchgeführt werden. ○ richtig ○ falsch

d) Es wird in Portionen von ca. 300 ml Flüssigkeit gespült. Die Temperatur der Spülflüssigkeit sollte ca. 26–28 °C betragen, um den Brechreiz zu intensivieren. ○ richtig ○ falsch

e) Bei der Magenspülung muss die ein- und auslaufende Spülflüssigkeit bilanziert werden. ○ richtig ○ falsch

f) Der Spülvorgang wird solange wiederholt, bis die Spülflüssigkeit wasserklar und ohne Beimengungen zurückläuft. Aufgrund dieser Tatsache kann sich die benötigte Spülmenge von durchschnittlich 20–30 Liter Wasser auf bis zu 150 Liter erhöhen. ○ richtig ○ falsch

g) Beim Entfernen muss der Magenschlauch abgeklemmt oder abgeknickt werden. ○ richtig ○ falsch

Aufgabe 10 → Magenspülung bei Alkylphosphat-Vergiftung

Sie spülen bei einem Patienten mit (Verdacht auf) Alkylphosphatvergiftung (z. B. E 605) den Magen.
Worauf müssen Sie hierbei besonders achten? Begründen Sie Ihre Antwort.

Aufgabe 11 → Induziertes Erbrechen

Induziertes Erbrechen soll oral aufgenommenes Gift aus dem Magen entfernen. Es ist nur bei wachen Patienten und nicht bei oralen Vergiftungen mit Schaumbildnern und Pflanzenschutzmitteln angezeigt.
Durch welche von Ihnen umgesetzte, ärztlich angeordnete Maßnahme kann Erbrechen ausgelöst werden? (1 Angabe)

Aufgabe 12 → Überwachung bei forcierter Diurese

Die renale Ausscheidung bereits resorbierter wasserlöslicher Gifte kann mittels forcierter Diurese beschleunigt werden.
Welche der folgenden Parameter müssen Sie hierbei besonders engmaschig überwachen? Bitte kreuzen Sie an. (4)

- ○ a) Puls und Blutdruck
- ○ b) Atmung
- ○ c) Bewusstseinslage
- ○ d) Hautzustand
- ○ e) Urinausscheidung (Stundenurin)
- ○ f) Stuhlausscheidung
- ○ g) Flüssigkeitsbilanz
- ○ h) zentraler Venendruck

Aufgabe 13 → Pflegemaßnahmen Schlafmittelvergiftung

Schlafmittelvergiftungen kommen häufig vor; nicht selten werden sie bei Erwachsenen in suizidaler Absicht herbeigeführt.
Sie betreuen einen soporösen Patienten mit akuter suizidaler Schlafmittelvergiftung.
Welche Pflegemaßnahmen führen Sie durch? Bitte kreuzen Sie an. (5)

- ○ a) fortlaufende Kontrolle von Puls, Blutdruck, Atmung, Bewusstseinslage
- ○ b) Kontrolle der rektalen Temperatur
- ○ c) Freihalten der Atemwege
- ○ d) atemstimulierende Einreibung
- ○ e) Assistenz bei einer Magenspülung
- ○ f) Überwachung der Darmperistaltik (Darmatonie!)
- ○ g) stündliche Kontrolle der Urinausscheidung
- ○ h) Verabreichung von Antidepressiva

Patienten, die sich in Selbsttötungsabsicht vergiften wollten, brauchen eine besondere seelische Betreuung/Begleitung. Bearbeiten Sie hierzu auch Kap. 6.4.

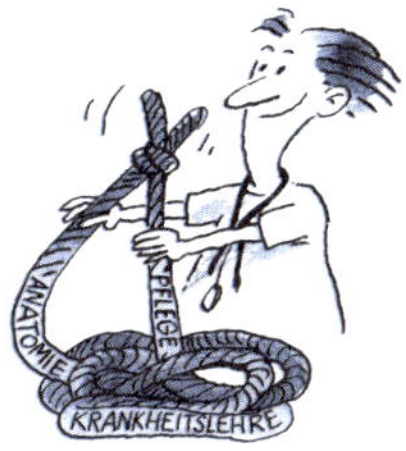

Aufgabe **14** → **Prophylaxe Barbituratvergiftung**

Welche Prophylaxe ist bei der Barbituratvergiftung am wichtigsten?

____

Aufgabe **15** → **Krankenbeobachtung Alkoholvergiftung**

Auch Alkoholvergiftungen können zum Tode führen, wenn sie zu spät bzw. überhaupt nicht erkannt und behandelt werden.
Anhand welcher Anzeichen können Sie eine Alkoholvergiftung erkennen? Bitte kreuzen Sie an. (6)

- ○ a) Alkoholgeruch
- ○ b) Somnolenz bis narkoseähnlicher Zustand
- ○ c) Hyperreflexie
- ○ d) Ataxie
- ○ e) Polyurie
- ○ f) Oligurie
- ○ g) Gesichtsröte
- ○ h) evtl. Unterkühlung

6.2 Spezielle Pflege eines Menschen mit Schmerzen

B. Freudenberger

Anatomie/Physiologie

Aufgabe **16** → **Physiologie des Schmerzes**

Welche der folgenden Anteile des Nervensystems spielen bei der Schmerzentstehung, -leitung und -verarbeitung keine Rolle? Bitte kreuzen Sie an. (2)

- ○ a) Glutamat
- ○ b) Großhirnrinde
- ○ c) Prostaglandine
- ○ d) Endorphine
- ○ e) Nozizeptoren
- ○ f) limbisches System
- ○ g) Histamin
- ○ h) Acetylcholin
- ○ i) Thalamus
- ○ j) Hypothalamus
- ○ k) Serotonin
- ○ l) Rückenmark

Verdeutlichen Sie sich für die Beantwortung der Aufgabe 16 den genauen Ablauf von der Schmerzentstehung bis zur Schmerzverarbeitung.

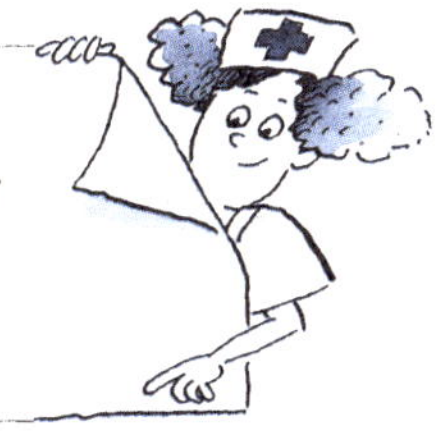

Krankheitslehre

Aufgabe 17 → Schmerzen in Deutschland

Ergänzen Sie den folgenden Text mit den rechts angegebenen Begriffen.

Schmerzen sind das ______________ Symptom, welches Patienten zum Arzt führt.	*vierthäufigste? zweithäufigste? häufigste?*
Nach Expertenschätzungen leben in Deutschland rund ________ Millionen Menschen mit chronischen Schmerzen.	*zwei? drei? vier?*
Zählt man die chronischen Kopfschmerzsyndrome hinzu, steigt die Gesamtzahl der Betroffenen auf ca. ________ Millionen.	*zwei? drei? fünf?*
Ca. ________________ der Einwohner klagt/klagen über wiederkehrende Schmerzen.	*ein Viertel? die Hälfte? zwei Drittel?*
Ca. ______________ Einwohner leiden an Schmerzmittelabusus.	*300 000? 500 000? 600 000?*
________ Tonnen Schmerzmittel werden pro Jahr gekauft, davon	*100? 1000? 3000?*
________ Tonnen rezeptfrei.	*60? 900? 1400?*

Aufgabe 18 → Schmerz – *Kreuz und quer*

Lösen Sie folgendes Kreuzworträtsel zum Thema „Schmerz – Begriffe/Definitionen".

waagrecht:
1 Störung der Schmerzwahrnehmung
2 Schmerzempfindung in einem nicht mehr vorhandenen Körperteil
5 gesteigerte Empfindlichkeit für Berührungsreize
7 Fähigkeit, Schmerzen zu ertragen
8 verminderte Schmerzempfindung
9 andere Bezeichnung für Schmerzmittel (Mz.)

senkrecht:
1 ab hier dringt ein Schmerzreiz ins Bewusstsein
3 gesteigerte Schmerzempfindung
4 veminderte Empfindlichkeit für Berührungsreize
6 aufgehobene Schmerzempfindung

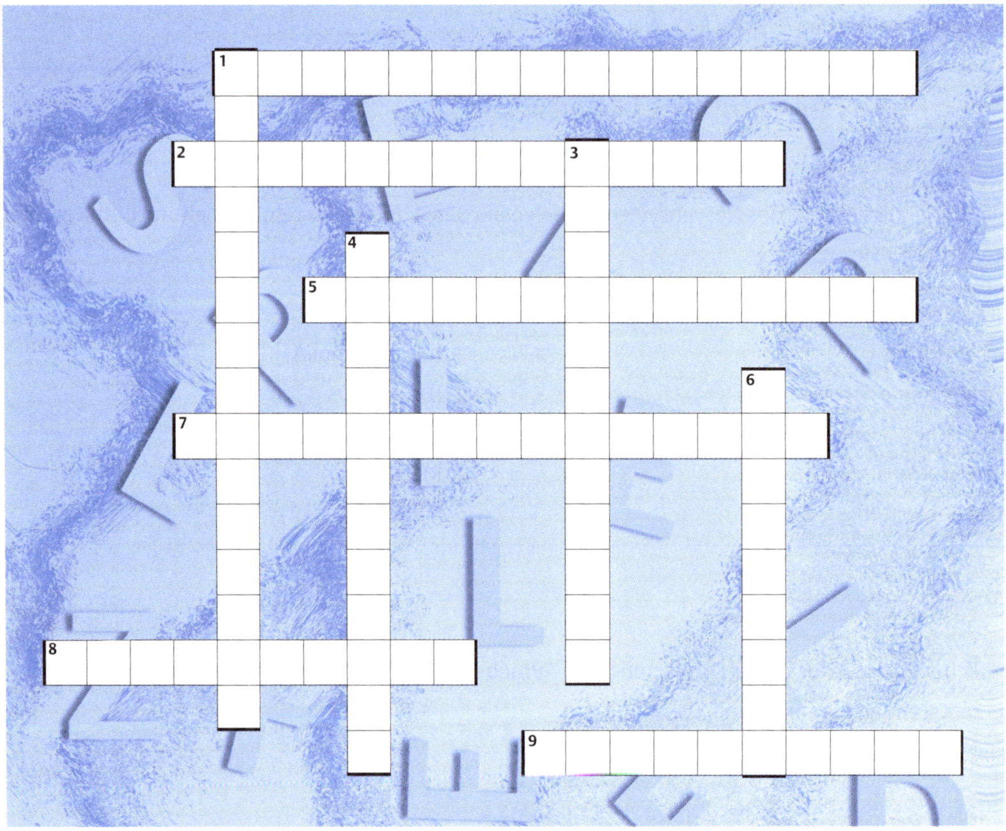

Aufgabe 19 → Akuter Schmerz

Bitte kreuzen Sie die richtigen Antworten an. (3)

Der akute Schmerz ...

- ○ a) ist ausschließlich ein somatisches Geschehen.
- ○ b) ist ein Alarmzeichen mit schützender Funktion.
- ○ c) ist objektiv nicht messbar.
- ○ d) wird individuell verschieden empfunden (Schmerztoleranzgrenze).
- ○ e) ist ein selbständiges Krankheitsgeschehen.
- ○ f) muss immer sofort therapiert werden.

Verdeutlichen Sie sich hierzu die Unterschiede zwischen akutem und chronischem Schmerz.

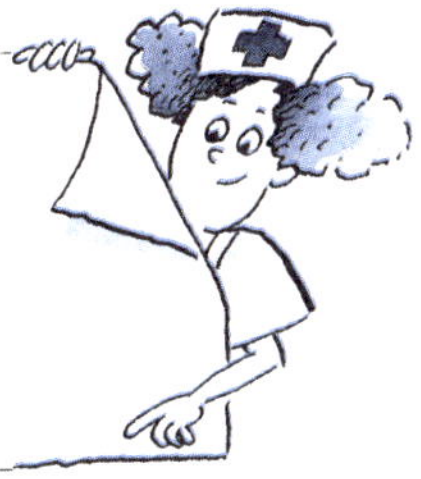

Aufgabe 20 → Schmerzschwelle

Die Schmerzschwelle wird durch bestimmte Faktoren beeinflusst.

Ordnen Sie die entsprechenden Einflussfaktoren zu, indem Sie Verbindungslinien ziehen.

	a) Angst
	b) Einsamkeit, Isolation
1) Schmerzverstärkung	c) kreative Beschäftigung
	d) Verständnis, Anteilnahme, Zuwendung
	e) Schlaflosigkeit, Müdigkeit
2) Schmerzverringerung	f) Hoffnung
	g) Antidepressiva
	h) soziale Abhängigkeit

Aufgabe 21 → Schmerzarten

Pathophysiologisch kann man zwischen somatischem und viszeralem Schmerz unterscheiden.
a) Ordnen Sie den folgenden Schmerzarten die jeweiligen Merkmale zu, indem Sie Verbindungslinien ziehen.

	a) langsam leitende Nervenfasern
	b) Oberflächen- und Tiefenschmerz
	c) gut lokalisierbar
	d) z. B. Ulkusschmerz
1) somatischer Schmerz	e) Eingeweideschmerz
	f) z. B. Kopfschmerz
	g) schlecht lokalisierbar
2) viszeraler Schmerz	h) häufig mit vegetativer Symptomatik (z. B. Schwitzen, Übelkeit)
	i) schnell oder langsam leitende Nervenfasern
	j) z. B. Hautquetschung
	k) z. B. Koliken
	l) häufig mit gesteigerter Schmerzempfindlichkeit der entsprechenden Head-Zonen

b) Wie bewerten Sie einen Übergang von viszeralem zu somatischem Schmerz?

___

___

___

Aufgabe 22 → Postoperative Schmerzen

Die postoperative Schmerzintensität hängt eng mit dem Operationstyp zusammen.
Nach welchen operativen Eingriffen können Sie bei Ihren Patienten häufige und starke Schmerzen beobachten?
Bitte kreuzen Sie an. (5)

- ○ a) intrakranielle Operationen
- ○ b) intrathorakale Operationen
- ○ c) intraabdominale Operationen
- ○ d) Operationen an kleinen Gelenken
- ○ e) Operationen an großen Gelenken
- ○ f) Operationen an der Wirbelsäule
- ○ g) Operationen an der Niere

Aufgabe 23 Therapie Akuter und chronischer Schmerz

Die Schmerztherapie bei akuten Schmerzen ist eine andere als bei chronischen Schmerzen.
Ordnen Sie bitte folgende Unterscheidungsmerkmale zur Schmerzmittelgabe in unten stehende Tabelle ein.

1) Schmerzlinderung
2) Schmerzverhinderung
3) Gabe nach einem festen Zeitplan (konstanter Medikamentenspiegel)
4) Gabe bei Bedarf (hoher Medikamentenspiegel)
5) kurze Wirkdauer
6) möglichst lange Wirkdauer
7) primär orale Applikation
8) orale, subkutane, intramuskuläre und/oder intravenöse Applikation
9) Kombinationstherapie
10) Monotherapie
11) Standard-Dosierung
12) individuell ermittelte Dosierung
13) Adjuvanzien selten erforderlich
14) Adjuvanzien häufig erforderlich
15) Sedierung meist erwünscht
16) Sedierung meist nicht erwünscht
17) kausale Therapie nicht möglich
18) in der Regel kausale Therapie möglich

	Akuter Schmerz	Chronischer Schmerz
Zielsetzung		
Verabreichung		
Wirkdauer		
Applikation		
Therapieart		
Dosierung		
Adjuvante Therapie		
Sedierung		
Kausale Behandlung		

Aufgabe 24 → Schmerztherapie bei Tumorkranken

Tumorschmerzen werden von den Betroffenen als besonders unangenehm empfunden, weil sie auf die bestehende schwerwiegende Erkrankung hinweisen.

a) Welche Analgetika empfiehlt die WHO in ihrem Stufenschema zur medikamentösen Therapie von Tumorschmerzen? Bitte tragen Sie ein.

______ + evtl. ______ + evtl. ______	Stufe 3
______ + evtl. ______ + evtl. ______	Stufe 2
______ + evtl. ______	Stufe 1

b) Welche Grundregeln müssen bei der Schmerztherapie von Tumorkranken berücksichtigt werden? (5 Angaben)

- ______
- ______
- ______
- ______
- ______

Das WHO-Stufenschema kann auch zur Therapie chronischer Schmerzen eingesetzt werden, die nicht durch Tumoren verursacht sind.
Informieren Sie sich darüber hinaus über Adjuvanzien (Ko-Analgetika).

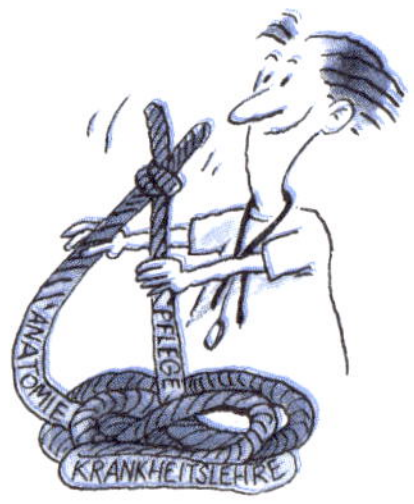

Aufgabe 25 Opioidhaltige Analgetika

Opioide Analgetika sind sehr stark wirksame Schmerzmittel, die im zentralen Nervensystem wirken.
Welche Analgetika-Substanzen (-Präparate) sind Opioid-Analgetika? Bitte kreuzen Sie an. (8)

○ a) Tramadol (z. B. Tramal)
○ b) Dihydrocodein (z. B. DHC Mundipharma)
○ c) Pethidin (z. B. Dolantin)
○ d) Pentazocin (z. B. Fortal)
○ e) Acetylsalicylsäure (z. B. Aspirin)
○ f) Tilidin-Naxolon (z. B. Valoron N)
○ g) Metamizol (z. B. Novalgin)
○ h) Morphin (z. B. Mophin Merck)
○ i) Buprenorphin (z. B. Temgesic)
○ j) Piritramid (z. B. Dipidolor)

Reflektieren und relativieren Sie Vorurteile, die im Zusammenhang mit Opioiden immer wieder auftauchen, z. B.

- „Opioide machen süchtig und (psychisch und physisch) abhängig."
- „Durch die Sedierung aufgrund von Opioiden werden soziale Kontakte unmöglich."
- „Die Wirkung von Opioiden geht mit der Zeit verloren."
- „Wer mit Opioiden behandelt wird, ist im Endstadium der Krankheit und stirbt bald."
- „Opioide wirken parenteral besser als peroral."
- „Opioide können wegen gesetzlicher Bestimmungen nur in seltenen Fällen verschrieben werden."

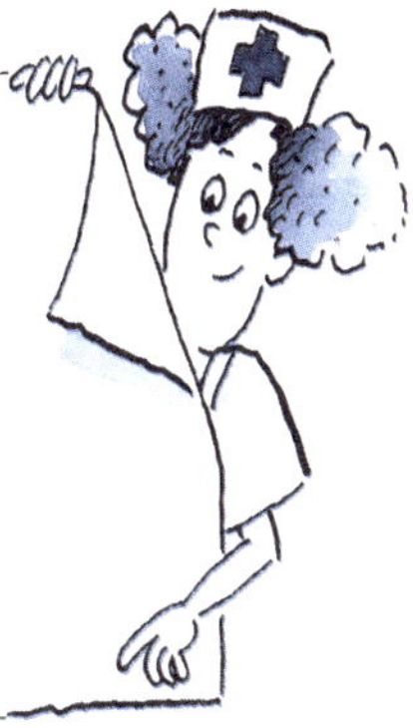

Pflege

Aufgabe 26 Schmerzbeurteilung

Die Beurteilung der Schmerzen erfolgt durch das Pflegepersonal und den Arzt.
Welche Aspekte sind bei der Schmerzbeurteilung wichtig? (5 Angaben)

- ______________________________
- ______________________________
- ______________________________
- ______________________________
- ______________________________

DER HOHLE ZAHN

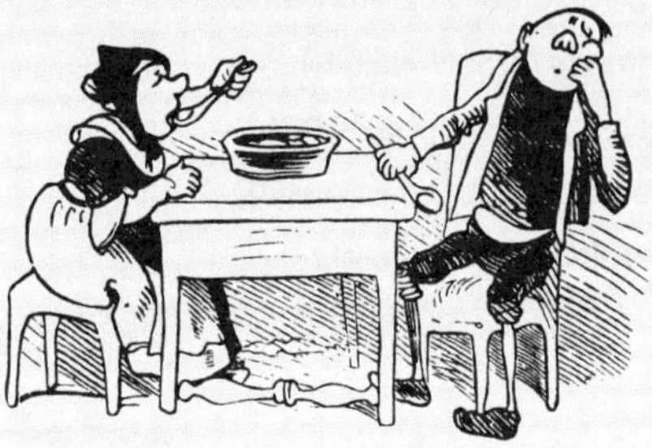

Oftmalen bringt ein harter Brocken
Des Mahles Freude sehr ins Stocken.

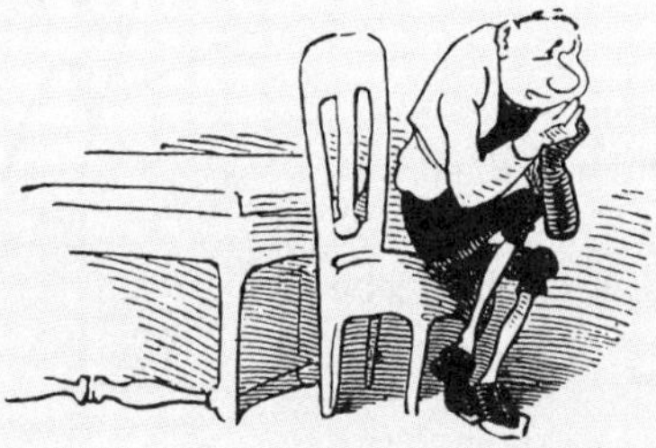

So geht's nun auch dem Friedrich Kracke;
Er sitzt ganz krumm und hält die Backe.

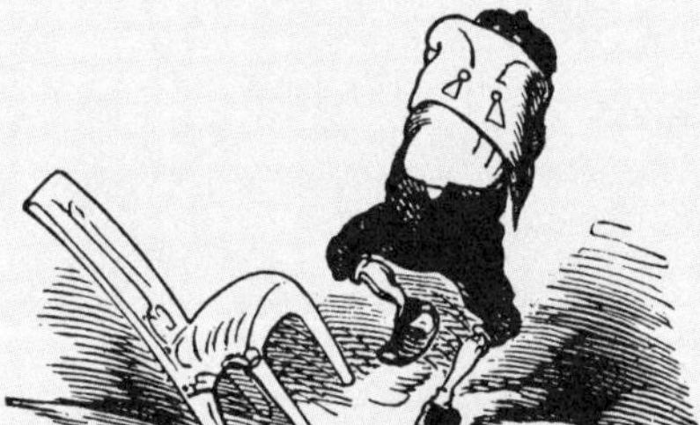

Um seine Ruhe ist's getan;
Er biß sich auf den hohlen Zahn.

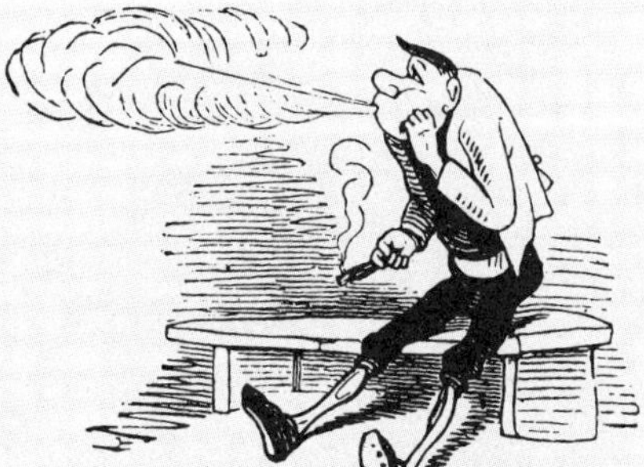

Nun sagt man zwar: es hilft der Rauch!
Und Friedrich Kracke tut es auch.

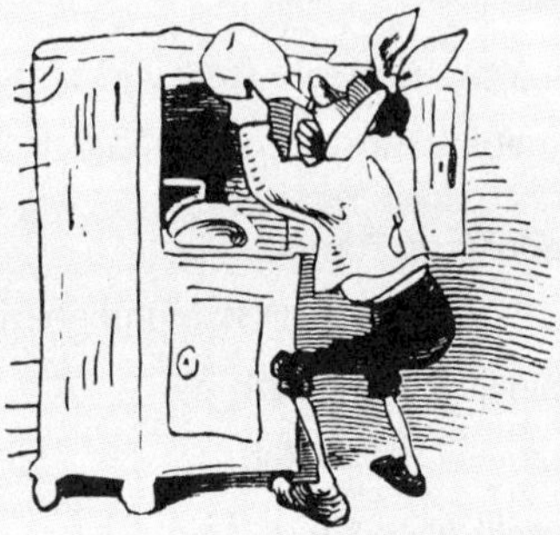

Allein schon treiben ihn die Nöten,
Mit Schnaps des Zahnes Nerv zu töten.

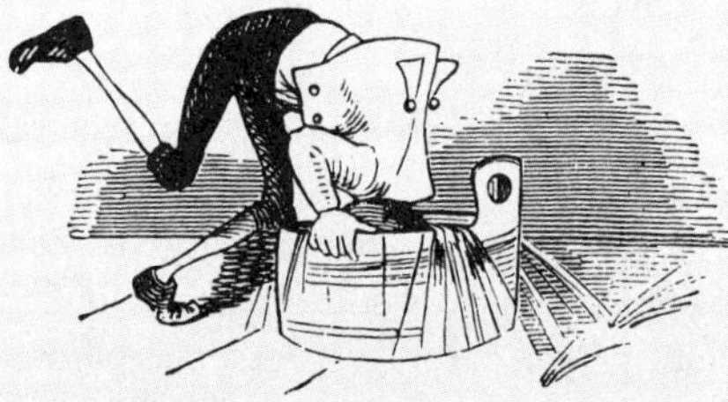

Er taucht den Kopf mitsamt dem Übel
In einen kalten Wasserkübel.

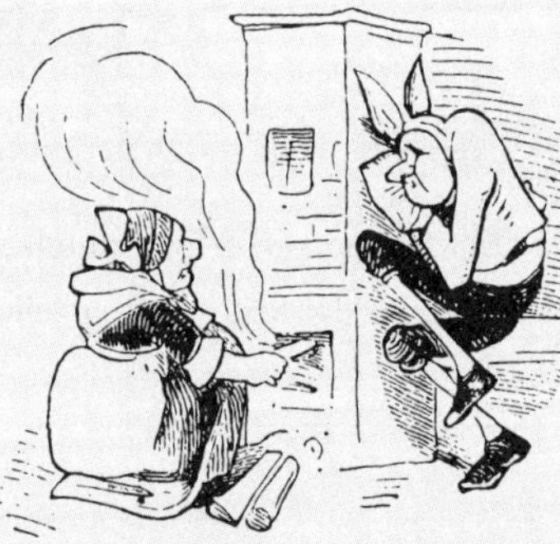

Jedoch das Übel will nicht weichen,
Auf andre Art will er's erreichen.

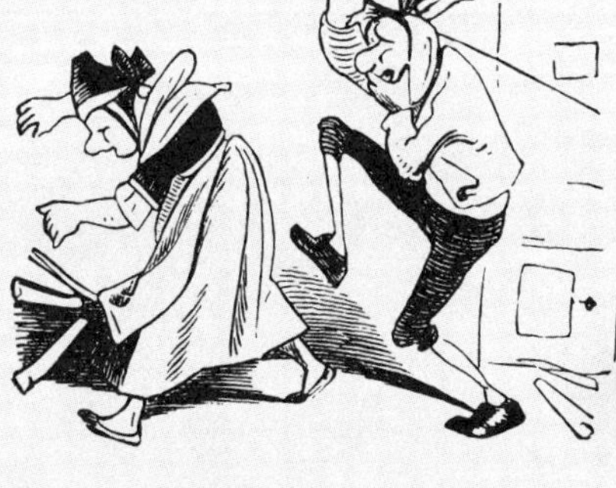

Umsonst! – Er schlägt, vom Schmerz bedrängt,
Die Frau, die einzuheizen denkt.

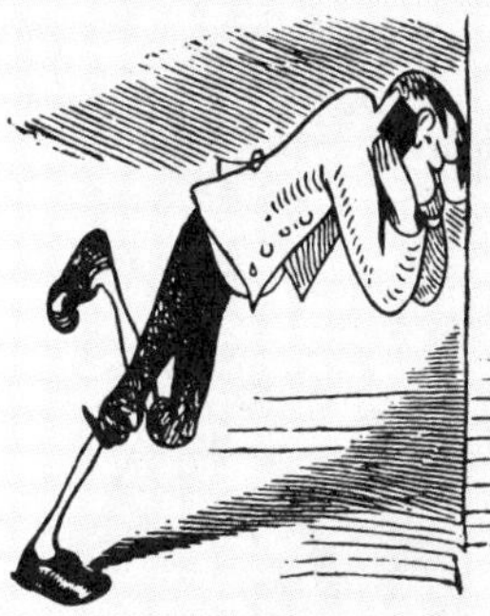

Auch zieht ein Pflaster hinterm Ohr
Die Schmerzen leider nicht hervor.

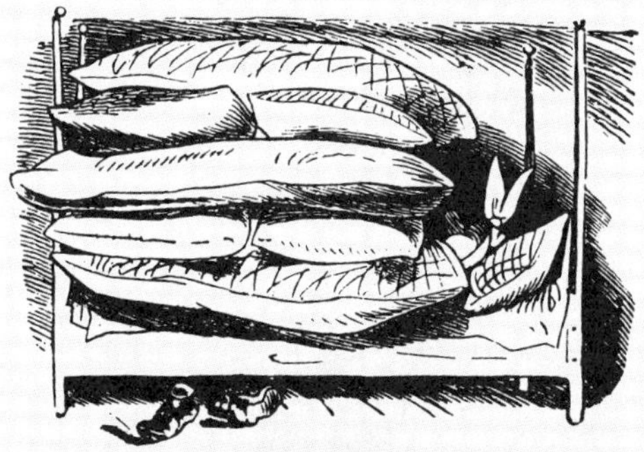

»Vielleicht« – so denkt er – »wird das Schwitzen
Möglicherweise etwas nützen.«

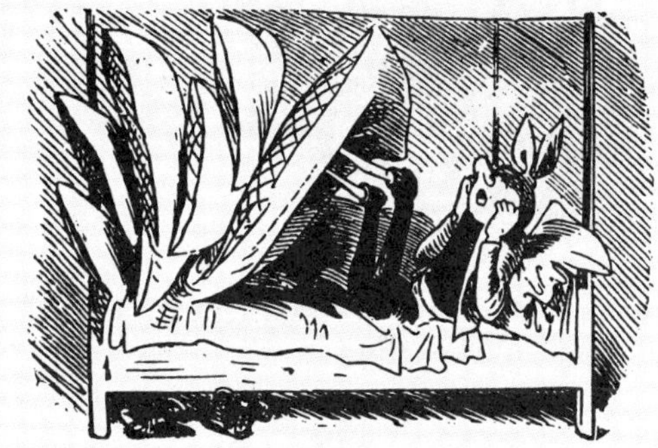

Indes die Hitze wird zu groß,
Er strampelt sich schon wieder los;

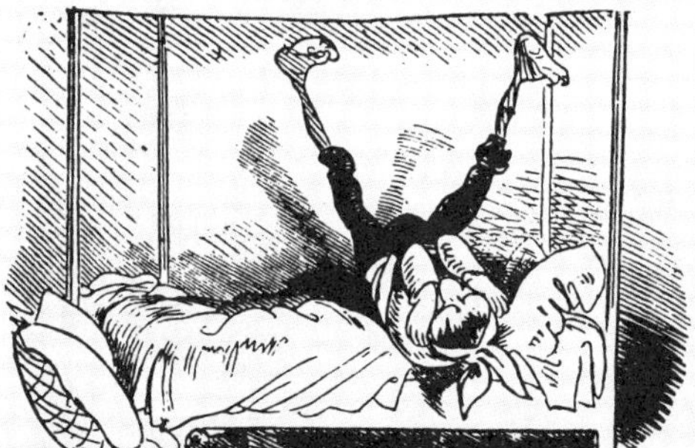

Und zappelnd mit den Beinen,
Hört man ihn bitter weinen.

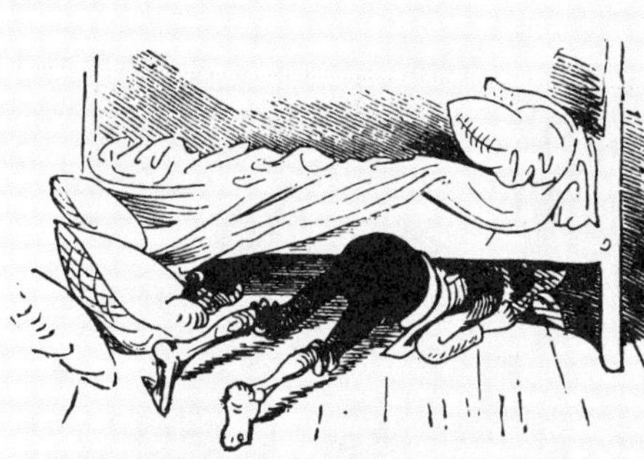

Jetzt sucht er unterm Bette
Umsonst die Ruhestätte.

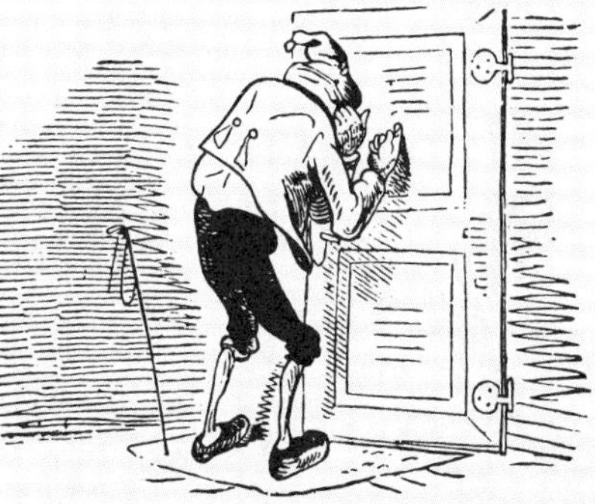

Zuletzt fällt ihm der Doktor ein.
Er klopft. – Der Doktor ruft: »Herein!«

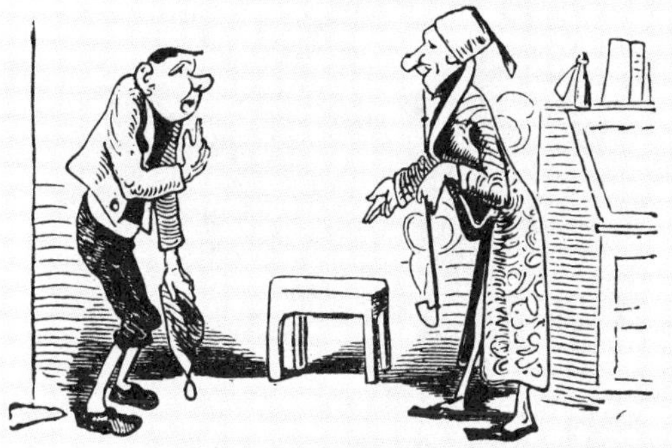

»Ei, guten Tag, mein lieber Kracke,
Nehmt Platz! Was ist's denn mit der Backe?

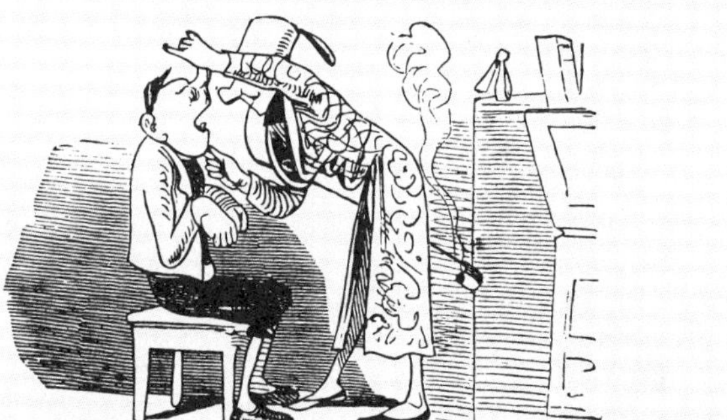

Laßt sehn! Ja, ja! Das glaub' ich wohl!
Der ist ja in der Wurzel hohl!«

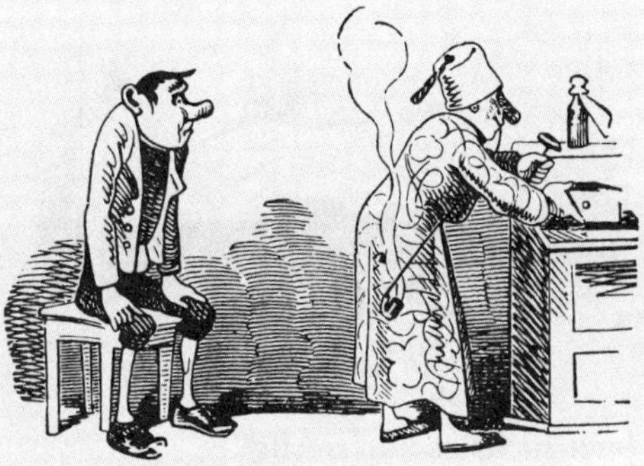

Nun geht der Doktor still beiseit.
Der Bauer ist nicht sehr erfreut.

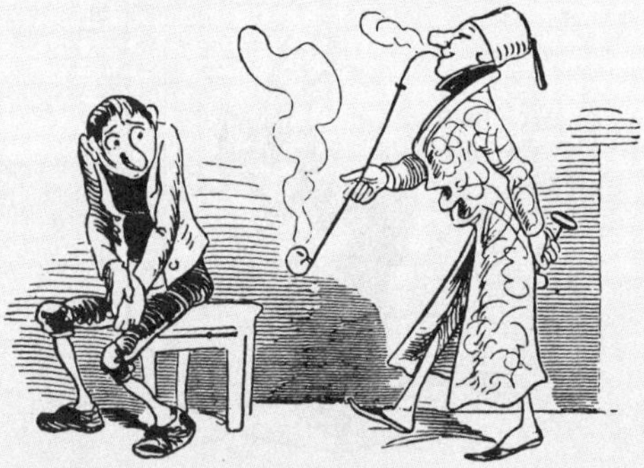

Und lächelnd kehrt der Doktor wieder,
Dem Bauern fährt es durch die Glieder.

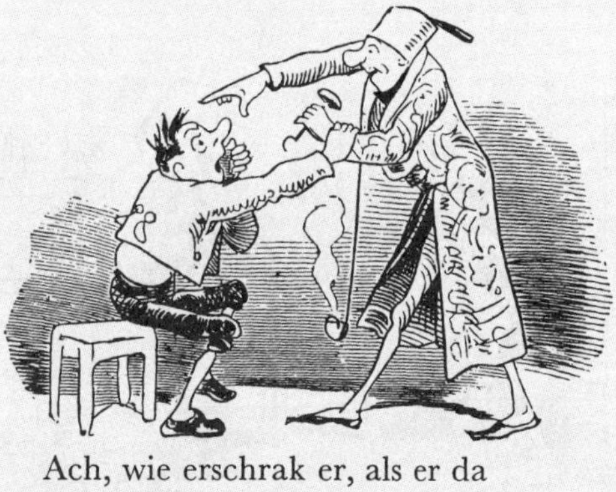

Ach, wie erschrak er, als er da
Den wohlbekannten Haken sah!

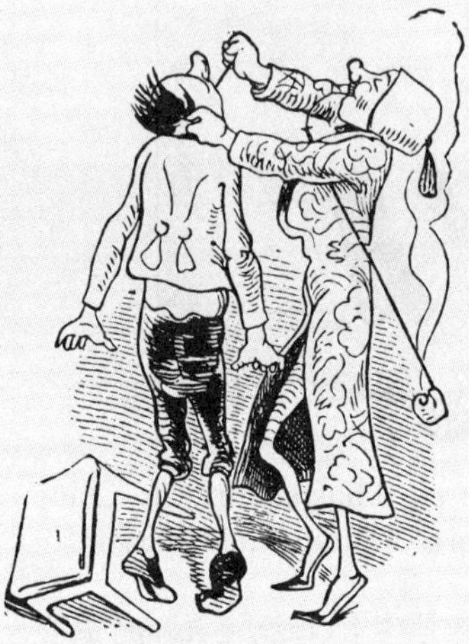

Und unbewußt nach oben
Fühlt Kracke sich gehoben.

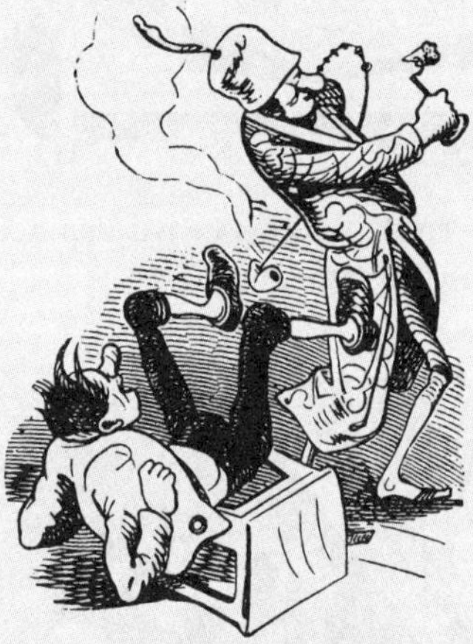

Und rack – rack! – da haben wir den Zahn,
Der so abscheulich weh getan!

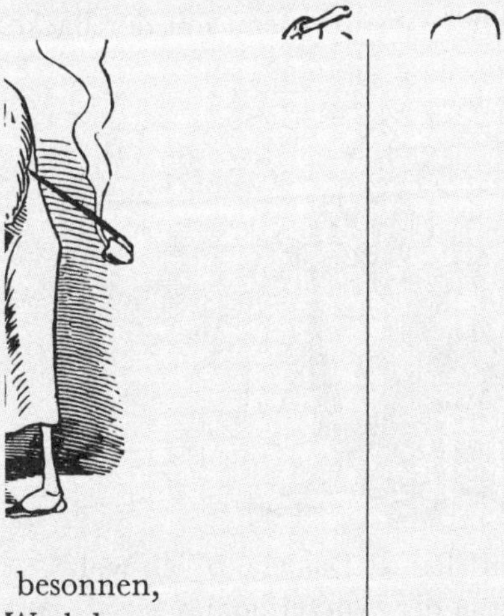

besonnen,
Werk begonnen.

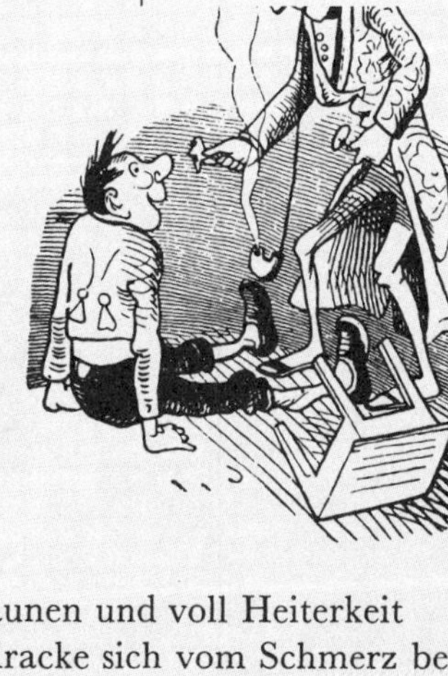

Mit Staunen und voll Heiterkeit
Sieht Kracke sich vom Schmerz befreit.

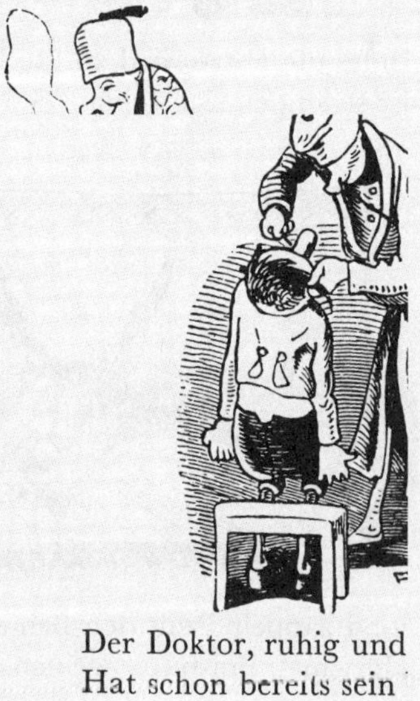

Der Doktor, ruhig und
Hat schon bereits sein

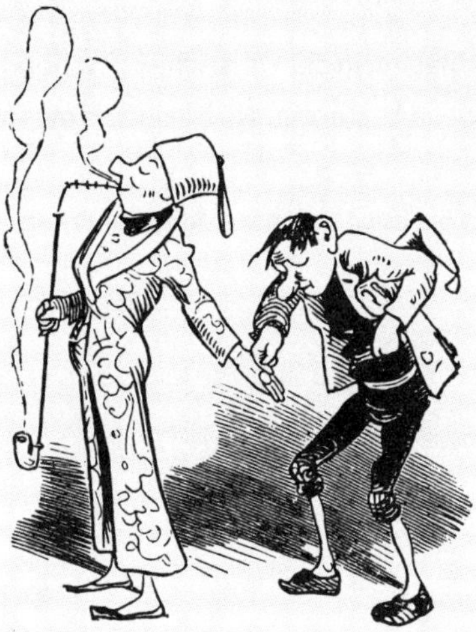

Der Doktor, würdig, wie er war,
Nimmt in Empfang sein Honorar.

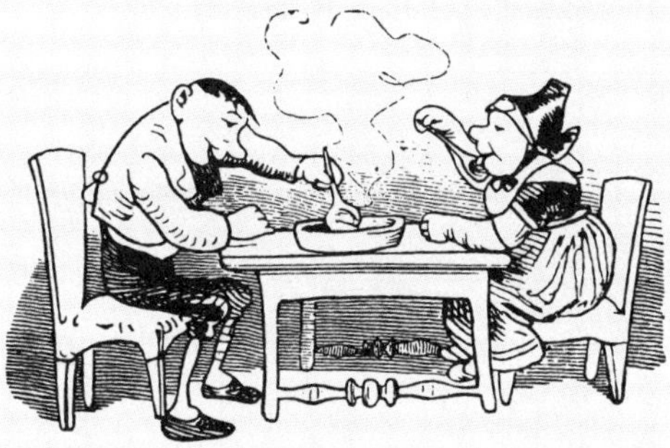

Und Friedrich Kracke setzt sich wieder
Vergnügt zu Abendessen nieder.

Aufgabe 27 → Schmerzeinschätzung

Schmerzmessung kann viele Ansatzpunkte haben. In der klassischen psychophysischen Schmerzmessung (Algesimetrie) wird schwerpunktmäßig die Schmerzschwelle bestimmt. Nichtsdestotrotz muss der Betroffene bei der Schmerzerfassung einbezogen werden.

Welche Methoden bzw. Hilfsmittel können Sie bei der Schmerzeinschätzung einsetzen? (3 Angaben)

- ____________________
- ____________________
- ____________________

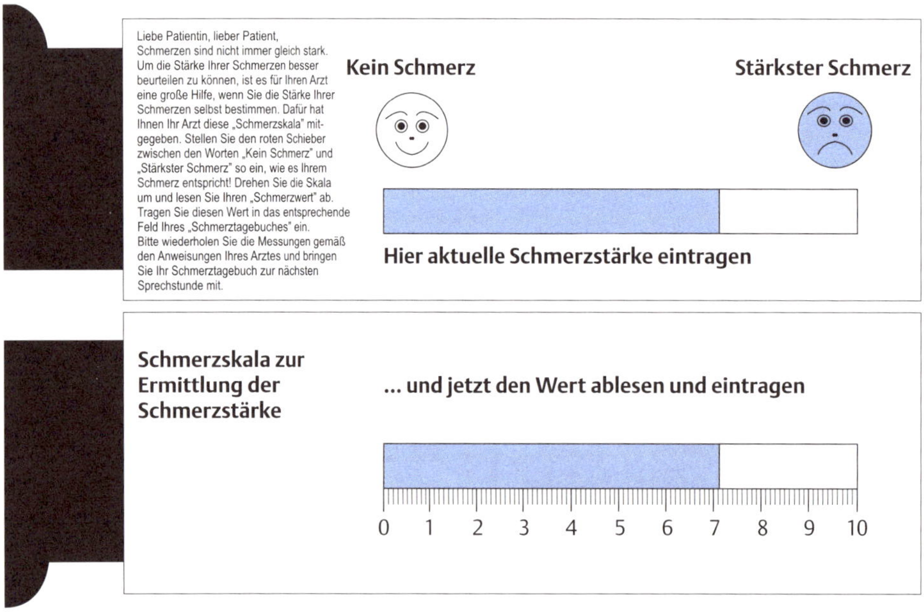

Stellen Sie den roten Schieber so zwischen „Kein Schmerz" und „Stärkster Schmerz" ein, wie es Ihrem Schmerz entspricht.

Drehen Sie die Skala um, lesen Sie den Schmerzwert ab, und tragen Sie ihn in das entsprechende Feld Ihres Schmerztagebuches ein.

Abb. 6.**1** s. auch Juchli, L.: Pflege, Kap. 25.

Aufgabe 28 → Auswirkungen Chronischer Schmerz

Chronische Schmerzen wirken sich auf Menschen in vielgestaltiger Weise aus.

1) Welche Auswirkungen können Sie beim Betroffenen erkennen ...

a) im psychischen Bereich? (6 Angaben)

- ____________________
- ____________________
- ____________________
- ____________________
- ____________________
- ____________________

b) im körperlichen Bereich? (2 Angaben)

- ____________________
- ____________________

c) im geistigen Bereich? (2 Angaben)

- ______________________
- ______________________

d) im sozialen Bereich? (2 Angaben)

- ______________________
- ______________________

2) Wie reagiert die Umwelt des Betroffenen (z. B. Angehörige) auf akute/chronische Schmerzen? (4 Angaben)

- ______________________
- ______________________
- ______________________
- ______________________

Aufgabe 29 Charakteristische Schmerzarten

Die Beobachtung charakteristischer Schmerzen lässt Rückschlüsse auf krankheitsbedingte Ursachen zu. Welche Erkrankungen vermuten Sie in folgenden Fällen?

1) Ein bettlägeriger Patient gibt einen Fußsohlen- und Wadenschmerz an.

- ______________________

2) Eine frischoperierte Patientin hat plötzlich einen sehr starken, stechenden Schmerz beim Atmen. Sie klagt über Atemnot und ist zyanotisch; ihr Puls ist tachykard.

- ______________________

3) Eine 60-jährige Frau klagt über Schmerzen im rechten Oberbauch; sie leidet weiterhin an Übelkeit und Erbrechen. Ihre Körpertemperatur liegt über 38,5 °C.

- ______________________

4) Ein Alkoholiker gibt plötzlich gürtelförmige, in den Rücken ausstrahlende Oberbauchschmerzen an; außerdem leidet er an Übelkeit und Erbrechen.

- ______________________

Aufgabe 30 Schmerz bei akutem Abdomen

Bei der Krankenbeobachtung eines Patienten mit akutem Abdomen können Ihnen Schmerzcharakter und -verlauf wichtige Hinweise auf mögliche Ursachen geben.
Ordnen Sie folgenden Schmerzbeschreibungen die jeweiligen Ursachen zu, indem Sie Verbindungslinien ziehen.

1) kontinuierlich zunehmender Schmerz	a) mechanischer Ileus
2) kolikartiger Schmerz	b) Mesenterialinfarkt
3) hochakuter Beginn, später Peritonitiszeichen	c) Entzündung, z. B. Appendizitis, Pankreatitis
4) hochakuter Beginn, dann für Stunden relative Besserung, später Peritionitiszeichen	d) Darmperforation

Aufgabe 31 → Schmerzen bei Herzinfarkt

Von Ihnen zu beobachtendes Leitsymptom des Herzinfarktes ist der typische Herzschmerz.
Bitte kreuzen Sie an. (3)
Der Schmerz bei Herzinfarkt ...

- ○ a) wird vom Patienten als sehr starkes, atemabhängiges Drücken, Stechen oder Brennen beschrieben.
- ○ b) kann in den linken oder rechten Arm, den Hals-, Rücken- oder Bauchbereich ausstrahlen.
- ○ c) geht meist mit Todesangst, Unruhe und Übelkeit/Erbrechen einher.
- ○ d) kann bei Diabetikern und älteren Menschen verringert sein oder ganz fehlen.
- ○ e) bessert sich nach Gabe von Nitraten.

Aufgabe 32 → Ressourcen

Das Aktivieren, Stärken und Einbeziehen von Ressourcen kann vor allem bei chronischen Schmerzen das Wohlbefinden steigern und die aktive Krankheitsbewältigung erleichtern.
Welche inneren und äußeren Ressourcen eines von Ihnen betreuten Patienten können Sie für die Pflege möglicherweise nutzen? (6 Angaben)

- ______________________ ▸ ______________________
- ______________________ ▸ ______________________
- ______________________ ▸ ______________________

Aufgabe 33 → Gesetzliche Vorschriften Opioide

Der Gebrauch von Opioiden ist im Betäubungsmittelgesetz (BtMG) und in der Betäubungsmittel-Verschreibungsverordnung (BtMVV) durch strenge Vorschriften geregelt.
Was müssen Sie als (evtl. leitende) Pflegeperson im Umgang mit Betäubungsmitteln (BtM) beachten? (5 Angaben)

- ____
- ____
- ____
- ____
- ____

Aufgabe 34 Opioid-Nebenwirkungen

Opioide können u. U. unerwünschte Nebenwirkungen haben, die teilweise unvermeidlich sind.
Welche Maßnahmen (auch prophylaktische) setzen Sie bei folgenden Nebenwirkungen (= Pflegeproblemen) ein? Bitte Stichwortangaben.

1) Obstipation (5 Angaben):

- ______
- ______
- ______
- ______
- ______

2) Übelkeit/Erbrechen (5 Angaben):

- ______
- ______
- ______
- ______
- ______

3) Sedation (2 Angaben):

- ______
  ______
- ______

4) Atemdepression (2 Angaben)

- ______
- ______

Aufgabe 35 Akutes Schmerzgeschehen

Akute Schmerzen werden meist durch Medikamente und Beseitigung der Ursachen therapiert.
Welche Aufgaben haben Sie als Pflegeperson hierbei? (4 Angaben)

- ______
  ______
- ______
- ______
- ______

Aufgabe 36 → Nichtmedikamentöse Schmerzlinderung

Schmerzwahrnehmung und -erleben können auch ohne Medikamente positiv beeinflusst werden.
Ordnen Sie den folgenden Schmerzformen die jeweils entsprechende Pflegemaßnahme zu, indem Sie Verbindungslinien ziehen.

1) Bauchschmerzen
2) schmerzendes Körperteil
3) Rheuma, Rückenschmerzen
4) Bandscheibenvorfall
5) arterielle Durchblutungsstörungen
6) chronische Schmerzen
7) akut-entzündliche Schmerzen
8) Muskel-, Nerven- und Amputationsschmerzen
9) muskuläre Verspannungen
10) Magenschmerzen

a) Stufenbettlagerung
b) Vibrationstherapie
c) Wärmeanwendung
d) Ruhigstellung, z. B. durch Schienenverband
e) Kamillenaufguss (Tee)
f) Anziehen der Oberschenkel
g) Massage
h) Beintieflagerung
i) Kälteanwendung
j) aktive und passive Bewegungsübungen

Vorsicht! Feucht-warme Umschläge sind z. B. bei Krämpfen im Abdomen oder Muskelverspannungen angezeigt, jedoch bei Cholezystitis oder akuter Appendizitis kontraindiziert!

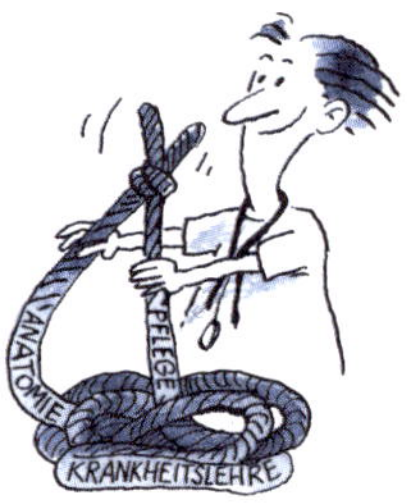

Aufgabe 37 → Autogenes Training

Entspannendes Verhalten kann den Schmerz vermindern.
Was ist zu beachten, wenn Sie bei Patienten Entspannungsübungen (auch Atemübungen) postoperativ einsetzen wollen?

___

___

6.3 Spezielle Pflege eines Menschen mit Tumoren

B. Freudenberger

Krankheitslehre

Aufgabe 38 → Tumoren – *Kreuz und quer*

Lösen Sie das folgende Kreuzworträtsel mit Begriffen und Definitionen zum Thema „Tumor".

waagrecht:
- 5 Vorstufe eines malignen Tumors
- 6 Rückbildung eines malignen Tumors
- 8 Einteilung nach Malignitätsgrad
- 9 Tochtergeschwülste
- 10 Rückfall, Wiederaufflackern der Tumorkrankheit
- 11 bösartiger Tumor des epithelialen Gewebes
- 12 bösartiger Tumor des Binde- und Stützgewebes
- 13 Stadieneinteilung; Erfassung der Tumorausbreitung

senkrecht:
- 1 Wachstum des Primärtumors (oder seiner Metastasen)
- 2 Ausgangsherd einer bösartigen Tumorkrankheit
- 3 Lehre von den Tumorkrankheiten
- 4 anderer Begriff für Malignom
- 7 andere Bezeichnung für Metastasierung

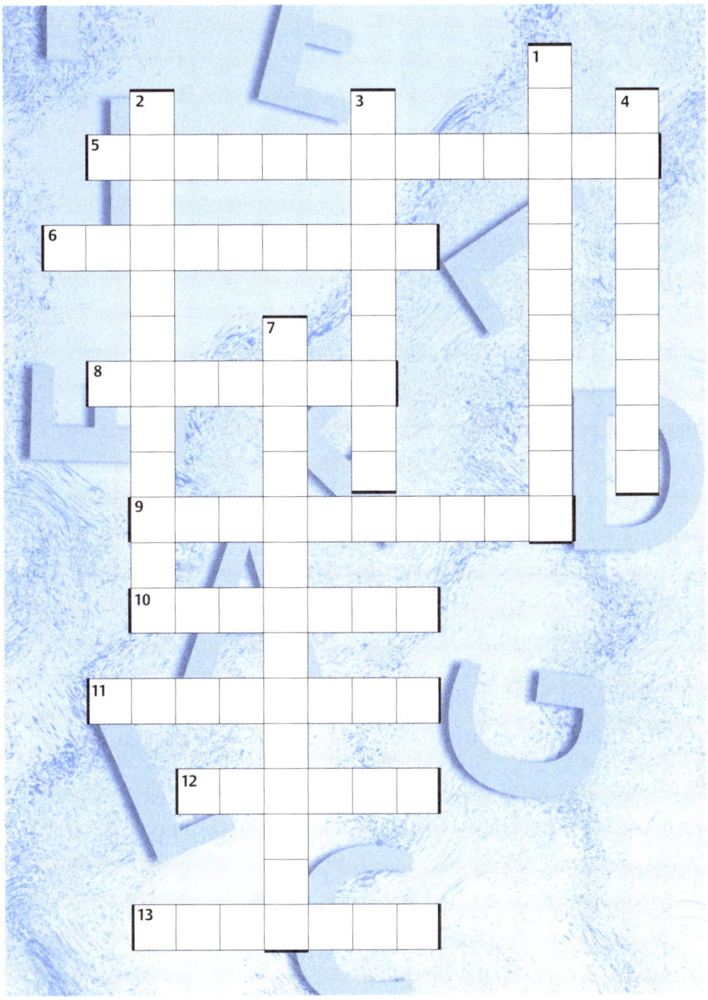

Aufgabe 39 → Malignitätszeichen

Geschwülste können in maligne, semimaligne und benigne Tumoren eingeteilt werden.
Welche der folgenden Merkmale sind nicht Zeichen von Malignität? Bitte kreuzen Sie an. (3)

- ○ a) rasches Wachstum
- ○ b) expansive Ausbreitung
- ○ c) abgekapselter und gut verschieblicher Tumor
- ○ d) Zellentdifferenzierung
- ○ e) niedrige Zellteilungsrate
- ○ f) Metastasierung
- ○ g) starke Auswirkungen auf den Gesamtorganismus, z. B. Tumorkachexie
- ○ h) Rezidivneigung

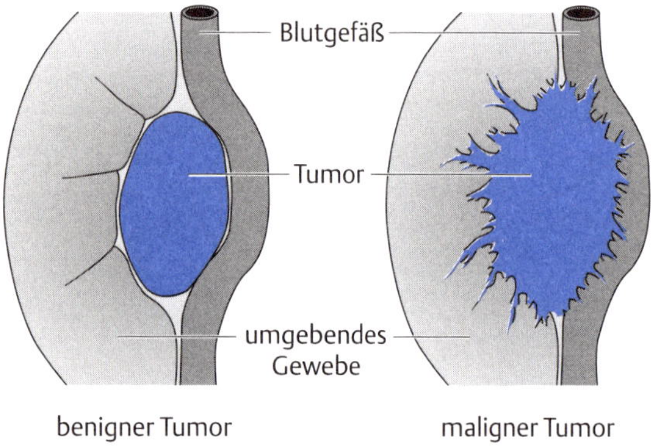

Abb. 6.2

Aufgabe 40 → Carcinoma in situ

Was verstehen Sie unter einem „Carcinoma in situ"?

____

____

Aufgabe 41 → Metastasierung

Bösartige Tumoren bilden Metastasen auf dem Blutweg, auf dem Lymphweg und innerhalb von Körperhöhlen.
Ordnen Sie die folgenden Metastasierungswege und Merkmale sinnvoll einander zu, indem Sie Verbindungslinien ziehen.

1) Lymphogene Metastasierung
2) Hämatogene Metastasierung
3) Hämatogene Metastasierung (arterieller Typ)
4) Hämatogene Metastasierung (Kavatyp)
5) Hämatogene Metastasierung (Pfortadertyp)

a) Fernmetastasen
b) primärtumornahe und -ferne Metastasen
c) vor allem bei Sarkomen
d) vor allem bei Karzinomen
e) Primärtumor in Leber, Niere oder Schilddrüse
f) Primärtumor im Gastrointestinaltrakt
g) Primärtumor in der Lunge
h) Lungenmetastasen
i) Metastasen in Gehirn, Knochen, Leber und/oder Nieren
j) Lebermetastasen

Aufgabe 42 → TNM-System

Das TNM-System ist eine international anerkannte Tumorklassifizierung, die eine genaue Beschreibung der Stadien und Verläufe von vielen Tumoren mittels einheitlicher Kriterien erlaubt.

Für welche Abkürzungen stehen die Abkürzungen T – N – M?

T = ______________________________

N = ______________________________

____

M = ______________________________

Aufgabe 43 → Therapieziele

Geben Sie die Therapieziele der folgenden Behandlungsformen an.

Behandlungsform	Therapieziel
a) kurative Therapie b) palliative Therapie c) adjuvante Therapie d) neoadjuvante Therapie e) symptomatische Therapie	▸ ______ ______ ▸ ______ ______ ▸ ______ ______ ▸ ______ ______ ______ ▸ ______ ______

Vertiefen Sie Ihr Wissen zu den verschiedenen Therapiearten Tumorchirurgie, Chemo-, Strahlen-, Hormon- und Immuntherapie.

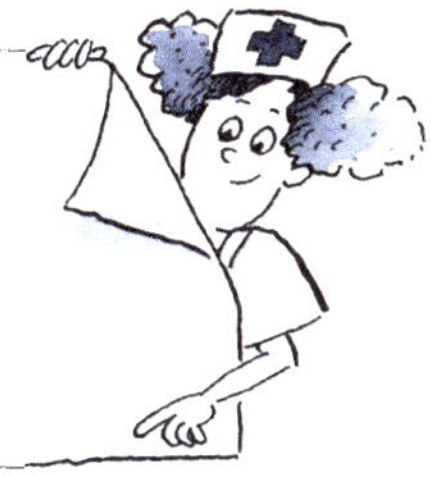

Aufgabe 44 → Implantierbares Kathetersystem

Bei stark venenreizenden Medikamenten (z. B. Zytostatika) oder schlechten Venenverhältnissen lässt sich durch implantierbare Kathetersysteme ein dauerhafter, den Patienten wenig belastender Körperzugang schaffen. Der Port (= Injektionskammer) wird subkutan implantiert, der hiervon abgehende Katheterschlauch wird intravenös, intraarteriell oder in Körperhöhlen (z. B. Bauch-, Pleurahöhle) plaziert.

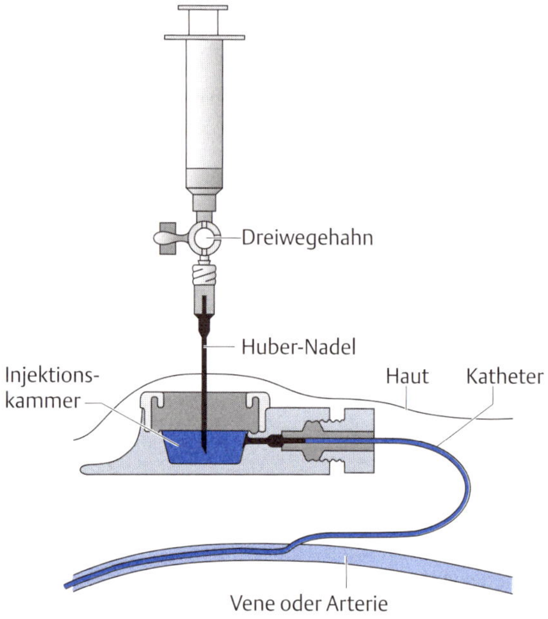

Abb. 6.**3**

Bewerten Sie folgende Aussagen zum Portkatheter, indem Sie ankreuzen.

a) Der venöse Portkatheter eignet sich zur Applikation von Medikamenten, zur parenteralen Ernährung, zu Transfusionen und zur Blutentnahme. ○ richtig ○ falsch

b) Zur Punktion werden spezielle Portkanülen, sog. Huber-Nadeln, verwendet; diese verlängern die Lebensdauer des Ports. ○ richtig ○ falsch

c) Der Port hat den Vorteil, dass die Bewegungsfreiheit des Betroffenen nicht eingeschränkt ist. Duschen und Baden ist jedoch aus hygienischen Gründen nicht möglich. ○ richtig ○ falsch

d) Die Punktion des Ports darf nur nach hygienischer Händedesinfektion, zweimaliger Desinfektion der Einstichstelle und mit sterilen Handschuhen erfolgen. ○ richtig ○ falsch

e) Die Injektion/Infusion über den Port ist ärztliche Tätigkeit, kann aber in bestimmten Fällen (z. B. Langzeitkranke) und nach sorgfältiger Einweisung von examiniertem Pflegepersonal oder pflegenden Angehörigen durchgeführt werden. ○ richtig ○ falsch

f) Zur Vermeidung eines Katheterverschlusses wird das Portkathetersystem nach Gebrauch mit physiologischer Kochsalzlösung gespült und mit einem Heparin-Block versehen. ○ richtig ○ falsch

Pflege

Aufgabe 45 → Sekundärprävention Krebswarnzeichen

Im Rahmen öffentlicher Gesundheitserziehung erfüllen Pflegende Aufgaben der sekundären Prävention.
Stellen Sie sich diesbezüglich ein Informationsgespräch mit einem Menschen im mittleren Lebensalter vor, bei dem Sie Warnsignale zur Karzinomfrüherfassung thematisieren. Auf welche Krebswarnzeichen weisen Sie hin? (6)

- ______
- ______
- ______
- ______
- ______
- ______

Aufgabe 46 → Information/Aufklärung

In der Onkologie ist Information bzw. Aufklärung von Krebspatienten ein wesentlicher Arbeitsschwerpunkt auch für Pflegepersonen.
Durch welche Vorgehensweisen können Sie den Informationstransfer zum Patienten verbessern? (4)

- ______
- ______
- ______
- ______

Aufgabe 47 → Traumatische Krise Krebs

Eine Krebserkrankung stellt für die Betroffenen eine existentielle Krise dar.
Durch welche Merkmale ist diese Ausnahmesituation charakterisiert? (4)

- ______________________________
- ______________________________
- ______________________________
- ______________________________

Aufgabe 48 → Reaktionsphasen

Offensichtliche Reaktionsweisen innerhalb des Krisenverlaufs werden in verschiedenen sogenannten Phasenmodellen dargestellt.

1) In welche Schritte ist das Phasenmodell nach E. Kübler-Ross eingeteilt? Bitte kreuzen Sie an. (5)

- ○ a) Anpassung und Stressreduktion
- ○ b) Verhandeln
- ○ c) Schock
- ○ d) Zustimmung, Akzeptieren
- ○ e) Regression
- ○ f) Depression
- ○ g) Verleugnung (Nicht-Wahrhaben-Wollen und Isolierung)
- ○ h) Wut, Zorn, Auflehnung

2) Bringen Sie die Phasen in die richtige zeitliche Reihenfolge, indem Sie die Buchstaben eintragen

_____ → _____ → _____ → _____ → _____

Das Phasenmodell von E. Kübler-Ross stellt psychische Bewältigungs- und Reaktionsformen in den Vordergrund.
Hinsichtlich der näheren Inhalte der einzelnen Phasen siehe auch Kap. 6.6.

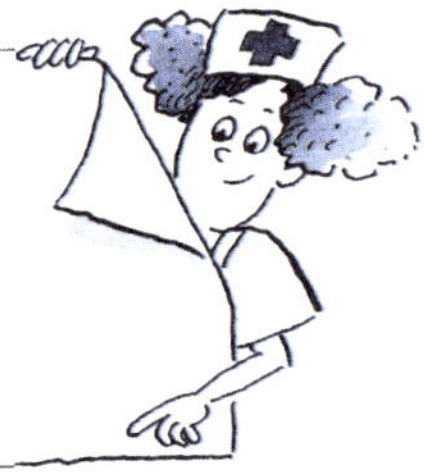

Aufgabe 49 → Palliativpflege

Viele Patienten können von ihrer Tumorkrankheit nicht mehr geheilt werden, da das Krankheitsstadium zu weit fortgeschritten ist. In diesem Fall versucht Pflege, krankheitsbedingte Beschwerden günstig zu beeinflussen.
Welche Schwerpunkte beinhaltet Palliativpflege? (4)

- ______________________________
- ______________________________
- ______________________________
- ______________________________

Aufgabe 50 → Umgang mit Zytostatika

Zytostatika können die Gesundheit von Pflegepersonen bei Hautkontakt, Einatmung sowie oraler oder perkutaner Aufnahme in den Körper schädigen. Zum Schutz des Personals haben der *Bundesverband der Unfallversicherungsträger der öffentlichen Hand* und die *Berufsgenossenschaft für Gesundheitsdienst und Wohlfahrtspflege* Empfehlungen veröffentlicht.
Bewerten Sie die folgenden Sicherheitshinweise zur sachgemäßen Handhabung von Zytostatika, indem Sie ankreuzen.

a) Bei der Zubereitung muss der Raum gut durchlüftet sein (z. B. geöffnete Fenster), um die maximale Zytostatika-Konzentration in der Raumluft so gering wie möglich zu halten. ○ richtig ○ falsch

b) Bei bestimmten Tätigkeiten, z. B. dem Vorbereiten von Injektionen/Infusionen und dem Entsorgen von Zytostatika-Abfall, müssen langärmelige Schutzkittel, flüssigkeitsdichte Einweghandschuhe, Mund-Nasen-Atemschutz und Schutzbrille getragen werden. ○ richtig ○ falsch

c) Bei Kontamination sind die betroffenen Hautareale mit reichlich kaltem Wasser, die Augen mit Wasser oder isotonischer Kochsalzlösung zu spülen. Über Vorfälle dieser Art sollte außerdem der Betriebsarzt unterrichtet werden. ○ richtig ○ falsch

d) Verschüttete pulverige Zytostatika (Trockensubstanzen) müssen unverzüglich mit einem Besen zusammengekehrt und anschließend sachgerecht beseitigt werden. ○ richtig ○ falsch

e) Kontaminierter Abfall (z. B. Tupfer, Einmalhandschuhe, Plastik- und Papiermaterial) muss in speziellen Abfallbehältnissen gesammelt und entsorgt werden. Medikamentenreste gelten als Sonderabfälle und müssen dementsprechend behandelt werden. ○ richtig ○ falsch

f) Körperausscheidungen von Zytostatika-Patienten (z. B. Erbrochenes, Urin) werden auf übliche Weise entsorgt, da sie unter Chemotherapie nicht kontaminiert sind. ○ richtig ○ falsch

Rufen Sie sich weitere Sicherheitsmaßnahmen für das Arbeiten mit Zytostatika in Erinnerung.

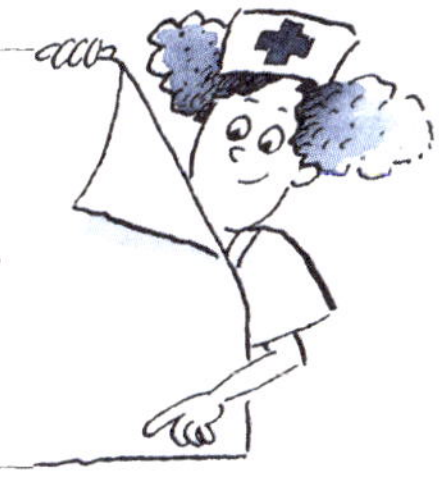

Aufgabe 51 → Komplikationen Zytostatika-Therapie

Wenn bestimmte Zytostatika-Infusionslösungen unbeabsichtigt paravenös ins umgebende Gewebe austreten, können sie dort gravierende Schäden verursachen.

1) Wie können Sie diese Komplikation pflegerisch vermeiden? (3 Angaben)

- ______________________________
- ______________________________
- ______________________________

2) Welche Maßnahmen müssen Sie bei erfolgter Paravasat-Bildung umsetzen? (4 Angaben)

- ______________________________
- ______________________________
- ______________________________
- ______________________________

Aufgabe 52 → Sekundärinfektionen

Bei Patienten, die mit Zytostatika therapiert werden, kann es durch die Abwehrschwäche zu schweren Sekundärinfektionen kommen.

Welche prophylaktischen Pflegemaßnahmen setzen Sie bei folgenden potentiellen Pflegeproblemen ein? (jeweils 2 Angaben)

1) Soor-/Parotitisgefährdung:

- ______________________________
- ______________________________

2) Gefährdung bzgl. Hautmykosen:

- ______________________________
- ______________________________

3) Zystitisgefährdung:

- ______________________________
- ______________________________

4) Infektionsgefahr bei liegendem (zentral-)venösen Zugang:

- ______________________________
- ______________________________

Aufgabe 53 Pflegeproblem Appetitlosigkeit

Patienten mit Tumorerkrankung leiden oftmals an Appetitlosigkeit (und damit verbundenem Gewichtsverlust). Wie können Sie diesem Problem begegnen? Bitte kreuzen Sie an. (5)

- ○ a) Wunschkost
- ○ b) Mahlzeiten, die von den Angehörigen mitgebracht werden
- ○ c) spezielle „Krebsdiäten" (z. B. Rohkost-Diät, Öl-Eiweiß-Kost nach Budwig, Saft-Diät nach Breuss)
- ○ d) vollwertige, abwechslungsreiche Ernährung
- ○ e) drei große (d. h. üppige) Mahlzeiten pro Tag
- ○ f) ansprechender Essensplatz mit angenehmer, ruhiger Atmosphäre
- ○ g) „sanfter Zwang" zum Essen, d. h. Patienten zum Essen überreden
- ○ h) bei Stomatitis: schmerzlindernde Maßnahmen vor dem Essen (Lokalanästhetikum, ggf. systemische Schmerztherapie)

Bezüglich Stomatitis und Übelkeit/Erbrechen bei Zytostatikatherapie siehe auch im Arbeitsbuch: Spezielle Pflege Band 1, Kap. 3.2.

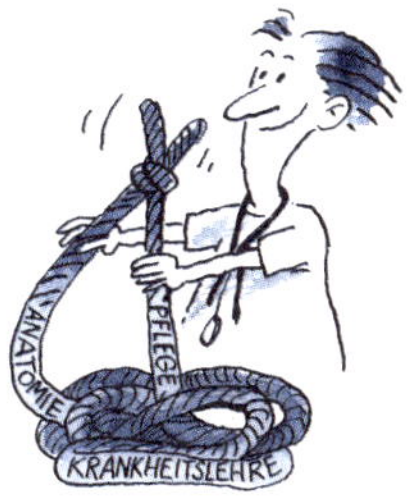

Aufgabe 54 Pflegeproblem Haarausfall

Durch die Chemotherapie kann es beim Patienten zu Haarausfall kommen.
Bewerten Sie diesbezüglich die folgenden Aussagen, indem Sie ankreuzen.

a) Da der Haarausfall reversibel ist, wird er von vielen Betroffenen als geringe Belastung empfunden.	○ richtig	○ falsch
b) Wichtig ist die frühzeitige Information vor Therapiebeginn, damit sich der Kranke auf die Komplikation „Haarausfall" einstellen kann.	○ richtig	○ falsch
c) Die Skalphypothermie (Kopfhautunterkühlung) ist eine Maßnahme gegen Haarausfall, die bei allen intravenösen Zytostatikatherapien eingesetzt werden kann.	○ richtig	○ falsch
d) Perücken sollten schon vor Beginn der Chemotherapie angepasst werden. Die Kosten übernimmt in der Regel die jeweilige Krankenkasse.	○ richtig	○ falsch
e) Im Rahmen der psychischen Betreuung ist dem Kranken zu empfehlen, soziale Kontakte während der Phase des Haarausfalls nur auf engste Angehörige zu beschränken.	○ richtig	○ falsch

Aufgabe 55 → Pflegemaßnahmen bei Strahlentherapie

Bei onkologischen Patienten wird die Strahlentherapie eingesetzt, um den Tumor zu verkleinern oder zu zerstören. Die Eindringtiefe der Strahlen ins Gewebe hängt dabei von der Energie und Art der Strahlung ab, wie in Abb. 6.**4** dargestellt. Durch die Strahleneinwirkung kann es u. a. zu Rötung, Ödem, Schuppenbildung, Juckreiz sowie entzündlichen und/oder nässenden Veränderungen der Haut kommen.

Welche der folgenden Pflegemaßnahmen/Prophylaxen führen Sie bei bestrahlter Haut durch? Bitte kreuzen Sie an. (6)

- ○ a) Kennzeichnung des bestrahlten Hautareals mit einem wasserfesten Stift.
- ○ b) genaueste Beobachtung der Haut
- ○ c) sanftes Bürsten (zur Abhärtung der Haut)
- ○ d) Waschen nur mit Wasser und Seife
- ○ e) Reinigung mit Kamillelösung
- ○ f) Hautpflege mit Wasser-in-Öl-Emulsionen, z. B. Baby-Öl
- ○ g) Pudern des bestrahlten (und evtl. des gegenüberliegenden) Hautareals 3–4-mal täglich
- ○ h) Vermeidung von mechanischen und chemischen Reizen auch in der Umgebung (z. B. keine engen Kleidungsstücke; keine Deos/Kosmetika, kein Rasierwasser)
- ○ i) Aufklärung des Patienten, die Haut vermehrter Sonneneinstrahlung auszusetzen (Hautaktivierung durch UV-Licht; Vit. D)
- ○ j) Empfehlung von Kleidung aus synthetischen Fasern

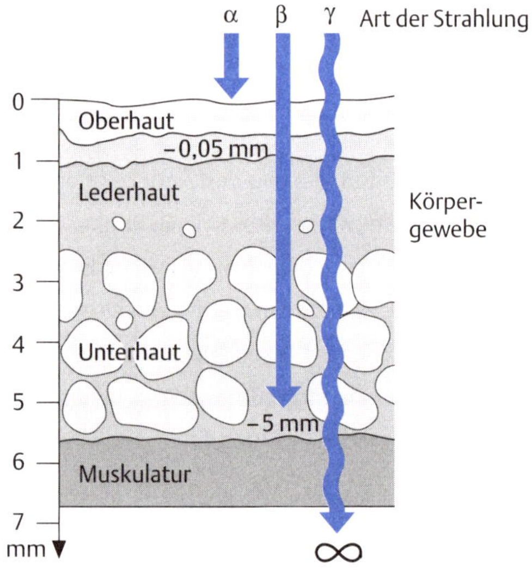

Abb. 6.**4** s. auch Juchli, L.: Pflege, Kap. 44

Hinsichtlich der Problembereiche Infektanfälligkeit und Blutungsrisiko siehe auch das Arbeitsbuch: Spezielle Pflege Band 1, Kap. 3.

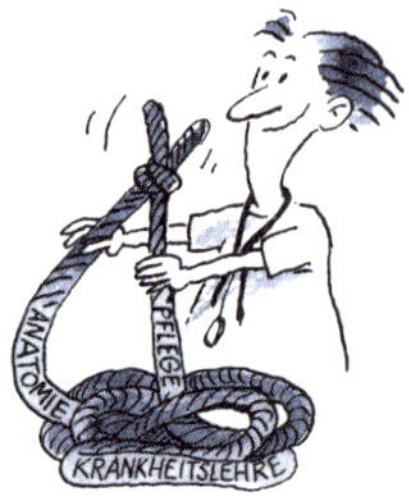

Aufgabe 56 → Primärprävention

Die primäre Tumorprävention beinhaltet Maßnahmen, die das Risiko einer Krebsentstehung verringern. In diesem Zusammenhang klären Sie vor allem junge Menschen über eine gesunde Ernährung auf.

Über welche Grundregeln informieren Sie? Bitte kreuzen Sie an. (5)

- ○ a) vitaminreiche und fettarme Kost
- ○ b) eiweißreiche Kost
- ○ c) ballaststoffreiche Kost
- ○ d) möglichst keine stark gesalzene, gepökelte und/oder geräucherte Kost
- ○ e) Speisen sehr stark durchbraten
- ○ f) maßvolles Umgehen mit Alkohol
- ○ g) regelmäßige Diätkuren (z. B. Trennkost nach Hayer)
- ○ h) periodisches Heilfasten (nicht länger als 10 Tage)

6.4 Spezielle Pflege eines Menschen nach einem Suizidversuch

H. Schuster

Aufgabe 57 → Suizidrisiko

Viele Menschen mit schwerwiegenden psychischen oder somatischen Erkrankungen geraten im Laufe ihrer Erkrankung in Krisen, die die Suizidgefahr erhöhen.

1) Nennen Sie 3 Patientengruppen aus dem psychiatrischen Bereich, bei denen ein erhöhtes Suizidrisiko besteht.

- ______________________
- ______________________
- ______________________

2) Neben diesen Erkrankungen führen jedoch auch Verlusterlebnisse und Umbruchsituationen zu einem erhöhten Suizidrisiko.
Nennen Sie jeweils 2 solcher Erlebnisse bzw. Situationen, die Suizidgefahr auslösen können.

Verlusterlebnisse	Umbruchsituationen
______________________	______________________
______________________	______________________

Aufgabe 58 → Stadien der Suizidalität

Eine vorhandene Suizidalität entwickelt sich bis hin zur Ausführung des Suizids bei jedem Menschen anders. Nach Pöldinger werden 3 Stadien der Suizidalität unterschieden.
Ordnen Sie den folgenden Stadien die entsprechenden Kriterien zu, indem Sie Verbindungslinien ziehen.

1) Erwägung	a) indirekte Suizidankündigung; Vorbereitungshandlungen
2) Ambivalenz	b) suggestive Momente; Suizide aus Presse und Film
3) Entschluss	c) direkte Suizidankündigung; Kontaktsuche

Pflege

Aufgabe 59 → Suizidprophylaxe

Sie betreuen eine Patientin mit erhöhtem Suizidrisiko. Eine wichtige Maßnahme Ihrerseits ist dabei das Gespräch mit ihr. Was müssen Sie im Gespräch mit der Patientin beachten? Bitte kreuzen Sie an.

a) Im Gespräch mit der Patientin darf das Thema Suizid nicht angesprochen werden, da hierdurch Impulse gegeben werden, den Suizid auszuführen. ○ ja ○ nein

b) Bestehen Zweifel bezüglich der Suizidgefährdung der Patientin, kann diese grob eingeschätzt werden, indem in das Gespräch Fragen aus dem „Fragenkatalog“ von Prof. Pöldinger eingestreut werden. ○ ja ○ nein

c) Im Gespräch sollte das Thema Suizid offen angesprochen werden. ○ ja ○ nein

d) Im Gespräch sollte versucht werden, der Patientin auszureden, dass es ihr schlecht geht („Das ist doch alles halb so schlimm.“, „Kopf hoch!“). ○ ja ○ nein

e) Im Gespräch können Vereinbarungen getroffen werden, dass die Patientin sich bis zum nächsten vereinbarten Termin nichts antut und bei sich verstärkendem Suizidimpuls Kontakt zu Ihnen aufnimmt. ○ ja ○ nein

Aufgabe 60 → Hinweise auf Suizidalität

Die folgenden Beobachtungen gelten als Hinweise für eine bestehende Suizidalität. Bei der Betreuung der Patienten gilt es, diese zu erkennen! Geben Sie je ein Beispiel für die zu beobachtenden Hinweise.

1) Plötzliche Verhaltensveränderung, ohne dass ein ersichtlicher Grund vorliegt

Beispiel: ______________________________

____

2) Entwertung der eigenen Person

Beispiel: ______________________________

____

____

3) Einengung von Interessen und Gedanken

Beispiel: ______________________________

____

____

Aufgabe 61 → Akute Suizidalität

Die Bezugspflege stellt eine Maßnahme in der Phase der akuten Suizidalität dar.
Nennen Sie 4 weitere Maßnahmen der Sicherung, über die im Team entschieden werden muss.

- ______________________________
- ______________________________
- ______________________________
- ______________________________

____

Aufgabe 62 → Information aller Teammitglieder

Die Gefährdung eines Patienten ist schwer zu beurteilen. Eine gezielte Information aller Mitarbeiter erleichtert jedoch die Beurteilung.
Deshalb müssen …

a) alle den Patienten betreffenden Beobachtungen und Informationen in regelmäßigen Stationsrunden mitgeteilt werden. ○ richtig ○ falsch

b) aktuelle Absprachen allen Mitarbeitern mitgeteilt werden und für alle (Nachtwache/Diensthabende/Arzt) zugänglich sein. ○ richtig ○ falsch

c) im Team tägliche Einschätzungen über den Gefährdungsgrad des Patienten gemacht werden. ○ richtig ○ falsch

Aufgabe 63 → Patientensuizid

Der Patientensuizid stellt für Mitpatienten/Mitarbeiter und Angehörige ein „katastrophales Ereignis" dar. Bitte kreuzen Sie die zutreffenden Aussagen zum Patientensuizid an. (3)

○ a) Unabhängig davon, ob der Suizid auf der Station oder außerhalb der Klinik stattfand, müssen die Mitpatienten informiert werden.

○ b) Andere suizidgefährdete Patienten müssen gut überwacht werden.

○ c) Mitpatienten sollten nicht sofort informiert werden, da sich sonst ein Nachahmungseffekt entwickeln könnte.

○ d) Mitarbeiter müssen in dieser sehr belastenden Situation mit Hilfe von Supervision unterstützt werden.

Vergleichen Sie hierzu auch Kap. 7.2.

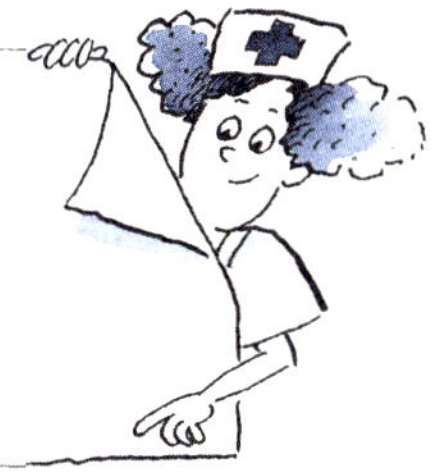

Aufgabe 64 → Betreuung nach Suizidversuch

Eine Patientin hat einen Suizidversuch unternommen. Ihre Aufgabe ist es, sie danach zu betreuen. Nennen Sie 3 grundsätzliche Verhaltensweisen, die in solch schwierigen Situationen helfen können.

- ____________________
- ____________________
- ____________________

6.5 Spezielle Pflege alter Menschen

H. Schuster

Aufgabe 65 Basiswissen Alter

Überprüfen Sie die folgenden Aussagen zum Alter auf ihre Richtigkeit, indem Sie ankreuzen.

a) Altern wird als prozesshafter Vorgang gesehen, der sowohl die physiologischen, psychischen und physischen Veränderungen des menschlichen Organismus als auch soziale Veränderungen umfasst. ○ richtig ○ falsch

b) Die persönliche Wahrnehmung des Alterns findet eher stufenweise statt, bedingt durch neue Lebenssituationen wie Berentung, Krankheit oder Verlust des Lebenspartners. ○ richtig ○ falsch

c) Alter ist ein relativer Begriff. Man unterscheidet das kalendarische und das biologische Alter. ○ richtig ○ falsch

d) Laut WHO sind Menschen ab dem 61. Lebensjahr ältere Menschen. ○ richtig ○ falsch

e) Mit steigendem Alter verringert sich die Gefahr, an einer oder mehreren Krankheiten zu leiden. ○ richtig ○ falsch

f) Jeder alte Mensch ist mit Tod und Sterben konfrontiert und muss für sich selbst eine Antwort finden. ○ richtig ○ falsch

Aufgabe 66 Ursachen des Alterns

Es gibt eine Reihe von Theorien, die versuchen, die Ursachen des Alterns zu erklären.
Wie heißen die beiden Theorien, die die folgenden Erklärungen beschreiben?

1) Diese Theorie stützt ihr Wissen auf Beobachtungen zum Einfluss einer höheren Langlebigkeit von Vater und Mutter auf die Lebenserwartung der Kinder. Untersuchungen an Tieren unterstützen diese Beobachtungen.

Bezeichnung: ______________________________

2) Diese Theorie stützt ihre Erkenntnisse auf die im Alter auftretenden Erscheinungen wie das Nachlassen der Muskelkraft, den Elastizitätsverlust des Bindegewebes, die Muskelatrophie und die degenerativen Veränderungen der Gelenke.

Bezeichnung: ______________________________

Aufgabe 67 Veränderungen im Alter

Der Alterungsprozess geht mit Veränderungen in verschiedenen Bereichen des Lebens einher.
Nennen Sie jeweils 4 Veränderungen in den folgenden Bereichen.

1) biologischer Bereich

- ______________________________
- ______________________________
- ______________________________
- ______________________________

2) seelisch/geistiger Bereich

- ___________________________
- ___________________________
- ___________________________
- ___________________________

3) familiärer und gesellschaftlicher Bereich

- ___________________________
- ___________________________
- ___________________________
- ___________________________

Aufgabe 68 Bedürfnisse des alten Menschen

Die Bedürfnisse des Menschen können sich im Alter verschieben. Bestimmte Bedürfnisse werden wichtiger, andere unwichtiger. Bitte kreuzen Sie an, welche Bedürfnisse in ihrer Bedeutung im Alter zu- und welche abnehmen.

a) Durstgefühl	○ Zunahme	○ Abnahme
b) Hungergefühl (Appetit)	○ Zunahme	○ Abnahme
c) Schlafbedürfnis	○ Zunahme	○ Abnahme
d) Bedürfnis nach Wärmezufuhr	○ Zunahme	○ Abnahme
e) Bewegungsdrang	○ Zunahme	○ Abnahme
f) Bedürfnis nach geordnetem Tagesablauf	○ Zunahme	○ Abnahme
g) Bedürfnis nach Sicherheitsgefühl auf physischer, psychischer und sozialer Ebene	○ Zunahme	○ Abnahme

Aufgabe 69 Erkrankungen im Alter

Mit zunehmendem Alter verändert sich die Krankheitsbereitschaft des Menschen. So nimmt eine Erkrankung häufiger einen chronischen Verlauf, und die Beeinträchtigungen durch Krankheitsprozesse sind stärker ausgeprägt.
Nennen Sie zu den folgenden Krankheitsgruppen jeweils eine typische Erkrankung im Alter.

Krankheitsgruppe	Erkrankung
1) Krankheiten des Kreislaufsystems	______________
2) Krankheiten des Skeletts/der Muskeln und des Bindegewebes	______________
3) Stoffwechselerkrankungen	______________
4) Krankheiten der Atemwege	______________
5) hirnorganische Krankheiten	______________
6) Gruppe der funktionellen psychischen Leiden	______________

Aufgabe 70 → Akute Verwirrtheit

Verwirrtheitszustände treten im Alter recht häufig auf und können verschiedene Ursachen haben (Störungen im Wasser-NaCl-Haushalt, Elektrolytverschiebungen, Krankenhauseinweisung usw.). Von besonderer Bedeutung sind hier die akuten Verwirrtheitszustände, die durch Medikamente hervorgerufen werden.

Welche 4 Arzneimittelgruppen haben den höchsten Anteil an der Entstehung von akuter Verwirrtheit?

- ______________________________
- ______________________________
- ______________________________
- ______________________________

Aufgabe 71 → Demenzen

Mit dem Alter nimmt auch das Demenzrisiko zu. Die Häufigkeitsverteilung der verschiedenen Demenzerkrankungen zeigt die Abbildung unten. Demenzen werden in zwei Gruppen eingeteilt.

Ordnen Sie die folgenden Typen der Demenz der entsprechenden Gruppe zu, indem Sie Verbindungslinien ziehen.

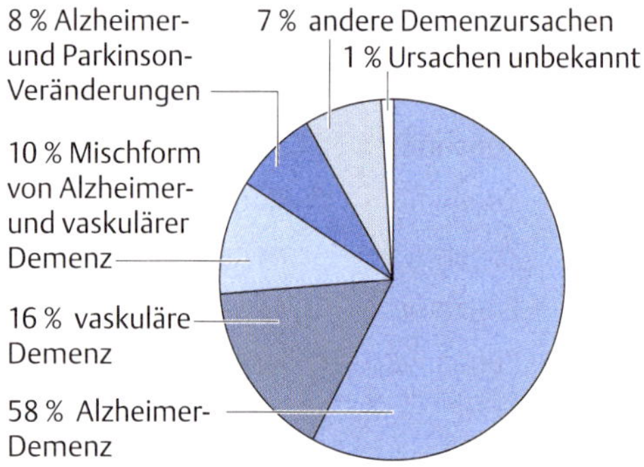

Abb. 6.**5** s. auch Juchli, L.: Pflege, Kap. 19.

1) primäre Demenz
2) sekundäre Demenz

a) Demenz vom Alzheimer-Typ
b) Demenz aufgrund eines Hirntumors
c) Demenz vom vaskulären Typ
d) Demenz als Folge eines Schädel-Hirn-Traumas

Aufgabe 72 → Demenz Schweregrade

Je nach Ausmaß der Störung wird unterteilt in leichte, mittelschwere und schwere Demenz.

Nennen Sie jeweils 3 Merkmale der folgenden Schweregrade.

1) leichte Demenz

- ______________________________
- ______________________________
- ______________________________

____

2) mittelschwere Demenz

- ______________________________
- ______________________________
- ______________________________

3) schwere Demenz

- ______________________________
- ______________________________
- ______________________________

Aufgabe 73 Demenz Alzheimer-Typ

Welche der folgenden Aussagen zur Demenz vom Alzheimer-Typ sind richtig? Bitte kreuzen Sie an.

a) Im Verlauf der Alzheimer-Erkrankung kommt es zu einer fortschreitenden Hirnatrophie. ○ richtig ○ falsch

b) Die Ursache der Erkrankung ist eine genetische Veränderung der Chromosomen 14 und 21. ○ richtig ○ falsch

c) Mit zunehmendem Alter steigt die Wahrscheinlichkeit, an Morbus Alzheimer zu erkranken. ○ richtig ○ falsch

d) Die Krankheit zeigt einen schubweisen Verlauf, der letztendlich zum körperlichen und geistigen Abbau führt. ○ richtig ○ falsch

e) Der Krankheitsverlauf ist schleichend über 6–8 Jahre. In den ersten Jahren treten leichte geistige Störungen auf. ○ richtig ○ falsch

Aufgabe 74 Demenz Symptome

Bei einem dementen Patienten können Sie Probleme in allen Lebensbereichen beobachten.
Ordnen Sie das Verhalten des dementen Patienten dem entsprechenden Symptom zu, indem Sie Verbindungslinien ziehen.

Verhalten	Symptom
1) Patient vergisst, geplante Tätigkeiten durchzuführen (z. B. Einkaufen).	a) Merkfähigkeit, Gedächtnisverlust
2) Patient zeigt immer weniger Interesse an seiner Umwelt oder an seinen Hobbys.	b) Orientierungsstörung
3) Patient läuft ziellos umher, ist aufgeregt, läuft weg, verirrt sich.	c) Veränderungen der Person und des Gefühlslebens
4) Patient kann komplexe Handlungen, die er verrichten möchte, nicht in die Tat umsetzen.	d) Dysphasie, Aphasie
5) Patient zeigt eine zunehmende Verarmung seiner sprachlichen Fähigkeiten.	e) Apraxie

Pflege

Aufgabe 75 → Betreuung alter Menschen

Bei der Betreuung eines alten Menschen fallen Ihnen die folgenden Probleme auf.
Nennen Sie zu diesen Problemen jeweils 2 Maßnahmen, die Sie durchführen können.

1) vermindertes Durstempfinden/Vergessen des Trinkens

- ______________________
- ______________________

2) Veränderungen der Haut

- ______________________
- ______________________

3) Abnahme des Sehvermögens

- ______________________
- ______________________

Aufgabe 76 → Medikamenteneinnahme

Die Überwachung der Einnahme und der Wirkung bzw. der Nebenwirkungen von Medikamenten hat beim alten Menschen einen erhöhten Stellenwert.
Überprüfen Sie die folgenden Aussagen auf ihre Richtigkeit, indem Sie ankreuzen.

a) Aufgrund einer Beeinträchtigung des Sehens und Hörens kann die selbständige Medikamenteneinnahme erschwert sein. ○ richtig ○ falsch

b) Die Wirkung eines Medikaments wird beim alten Menschen mit einer geringeren Dosis erreicht als beim Erwachsenen. Dies hängt mit dem körperlichen Abbau und den damit einhergehenden Veränderungen von Resorption und Verteilung sowie Abbau und Ausscheidung des Medikaments zusammen. ○ richtig ○ falsch

c) Auf Nebenwirkungen ist besonders zu achten. Aufgrund von Abbauprozessen kann es zu paradoxen Auswirkungen kommen. ○ richtig ○ falsch

d) Da alte Menschen eine verlängerte Resorptionszeit haben, sollten sie ihre Medikamente immer 30 min. vor den Mahlzeiten einnehmen. ○ richtig ○ falsch

Im höheren Lebensalter geht dem Menschen die Fähigkeit verloren, drohende Stürze durch ausgleichende Bewegungen zu kompensieren. Die Folge ist dann häufig eine Einschränkung der körperlichen Aktivität und evtl. sogar die Pflegebedürftigkeit. Deshalb ist die Sturzprophylaxe bei alten Menschen besonders wichtig. Die entsprechenden Maßnahmen können Sie in Kap. 2.3, Aufgabe 58, nachlesen!

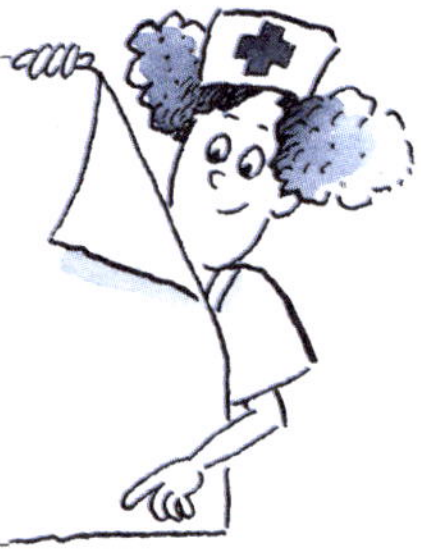

Aufgabe 77 Orientierungshilfen bei Demenz

Der demente Mensch hat Schwierigkeiten, sich in einer neuen Umgebung zurechtzufinden. So bringt häufig eine Krankenhauseinweisung eine Verstärkung der bestehenden Symptomatik mit sich.
Nennen Sie 5 Maßnahmen, mit deren Hilfe Sie die Orientierung eines dementen Menschen erleichtern können.

- ______
- ______
- ______
- ______
- ______

Aufgabe 78 Sicherheitsrisiko Demenz

Mit sich verstärkender Störung gefährdet der unter Demenz leidende Mensch sich und seine Mitmenschen in zunehmendem Maße. Welche der folgenden Aussagen hierzu sind richtig?
Bitte kreuzen Sie an. (3)

○ a) Die Nahrungs- und Flüssigkeitsaufnahme beherrscht der demente Mensch noch so gut, dass die Anwesenheit einer Pflegeperson dabei nicht nötig ist.
○ b) Die Medikamenteneinnahme ist in Bezug auf Regelmäßigkeit und Wirkung bzw. Nebenwirkungen zu beobachten.
○ c) Im Verlauf der Erkrankung kommt es vermehrt zu Stürzen. Gezielte Sturzprophylaxe ist hier besonders wichtig.
○ d) Es muss täglich beobachtet und eingeschätzt werden, in welchen Lebensbereichen der Kranke sich nicht mehr zurechtfindet.

Aufgabe 79 Umgang mit dementen Menschen

Wie heißt eine Entwicklungstheorie für sehr alte, mangelhaft orientierte und desorientiere Menschen, mit deren Hilfe ihr Verhalten kategorisiert werden kann?

______

Weitere Informationen zum Thema „alte Menschen" finden Sie in folgenden Büchern:
L. Juchli: Pflege, 8. Aufl. Thieme, Stuttgart 1977
N. Feil: Ein Weg zum Verständnis alter Menschen, Alter & Kultur – Validation Österreich, Wien, 1992

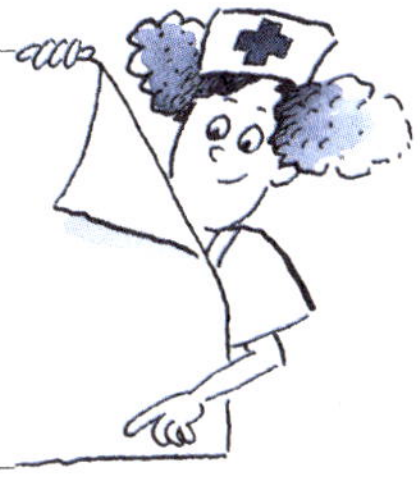

Aufgabe **80** → **Demenz Ziele der Betreuung**

Sie betreuen einen Patienten mit Demenz. Hierbei steht nicht die Reaktivierung, sondern eine beschützende und einfühlsame Betreuung im Vordergrund.
Nennen Sie 4 Ziele, die Sie in der Betreuung Ihres Patienten verfolgen.

- ______
- ______
- ______
- ______

6.6 Spezielle Pflege sterbender Menschen

B. Vollmuth

Der Umgang mit Verlusterfahrungen wird von Experten als ein prozesshaftes Geschehen beschrieben. Das Sterben eines Menschen ist ein nicht wieder rückgängig zu machender Verlust. Die Einteilung in verschiedene Sterbephasen – am bekanntesten im deutschsprachigen Raum ist das Modell der Sterbeforscherin Elisabeth Kübler-Ross – hilft dabei, mögliche Reaktionen und Verhaltensweisen des Sterbenden besser zu begreifen.
Wichtig ist, dass diese Phasenmodelle nicht als starre Ablaufschemen betrachtet werden, sondern dass sie in ihren Verläufen wechseln oder auch unvollständig, im Sinne des Fehlens einer Phase, sein können.

Aufgabe **81** → **Sterbephasen**

Beschreiben Sie stichwortartig die möglichen emotionalen Reaktionen und Verhaltensweisen des sterbenden Menschen, die, nach Kübler-Ross, in fünf Phasen oder Stadien eingeteilt werden können.

1) Nicht-Wahrhaben-Wollen: ______

______

______

2) Zorn, Wut, Aggression: ______

______

______

3) Verhandeln: ______

______

______

4) Depression: ______

______

______

______

5) Zustimmung/Annahme: ______________________________

____

____

____

Die Thanatologie beschäftigt sich als interdisziplinäre Wissenschaft mit den Problemen und Fragestellungen des Sterbens und des Todes. Dabei versucht sie, neben der Ansammlung von Wissen auch Sterbenden und ihren Angehörigen Hilfestellungen zu geben.

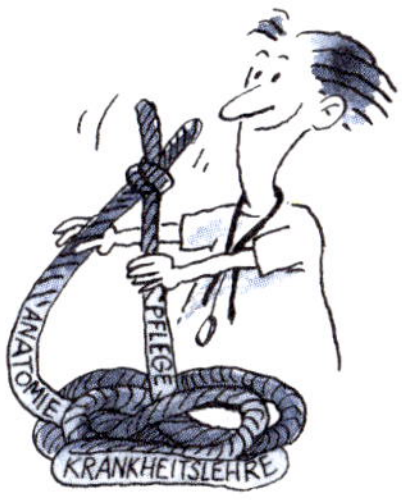

Pflege

Aufgabe 82 → Umgebungsgestaltung

Ein Konzept der Kinästhetik in der Pflege beschäftigt sich mit der Frage, wie die Umgebung den Bedürfnissen und Fähigkeiten des Kranken angepasst und gestaltet werden kann. Die nahe Umgebung des sterbenden Menschen im Krankenhaus ist vor allem sein Bett und der Nachttisch.

Frau Schäfer ist 65 Jahre alt, hat zwei erwachsene Töchter und ist wegen eines gynäkologischen Tumors unheilbar erkrankt.

Wie können Sie im Krankenhaus die Umgebung der sterbenden Patientin „vertraut" gestalten?

____

____

____

Aufgabe 83 → Sterbebetreuung Hospiz

Die engl. Ärztin Cecily Saunders erkannte in den 60er-Jahren, dass Sterbende oft unzureichend pflegerisch und medizinisch betreut wurden. Sie versuchte, durch ihr Betreuungskonzept „Hospiz" die letzte Zeit unheilbar Kranker und ihrer Angehörigen lebenswert zu gestalten.

Welche Hilfen und Unterstützung können der unheilbar Kranke und seine Angehörigen durch die Hospizbewegung erfahren?

- ______________________________
  ____
  ____
- ______________________________
  ____
- ______________________________
  ____
- ______________________________
- ______________________________
  ____

Der Krankheitsverlauf im finalen Stadium lässt erwarten, dass die Schmerzen zunehmen. Eine der wichtigsten pflegerischen Aufgaben, um die Lebensqualität des Sterbenden zu gewährleisten, ist die anhaltende Linderung der Schmerzen. Grundregeln für eine befriedigende Schmerzlinderung bei Tumorpatienten und im finalen Stadium stehen im Kapitel 6.3.

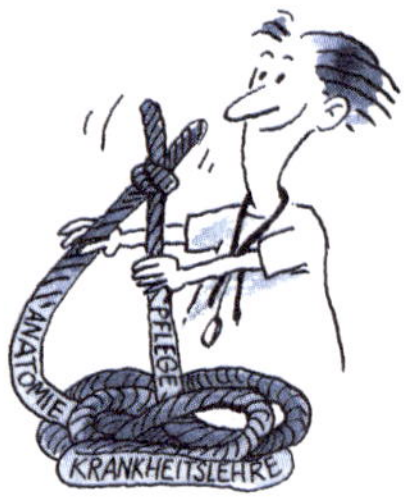

Aufgabe 84 → Todeszeichen

Verschiedene Merkmale können als Kriterien für den sicheren Eintritt des Todes und damit das Erlöschen aller Organfunktionen herangezogen werden.

Ordnen Sie die folgenden Zeichen der Einteilung in unsichere bzw. sichere Todeszeichen zu, indem Sie Verbindungslinien ziehen.

	a) Bewusstlosigkeit
1) unsichere Todeszeichen	b) Totenstarre
	c) Atemstillstand
	d) Totenflecke
2) sichere Todeszeichen	e) Einsetzen von Fäulnisprozessen
	f) Muskelatonie

Aufgabe 85 Versorgung Verstorbener Patient

Die Versorgung des verstorbenen Menschen geschieht in würdigem und stillem Rahmen. Auf Wunsch der Hinterbliebenen sollten sie daran teilnehmen können.
Welche Aufgaben haben Sie als Pflegekraft bei der Versorgung des verstorbenen Patienten?
Bitte kreuzen Sie an.

1) Entfernen aller Ableitungen wie Drainagen oder Zugänge und Lagerungshilfsmittel
2) Säubern des Toten, Schließen der Augen und Kämmen der Haare
3) Zahnprothese einsetzen, Mundschluss durch Hochbinden des Unterkiefers
4) frische Kleidung anziehen und den Körper mit einem Bettlaken abdecken
5) Ausfüllen des Totenscheins mit Angabe der Todesursache
6) Identifikationskarte am Fuß des Toten befestigen

○ a) Nur die Aussagen 1, 2, 3, 4 und 5 sind richtig.
○ b) Nur die Aussagen 1, 2, 3, 5 und 6 sind richtig.
○ c) Nur die Aussagen 1, 2, 3, 4 und 6 sind richtig.
○ d) Nur die Aussagen 2, 3, 4, 5 und 6 sind richtig.
○ e) Alle Aussagen sind richtig.

Die Erfüllung der religiösen Bedürfnisse des kranken Menschen und die Beantwortung der Frage „Was muss ich als Krankenschwester/-pfleger beachten, wenn der Patient verstorben ist?“ hängen von konfessionellen bzw. kulturellen Vorschriften ab. Informieren Sie sich hierzu eingehend in der entsprechenden Literatur.

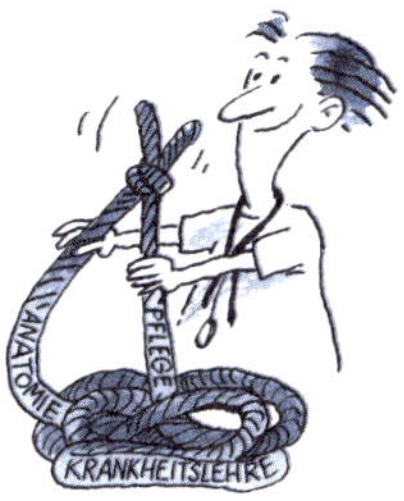

Aufgabe 86 Umgang mit trauernden Angehörigen

Der Verlust eines nahe stehenden Menschen löst Trauer in uns aus, die ähnlich wie beim Sterbenden in mehreren Phasen verlaufen kann. Sie trägt zur Heilung der seelischen Wunde bei.
Zu den Aufgaben von professionell Pflegenden gehört es, die Angehörigen unmittelbar nach dem Todesfall zu unterstützen.
Welche Hilfen können Sie Frau Keller, deren Mann plötzlich in der Klinik an Herzinfarkt verstorben ist, geben?

1) ______________________________

____

2) ______________________________

____

3) ______________________________

4) ______________________________

Aufgabe 87 → Testament

Bewerten Sie die folgenden Aussagen zum Testament, indem Sie ankreuzen.

a) Das öffentliche Testament wird in Anwesenheit eines Notars errichtet und ist durch den § 2232 des bürgerlichen Gesetzbuches geregelt. ○ richtig ○ falsch

b) Das sogenannte „eigenhändige Testament" muss neben Datums- und Ortsangabe vom Ersteller selbst geschrieben werden und seine Unterschrift enthalten. ○ richtig ○ falsch

c) Ein Nottestament (Dreizeugentestament) muss verschiedene formale Vorschriften erfüllen, damit es Gültigkeit besitzt. ○ richtig ○ falsch

d) Die Abfassung eines handschriftlichen Testaments bedarf der Anwesenheit von mindestens einem volljährigen Zeugen. ○ richtig ○ falsch

Aufgabe 88 → Nottestament

Bitte kreuzen Sie die richtigen Aussagen an. (6)

Für die Gültigkeit des Nottestaments gelten folgende Voraussetzungen.

○ a) Der Erblasser muss testierfähig sein.

○ b) Mindestens einer der drei Zeugen muss im Krankenhaus ein Arzt sein.

○ c) Der Erblasser sowie die Zeugen dürfen nicht entmündigt sein.

○ d) Das Hinzuziehen eines Notars oder Gemeindebürgermeisters ist nicht mehr rechtzeitig möglich.

○ e) Die Zeugen dürfen nicht im Testament bedacht sein.

○ f) Der Erblasser muss sich in einer nahen Todesgefahr befinden.

○ g) Über die mündliche Erklärung des Erblassers muss eine Niederschrift angefertigt werden.

6 Spezielle Pflege eines Menschen in besonderen Lebenssituationen

6.1 Spezielle Pflege eines Menschen mit Vergiftungen

Aufgabe 1

- Verdauungsorgane (oral; u. U. rektal)
- Atmungsorgane (inhalativ)
- Haut/Schleimhaut (transkutan)
- Blutbahn (intravenös)

Aufgabe 2

1b, 2d, 3a, 4f, 5c, 6e

Aufgabe 3

Drogenscreening

Aufgabe 4

z. B.
- Aufrechterhaltung vitaler Funktionen (Atmung, Herz-Kreislauf, Ausscheidung, Stoffwechsel)
- Informationsaustausch mit der Giftzentrale
- Sicherung der Diagnose (Asservieren von Material, z. B. Tablettenreste, Erbrochenes, Urin)
- Verringerung der Giftresorption (z. B. Magenspülung, induziertes Erbrechen, Absorbentien)
- Antidotgabe
- Beschleunigung der Giftausscheidung (z. B. Hämodialyse/-filtration, Plasmapherese, forcierte Diurese)

Aufgabe 5

1d, 2g, 3a, 4b, 5h, 6e, 7c, 8f

Aufgabe 6

c

Aufgabe 7

- engmaschige Krankenbeobachtung
- Prophylaxen/Vermeidung von Sekundärerkrankungen
- adäquate Hilfestellung bei den ATLs

Aufgabe 8

- Puls, Blutdruck
- Temperatur
- Atmung
- Bewussteinslage
- Pupillenweite und -reaktion
- Hautzustand
- Stimmungslage

Aufgabe 9

richtig: a, b, e, f, g
falsch: c, d

Aufgabe 10

Selbstschutz (z. B. Handschuhe, wasserdichte Schutzkleidung; Atemschutzmaske), weil:
Alkylphosphate (= Kontakt- bzw. Inhalationsgifte) werden gut über die Haut und Lunge aufgenommen.

Aufgabe 11

- Gabe von Ipecacuanha-Sirup, evtl. von Apomorphin (Emetikum)

Eher selten:
- mechanische Reizung der Rachenhinterwand
- trinken lassen von 1–2 Litern lauwarmem Wasser innerhalb von ca. 5 Minuten (Magenüberdehnung)
- trinken lassen von Salzwasser (2 Teelöffel NaCl in 200 ml warmem Wasser) ⇒ Vorsicht Hypernatriämie!

Aufgabe 12

a, e, g, h

Aufgabe 13

a, b, c, e, g

Aufgabe 14

Dekubitusprophylaxe

Aufgabe 15

a, b, d, e, g, h

6.2 Spezielle Pflege eines Menschen mit Schmerzen

Aufgabe 16

h, j

Aufgabe 17

häufigste; drei; fünf; zwei Drittel; 600 000; 1000; 900

Aufgabe 18

waagrecht:	senkrecht:
1 Schmerzasymbolie	1 Schmerzschwelle
2 Phantomschmerz	3 Hyperalgesie
5 Hypaesthesie	4 Hypaesthesie
7 Schmerztoleranz	6 Analgesie
8 Hypalgesie	
9 Analgetika	

Aufgabe 19

b, c, d

Aufgabe 20

1a, b, e, h
2c, d, f, g

Aufgabe 21

a)
1b, c, f, i, j
2a, d, e, g, h, k, l
b)
Alarmzeichen! Übergreifen der Krankheit eines inneren Organs auf die Umgebung. (Beispiel: Perforation ⇒ Peritonitis)

Aufgabe 22

b, c, e, f, g

Aufgabe 23

Akuter Schmerz (von oben nach unten)
1, 4, 5, 8, 10, 11, 13, 15, 18
Chronischer Schmerz (von oben nach unten)
2, 3, 6, 7, 9, 12, 14, 16, 17

Aufgabe 24

a)
Stufe 1: Nichtopioidanalgetika
+ evtl. Adjuvanzien
Stufe 2: schwache Opioide
+ evtl. Nichtopioidanalgetika
+ evtl. Adjuvanzien
Stufe 3: starke Opioide
+ evtl. Nichtopioidanalgetika
+ evtl. Adjuvanzien

b) z. B.
- möglichst orale Applikation (⇒ Selbstbestimmung/Eigenverantwortung/Selbständigkeit/aktive Mitarbeit des Patienten)

- regelmäßige Analgetikagabe nach einem festen Zeitschema
- individuelle Dosisanpassung/(Zusatz-)Medikation bei Schmerzspitzen bzw. besonderen Schmerztypen
- Bevorzugung langwirkender Medikamente
- Kontrolle/Vermeidung von Nebenwirkungen
- Aufklären des Patienten in verständlicher Sprache und evtl. in schriftlicher Form (Einnahme, Nebenwirkungen, schmerzverursachende Mechanismen u. a.)
- Miteinbeziehen von Patient und Angehörigen
- keine Placebogabe

Aufgabe 25

a, b, c, d, f, h, i, j

Aufgabe 26

z. B.
- Lokalisation
- Intensität
- Art des Schmerzes (Schmerzqualität)
- Zeitpunkt, Dauer und Verlauf
- Faktoren, die den Schmerz auslösen bzw. verstärken
- Folgen des Schmerzes
- Verhaltensreaktionen des Patienten auf den Schmerz (Umgang mit Schmerzen)

Aufgabe 27

z. B.
- Gespräch zur Schmerzerfassung (Fragen; Schmerzanamnese)
- Beobachtung des Betroffenen
- Schmerzskalen
- Skizzen mit Umrissen des menschlichen Körpers
- Schmerztagebuch/Schmerzprotokoll

Aufgabe 28

1)
a) z. B.
- schlechte Laune
- Missgestimmtheit
- Wut, Aggression
- Desinteresse
- Apathie
- Depression
- Hilflosigkeit
- Selbstmitleid
- Verlust der Lebensfreude
- Resignation
- Verlust des Selbstwertgefühls
- Angst

b) z. B.
- Verschlechterung des Allgemeinzustands
- verringerte Leistungsfähigkeit
- Einschränkung der Mobilität
- Schlafstörungen, Schlaflosigkeit
- verlangsamte (oder beschleunigte) Reaktionsfähigkeit
- verlangsamte (oder beschleunigte) Reflexe

c) z. B.
- mangelnde Konzentrations- und Merkfähigkeit
- langsameres Denken
- verringerte Kreativität des Denkens
- Beeinträchtigung der Umweltwahrnehmung

d) z. B.
- Rollenkonflikte
- Störungen in der Sexualität
- familiäre Konflikte
- Konflikte im Berufsleben
- sozialer Rückzug

2) z. B.
- spontane Hilfsbereitschaft
- Überforderung
- Gereiztheit
- Desinteresse
- Ratlosigkeit
- Ohnmacht
- Verzweiflung
- soziale Isolation

Aufgabe 29

1) beginnende Thrombose
2) Lungenembolie
3) akute Cholezystitis
4) akute Pankreatitis

Aufgabe 30

1c, 2a, 3d, 4b

Aufgabe 31

b, c, d

Aufgabe 32

z. B.
- Vertrauen, Zuversicht, Hoffnung (z. B. auf Veränderung, auf angenehmes Leben)
- Einsicht, Intelligenz (z. B. medikamentöse Möglichkeiten, aktive Schmerzbewältigung, schmerzverursachende Mechanismen)
- Glaube
- Lebensmotivation, Lebensfreude
- Familie, Freunde
- Beruf(stätigkeit)
- kreatives Hobby
- soziales Engagement

Aufgabe 33

z. B.
- Aufbewahrung von Betäubungsmitteln unter permanentem Verschluss
- „Giftschrankschlüssel“ immer nur bei der schichtleitenden examinierten Pflegeperson
- „BtM-Übergabe“ bei Schichtwechsel
- vorschriftsmäßige Dokumentation von allen Ein- und Ausgängen der BtM
- Protokollierung von zerbrochenen Ampullen (Einbeziehen von Zeugen)
- regelmäßige Bestandskontrolle (1-mal/Monat) durch den (Stations-) Arzt
- schriftliche Verordnung der BtM durch den Arzt
- Apotheken-Anforderung nur mit BtM-Rezept

Aufgabe 34

1) z. B.
- Aufklärung (Obstipationsbehandlung, verlängerte Entleerungsintervalle u. a.)
- Beobachtung der Stuhlausscheidung
- ausreichende Flüssigkeitszufuhr
- Bewegung, Mobilisation
- Darmtraining (Tagesrhythmus)
- keine stopfenden, sondern verdauungsfördernde Nahrungsmittel (jedoch keine Quellstoffe)
- Darm massieren
- evtl. Einlauf (nach ärztlicher Verordnung)
- evtl. digitale Entfernung des eingedickten Stuhls

2) z. B.
- Information (opiatinduzierte(s) Übelkeit/Erbrechen u. a.)
- prophylaktische Kontrolle (vor erstem Erbrechen)
- bequeme Lage, Frischluftzufuhr
- unangenehme Geschmacks-/Geruchsreize vermeiden
- Ablenkung (Gespräch, Lesen, Musik/Fernsehen u. a.)
- evtl. Entspannungsübungen (autogenes Training), Atemübungen
- korrekte Verabreichung von Antiemetika (nach ärztlicher Anordnung)
- entsprechendes Material (Nierenschale, Tücher) in Reichweite
- Hilfestellung während und nach dem Erbrechen
- Aspirationsprophylaxe

3) z. B.
- Aufklärung (Schlafbedürfnis ist normale Folge von schmerzverursachter Schlaflosigkeit, Abnahme der Müdigkeit bei länger andauernder Therapie u. a.)
- Beobachtung (hinsichtlich Auswirkungen der Müdigkeit)
- Unterstützung bei Lebensaktivitäten (vor allem außerhalb des Bettes ⇒ Unfallgefahr!)

4) z. B.
- genaueste Beobachtung von Atmung, Puls und Blutdruck
- kontinuierliche schriftliche Dokumentation (⇒ Zusammenhang zwischen Dosierung und Atemdepression)
- Pneumonieprophylaxe

Aufgabe 35

z. B.
- Beobachtung/Überwachung und Dokumentation, z. B. Nebenwirkungen, Schmerzgeschehen, Vitalzeichen
- Hilfestellung bei schmerzverursachenden ATLs
- Patienten ablenken (z. B. TV, Radio, Mitpatienten)
- Nähe, Geborgenheit und Sicherheit vermitteln (z. B. Zuwendung, Information/Aufklärung, Gespräch)
- Durchführung/Anleitung spezifischer Maßnahmen (z. B. schmerzlindernde Lagerungen, schmerzverringerndes Verhalten, Einreibungen, lokale Anwendungen)
- korrekte, regelmäßige Verabreichung ärztlich verordneter Medikamente

Aufgabe 36

1f, 2d, 3j, 4a, 5h, 6c, 7i, 8b, 9g, 10e

Aufgabe 37

Entspannungstechniken müssen vom Patienten präoperativ eingeübt werden.

6.3 Spezielle Pflege eines Menschen mit Tumoren

Aufgabe 38

waagrecht:
5 Praekanzerose
6 Remission
8 Grading
9 Metastasen
10 Rezidiv
11 Karzinom
12 Sarkom
13 Staging

senkrecht:
1 Progression
2 Primaertumor
3 Onkologie
4 Neoplasma
7 Filiarisierung

Aufgabe 39

b, c, e

Aufgabe 40

Karzinom im Frühstadium, das die Basalmembran noch nicht durchbrochen hat

Aufgabe 41

1b, d
2a, c
3g, i
4e, h
5f, j

Aufgabe 42

T = (Primär-)**T**umor ⇒ anatomische Ausdehnung des Tumors
N = **N**odus lymphaticus = Lymphknoten ⇒ Vorhandensein von regionären Lymphknotenmetastasen
M = **M**etastase ⇒ Vorhandensein von (hämatogenen) Fernmetastasen

Aufgabe 43

a) Heilung der Tumorkrankheit
b) Linderung tumorbedingter Beschwerden
c) Verbesserung der Heilungschancen durch zusätzliche Therapiearten
d) Verkleinerung des Primärtumors und Vernichtung von Mikrometastasen vor einer lokalen (meist chirurgischen) Tumorbehandlung
e) Linderung von Symptomen (meist mit Medikamenten)

Aufgabe 44

richtig: a, b, d, e, f
falsch: c

Aufgabe 45

z. B.
- veränderte Stuhl- oder Miktionsgewohnheiten
- auffallend schlechte Wundheilung
- ungewöhnliche Blutungen oder Ausfluss
- Verhärtung/Knoten in der Brust oder an anderen Stellen des Körpers
- anhaltende Verdauungs- oder Schluckbeschwerden
- Veränderung einer Warze/eines Muttermals
- andauernde(r) Husten/Heiserkeit

Aufgabe 46

z. B.
- Information in kleiner Dosis und in verständlicher Sprache vermitteln.
- Patienten zu Fragen auffordern.
- Mittels Rückfragen an den Patient überprüfen, was er (nicht) verstanden hat.
- Zum besseren Verständnis Merkblätter oder grafische Darstellungen einsetzen.
- Verständnis und gedankliche Verarbeitung kann durch Beteiligung eines Angehörigen erleichtert werden.

Aufgabe 47

z. B.
- Die Krisensituation kommt unerwartet, der betroffene Mensch ist unvorbereitet.
- Der Betroffene ist in seiner physischen, psychischen und sozialen Dimension beeinträchtigt.
- Der weitere Verlauf der Erkrankung ist ungewiss.
- Bewährte Konfliktbewältigungsstrategien funktionieren nicht, Vorerfahrungen sind nicht vorhanden.
- Geringer Handlungsspielraum, eingeschränkte Fluchtmöglichkeiten; Konfrontation ist unausweichlich.

Aufgabe 48

1)
b, d, f, g, h
2)
g, h, b, f, d

Aufgabe 49

z. B.
- Förderung des Wohlbefindens
- Linderung krankheits- und/oder therapiebedingter Beschwerden
- Bezugspflege mit individueller Unterstützung des Betroffenen bei den ATLs
- aktivierende Pflege (individuelle Ressourcenförderung)
- Verhinderung von Folgeschäden/Sekundärerkrankungen (⇒ Prophylaxen)
- interdisziplinäre Zusammenarbeit/Kommunikation
- Einbeziehen von Angehörigen/Freunden
- menschenwürdiges Sterben

Aufgabe 50

richtig: b, c, e
falsch: a, d, f

Aufgabe 51

1)
- Venösen Zugang (mit dessen Umgebung) und Infusionsfluss genauestens beobachten.
- Patienten bezüglich auftretender Schmerzen befragen und beobachten.
- Patienten auffordern, sich bei Beschwerden im Bereich der Einstichstelle unverzüglich zu melden.
- Venösen Zugang und Infusionssystem gut fixieren.
- Patienten zum sicheren Umgang mit der Infusion anleiten; ggf. betroffenen Arm/betroffenes Gelenk ruhigstellen (Schiene) oder Bettruhe einhalten lassen.

2)
- sofortiges Abbrechen der Infusion
- Benachrichtigung des Arztes
- sorgfältige Überwachung des betroffenen Hautareals
- Ruhigstellung und Hochlagerung der betroffenen Extremität

- lokale Kälte- oder Wärmeanwendung (je nach Substanz) über 24 Stunden, evtl. anschließende Heparinsalben-Behandlung
- Dokumentation des Vorfalls

Aufgabe 52

1)
z. B.
- Beobachtung der Mundhöhle (Inspektion mit Taschenlampe und Spatel)
- regelmäßige, adäquate Mundhygiene (tägliche Zahnpflege, Mundspülung, spezielle Mundpflege u.ä.)
- Feuchthalten der Mundschleimhaut (ausreichende Flüssigkeitszufuhr, künstlicher Speichel u.ä.)
- Anregung des Speichelflusses (Kaugummi kauen, Geruchs-/Geschmacksreize mit Zitrone, Speicheldrüsenmassage, salzhaltige Zahncreme u.ä.)
- ggf. lokales Antimykotikum (nach ärztlicher Anordnung)

2)
z. B.
- genaue Hautbeobachtung
- sorgfältige Reinigung der Haut (keine langen warmen Bäder) mit gutem Abtrocknen (vor allem Hautfalten)
- gute Hautpflege
- täglicher Wäsche-/Bettwäschewechsel
- zuckerarme Ernährung

3)
z. B.
- Beobachtung auf entsprechende Symptome
- reichliche Trinkmenge (2–3 Liter/Tag)
- richtige Intimhygiene
- warme Unterwäsche (als Schutz vor Unterkühlung)

4)
z. B.
- Beobachtung der Venen auf Entzündungszeichen
- regelmäßiger, steriler Verbandwechsel
- aseptisches Vorgehen bei der Infusionstherapie

Aufgabe 53

a, b, d, f, h

Aufgabe 54

richtig: b, d,
falsch: a, c, e

Aufgabe 55

a, b, e, f, g, h

Aufgabe 56

a, c, d, e, f

6.4 Spezielle Pflege eines Menschen nach einem Suizidversuch

Aufgabe 57

1)
- Patienten mit akuten Depressionen
- Patienten mit Schizophrenien
- Patienten mit einer Suchterkrankung

2) Verlusterlebnisse: z. B.
- Arbeitsplatzverlust
- Tod des Partners
- Verarmung

Umbruchsituationen: z. B.
- Berentung
- Pubertät
- Midlife Crisis

Aufgabe 58

1b, 2c, 3a

Aufgabe 59

ja: b, c, e
nein: a, d

Aufgabe 60

1) Bisher nahm der Patient immer aktiv am Stationsablauf teil, aber plötzlich zieht er sich in sein Bett zurück.
2) Bisher war von dem Patienten bekannt, dass er sehr auf sein Äußeres achtet, plötzlich vernachlässigt er seine Körperpflege und Kleidung.
3) Bisher konnte der Patient immer zum Spaziergang motiviert werden. Seit geraumer Zeit gelingt dies jedoch niemandem mehr.

Aufgabe 61

- Unterbringung im Mehrbett- bzw. Überwachungszimmer
- engmaschige Kontrollen
- evtl. sollte Pflegeperson beim Toilettengang oder der Körperpflege anwesend sein.
- evtl. Entfernen von gefährlichen Gegenständen wie Rasiermesser, Kabel usw. aus der Umgebung des Patienten

Aufgabe 62

richtig: a, b, c
falsch: –

Aufgabe 63

a, b, d

Aufgabe 64

z. B.
- zuhören
- Probleme anhören, keine Problemlösungsrezepte anbieten
- trauern lassen
- nicht nach dem Grund für den Suizidversuch fragen

6.5 Spezielle Pflege alter Menschen

Aufgabe 65

richtig: a, b, c, d, f
falsch: e

Aufgabe 66

1) Erblichkeitstheorie
2) Abnutzungstheorie

Aufgabe 67

1)
- Altershaut
- Abnahme von Gewebswasser und Muskelmasse
- Rückgang der Hörfähigkeit
- Nachlassen der Immunabwehr

2)
- Verlangsamung geistiger Abläufe
- Zunahme von Wortschatz und Sprachverständnis
- Reifung der Persönlichkeit
- Abnahme der Lebhaftigkeit

3)
- Verluste sozialer Kontakte (Arbeitskollegen)
- Übernahme neuer Rollen (Großvater/-mutter)
- Aufgeben von langjährig ausgefüllten Rollen
- Verlust familiärer Aufgaben durch Selbständigkeit der Kinder

Aufgabe 68

Zunahme: d, f, g
Abnahme: a, b, c, e

Aufgabe 69

1) KHK, Herzinsuffizienz
2) Osteoporose
3) Diabetes mellitus
4) Altersemphysem

5) Demenz
6) Depression

Aufgabe 70

- Digitalis
- Diuretika
- Antidepressiva
- Antiparkinsonmittel

Aufgabe 71

1a, c
2b, d

Aufgabe 72

1)
- verminderte Konzentration
- beginnende Merk-/Gedächtnisschwäche
- eingeschränkte Leistungsfähgikeit bei der Bewältigung komplexer Aufgaben

2)
- gestörtes Kurzeit-/Langzeitgedächtnis
- abnehmende Sprachfunktion
- gestörtes Lesen/Schreiben/Rechnen

3)
- gestörte Sprachfunktion
- schwer beeinträchtigte Wahrnehmung
- Bewegungsstörungen

Aufgabe 73

richtig: a, c, e
falsch: b, d

Aufgabe 74

1a, 2c, 3b, 4e, 5d

Aufgabe 75

1)
- Trinkverhalten beobachten, Trinkplan erstellen
- stark wasserhaltige Kost zuführen (Obst, Rohkost)

2)
- sorgfältige Beobachtung (Juckreiz beachten)
- alkalifreie Seife verwenden, Haut eincremen

3)
- Vergrößerungsglas geben
- große Schriftzeichen, logische, geordnete Raumaufteilung

Aufgabe 76

richtig: a, b, c
falsch: d

Aufgabe 77

- Laufwege sollten frei sein
- Toilettenweg ausschildern
- feste Bezugspersonen
- Kalender und Uhren anbringen
- nächtliche Orientierung durch Nachtlicht erleichtern

Aufgabe 78

b, c, d

Aufgabe 79

Validation

Aufgabe 80

- Der demente Mensch fühlt sich in seiner Person angenommen.
- Der demente Mensch findet eine angemessene Beschäftigung.
- Der demente Mensch hat eine sichere Umgebung.
- Der demente Mensch erleidet keine zusätzlichen Körperschäden.

6.6 Spezielle Pflege sterbender Menschen

Aufgabe 81

1) Der Patient kann seine Krankheit nicht akzeptieren; er leugnet sie; will sie nicht glauben/nicht wahrhaben; fühlt sich hilflos; Angst und Unruhe treten auf.
2) Er lehnt sich gegen sein Schicksal auf; Pflegende und Ärzte werden kritisiert; er reagiert wütend und aggressiv gegenüber Gesunden.
3) Der Kranke versucht, durch Verhandeln Zeit zu gewinnen, sein Leben zu verlängern, um unerledigte Dinge zu regeln; er ist zum Sterben noch nicht bereit.
4) Der Sterbende gibt langsam seine Hoffnung auf; der Verlust wird real und spürbar; vorweggenommene Trauer spiegelt sich in Beziehungen wider; der Kranke zieht sich von seinen Angehörigen zurück.
5) Nun beginnt der Sterbende, die Situation zu akzeptieren; findet sich damit ab; versucht, die verbleibende Zeit bewusst zu leben; nimmt Abschied von den ihm wichtigen Menschen.

Aufgabe 82

gemalte Bilder/Fotos von den Töchtern, Enkelkindern, Ehemann; Lieblingsblumen, persönlich wichtige Gegenstände auf den Nachttisch stellen; eigenes Kissen oder Bettjäckchen im Bett haben usw.

Aufgabe 83

- Ergänzende Betreuung des unheilbar Kranken/Sterbenden und seiner Angehörigen durch speziell ausgebildete Hospizschwestern/-pfleger bzw. Hospizhelfer
- Unterstützung bei der Pflege und Schmerztherapie; Symptomkontrolle im Rahmen der Palliativmedizin
- Organisation eines Betreuungsnetzes und Entlastung der Angehörigen durch ehrenamtliche Hospizhelfer/-innen
- Begleitung und Unterstützung der trauernden Angehörigen
- eventuell Betreuung der Kranken in speziellen stationären Hospizen

Aufgabe 84

1a, c, f
2b, d, e

Aufgabe 85

c

Aufgabe 86

1) Gesprächsbereitschaft zeigen, Arztgespräch vermitteln, Nähe zeigen, Körperkontakt
2) Angehörige nach Wunsch in die Versorgung des Verstorbenen einbeziehen (frisch machen, ankleiden usw.)
3) in Ruhe Abschied nehmen lassen
4) nach Wunsch über die notwendigen Formalitäten informieren

Aufgabe 87

richtig: a, b, c
falsch: d

Aufgabe 88

a, c, d, e, f, g

7 Spezielle Pflege eines Menschen mit psychiatrischen Erkrankungen

H. Schuster

Allgemeine Psychiatrie

Aufgabe 1 → Psychiatrie Enquette

Aufgrund der Psychiatrie Enquette von 1975 verbesserte sich die Situation psychisch kranker Menschen in Deutschland wesentlich.

Nennen Sie vier Forderungen der Psychiatrie Enquette.

1) ______________________________

____

2) ______________________________

____

3) ______________________________

____

4) ______________________________

____

Aufgabe 2 → Psychiatrische Versorgung

Neben der stationären Versorgung, die in Fach- und Allgemeinkrankenhäusern stattfindet, gibt es noch weitere Behandlungseinrichtungen für psychisch Kranke.

Ordnen Sie den Bausteinen der psychiatrischen Versorgung die entsprechenden Einrichtungen zu, indem Sie Verbindungslinien ziehen.

	a) Institutsambulanzen
1) komplementäre Versorgung	b) sozialpsychiatrischer Dienst
2) teilstationäre Versorgung	c) Übergangswohnheime
3) ambulante Versorgung	d) Tagesklinik
	e) betreute Wohngemeinschaften
	f) Nachtklinik

Aufgabe 3 → Rechtliche Aspekte der Aufnahme

Man unterscheidet die freiwillige und die unfreiwillige Einweisung eines Patienten in das psychiatrische Krankenhaus. Die unfreiwillige Einweisung geschieht gegen den Willen des Patienten und bedeutet deshalb eine Einschränkung seiner Grundrechte.

Überprüfen Sie folgende Aussagen zur Einweisung eines Patienten auf ihre Richtigkeit, indem Sie ankreuzen.

a) Unfreiwillig können Menschen eingewiesen werden, die aufgrund ihrer Erkrankung eine Gefahr für die öffentliche Sicherheit darstellen. ○ richtig ○ falsch

b) Ebenso können Menschen eingewiesen werden, bei denen die Gefahr besteht, dass sie sich selbst erheblichen Schaden zufügen. ○ richtig ○ falsch

c) Die Einweisung erfolgt stets durch den behandelnden Arzt. ○ richtig ○ falsch

d) Bei einer Einweisung muss immer eine Genehmigung des Vormundschaftsgerichts vorliegen. ○ richtig ○ falsch

e) Eine vorläufige Einweisung muss spätestens bis zum Ablauf des Folgetages durch das zuständige Gericht bestätigt werden. ○ richtig ○ falsch

Aufgabe 4 → Aufnahmesituation

Die Aufnahmesituation erzeugt bei vielen psychisch erkrankten Menschen Angst und Misstrauen. Aber nur, wenn ein Patient sich sicher und geborgen fühlt, kann eine therapeutische Beziehung aufgebaut werden.

Welche der folgenden Aussagen zur Aufnahme eines psychisch kranken Patienten sind richtig? Bitte kreuzen Sie an. (3)

○ a) Maßnahmen, die aus Sicherheitsgründen durchgeführt werden müssen (z. B. Gepäck durchschauen), sollten erklärt werden.

○ b) Bei stark erregten oder ängstlichen Patienten sollten sich die Einführungen auf das Notwendigste beschränken.

○ c) Risiken, die die eigene Sicherheit betreffen, sollten nicht so ernst genommen werden.

○ d) Angehörige sollten mit einbezogen werden, da sie den Leidensweg des Patienten am besten kennen und die Anamnese ergänzen können.

○ e) Unabhängig vom Zustand des Patienten sollte ein vollständiges Aufnahmegespräch (über Vorlieben beim Essen, Religionszugehörigkeit usw.) geführt werden.

Aufgabe 5 → Psychiatrisches Team

Neben Ärzten und Pflegepersonal sind eine Vielzahl von Berufsgruppen an der Therapie beteiligt.

Nennen Sie die jeweiligen Berufsgruppen anhand der Charakterisierung.

1) ______________________ trainieren mit dem Patienten Konzentration, Selbständigkeit und Leistungsfähigkeit und regen darüber hinaus seine Kreativität an.

2) ____________________ planen Maßnahmen der sozialen und beruflichen Rehabilitation und vermitteln dem Betroffenen die notwendigen Kontakte zu Behörden und Beratungsstellen.

3) ____ stärken das Körpergefühl des Patienten und versuchen, ihm Bewegungsabläufe bewusst zu machen. Weitere Ziele sind der Abbau von Aggressionen und die Entspannung.

4) ____________________ führen mit Hilfe von Tests Diagnostik durch und behandeln einzelne Patienten psychotherapeutisch.

Aufgabe 6 Therapie in der Psychiatrie

Eine Säule der Behandlung psychisch Erkrankter ist die Psychotherapie. Darunter versteht man die Behandlung von Krankheiten mit seelischen Mitteln.
Nennen Sie die jeweils richtige Therapieform zur Erreichung der beschriebenen Ziele.

1. Ziel:
Die direkte Beeinflussung der störenden Einflüsse durch die Zuhilfenahme der Erkenntnisse der Lerngesetze, besonders des Lernens am Erfolg.

Therapieform: ______________________________

2. Ziel:
Durch eingehende Beschäftigung mit dem Kranken die Ursache seiner Störung herauszufinden und ihm diese dann bewusst zu machen.

Therapieform: ______________________________

3. Ziel:
Das Erlernen von Möglichkeiten, sich selbst zu entspannen und dadurch Körperfunktionen zu beeinflussen (Muskelverspannungen/Kopfschmerz).

Therapieform: ______________________________

Aufgabe 7 Medikamentöse Therapie

Neben der Behandlung mit seelischen Mitteln werden auch sogenannte Psychopharmaka eingesetzt. Die medikamentöse Therapie ist somit die zweite Säule der Behandlung in der Psychiatrie.
Ordnen Sie den aufgeführten Medikamentengruppen ihre Wirkung zu, indem Sie Verbindungslinien ziehen.

1) Neuroleptika	a) wirken entweder stimmungsaufhellend oder lösen Hemmungen. Frühester Wirkungseintritt nach 10–14 Tagen.
2) Tranquilizer	b) bessern die psychotische Symptomatik, indem sie den postsynaptischen Dopaminrezeptor blockieren.
3) Antidepressiva	c) wirken angstlösend/schlaffördernd und gegen Unruhezustände. Gefürchtete Nebenwirkung: Abhängigkeit
4) Nootropika	d) werden prophylaktisch eingesetzt zur Verhinderung weiterer Krankheitsphasen bei phasenhaft verlaufenden Erkrankungen wie Depression/Manie.
5) Lithium/Carbamazepin	e) Ihre Wirkung ist bis jetzt nicht genau nachgewiesen; sie verbessern entweder die Durchblutung des Gehirns oder die Ausnutzung von Sauerstoff und Zucker.

Weitere somatische Behandlungsverfahren sind der Schlafentzug/Lichttherapie sowie die Elektrokrampftherapie (siehe auch Kap. 7.1 und 7.2).

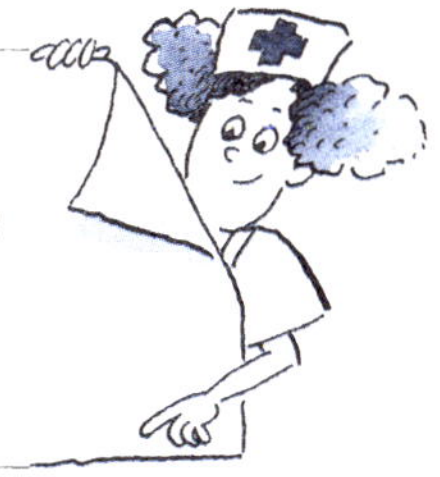

Aufgabe 8 → Soziotherapie

Die dritte Säule der Therapie in der Psychiatrie ist die Soziotherapie.

a) Nennen Sie zwei Ziele der Soziotherapie.

Ziel 1: ______________________________

Ziel 2: ______________________________

b) Nennen Sie jeweils zwei Maßnahmen, mit denen diese Ziele erreicht werden können.

Ziel 1:

- ______________________________
- ______________________________

____

Ziel 2:

- ______________________________
- ______________________________

Aufgabe 9 → Einteilung psychischer Erkrankungen

Die Vielzahl von psychiatrischen Erkrankungen werden in drei große Gruppen gegliedert.
Wie heißt die im Folgenden beschriebene Gliederung?

1) endogene (körperlich nicht begründbare) Psychosen (Schizophrenie/affektive Psychosen)
2) organische (körperlich begründbare) Psychosen (akut: hirnorganisches Psychosyndrom; chronisch: diffuses Psychosyndrom, z. B. Morbus Alzheimer)
3) erlebnisreaktive (psychoreaktive) Störungen (Persönlichkeitsstörungen, Neurosen, psychosomatische Erkrankungen)

____

Aufgabe 10 → Ursachen psychiatrischer Erkrankungen

Überprüfen Sie folgende Aussagen auf ihre Richtigkeit, indem Sie ankreuzen.

a) Endogene Psychosen sind ausschließlich erblich bedingt, was durch die Zwillingsforschung belegt ist. ○ richtig ○ falsch

b) Organische Psychosen haben als Ursache äußere oder körperliche Faktoren, z. B. Alkoholintoxikation. ○ richtig ○ falsch

c) Endogene Psychosen sind, soweit bisher bekannt, weder körperlich noch psychoreaktiv verursacht. Man nimmt eine multifaktorielle Entstehung an. ○ richtig ○ falsch

d) Erlebnisreaktive (psychoreaktive) Störungen sind umweltbedingt. Sie sind auf Störungen im zwischenmenschlichen Bereich zurückzuführen. ○ richtig ○ falsch

Aufgabe 11 Psychopathologie

Die Psychopathologie beschreibt Merkmale psychischer Erkrankungen, die Sie am Patienten beobachten können. Ergänzen Sie den nachfolgenden Text zur Psychopathologie mit den unten stehenden Begriffen*.

Eine quantitative Bewusstseinsstörung, die mit einer Trübung des Bewusstseins einhergeht, wird ________________ genannt. ________________ sind qualitative Bewusstseinsstörungen, bei denen auch Bewusstseinslücken auftreten. Die ________________ ist fest mit dem Bewusstsein verbunden und bezieht sich auf die Kenntnis von Ort und Zeit und auf das Wissen um die eigene Person.

Die Gesamtheit des Gefühls- und Stimmungslebens wird als ________________ bezeichnet. Ein Zuwenig an Gefühl, wie es häufig bei Depressionserkrankten und Schizophreniekranken zu beobachten ist, nennt man ______________________________ .

Unter einer ________________ versteht man eine wahrgenommene Sinnestäuschung ohne Objekt, während bei der ____________ vorhandene Eindrücke verkannt und falsch zugeordnet werden.

Zu den inhaltlichen Denkstörungen werden ________________ , ________________________ und ________________ gerechnet. Wahnideen sind krankhafte Meinungen, die der Kranke mit Überzeugung vertritt und an denen er trotz vernünftiger Argumentation festhält. Worauf sich der Wahn bezieht, wird ________________ genannt.

* *Zwangsideen; Somnolenz; überwertige Ideen; Halluzination; Wahnideen; Orientierung; Illusion, Absencen, Affektivität; Wahninhalt; affektive Verarmung*

Aufgabe 12 Forensische Psychiatrie

Die forensische Psychiatrie beschäftigt sich mit psychisch kranken Rechtsbrechern. Die Paragraphen 20 und 21 StGB nennen die Bedingungen, die für eine Schuldunfähigkeit bzw. eine verminderte Schuldfähigkeit sprechen.
Welche sind das? Bitte kreuzen Sie an. (4)

- ○ a) Der Rechtsbrecher ist psychisch krank.
- ○ b) Zum Zeitpunkt der Tatzeit lag eine exogene (z. B. HOPS) oder eine endogene Psychose (z. B. des schizophrenen Formenkreises) vor.
- ○ c) Der Rechtsbrecher litt zur Tatzeit unter einer tiefgreifenden Bewusstseinsstörung (Affekthandlung).
- ○ d) Der Rechtsbrecher ist aufgrund einer Intelligenzstörung nicht in der Lage, das Unrecht seiner Tat einzusehen.
- ○ e) Für alle Rechtsbrecher gilt, dass sie zur Tatzeit über keine Einsichts- oder Steuerungsfähigkeit verfügten bzw. dass diese vermindert war.

7.1 Spezielle Pflege eines Menschen mit einer Psychose des schizophrenen Formenkreises

Krankheitslehre

Aufgabe 13 → Definition Schizophrenie

Welche der folgenden Aussagen beschreibt nach dem heutigen Stand des Wissens die Schizophrenie?
Bitte kreuzen Sie an. (1)

○ a) Bei einem Patienten mit einer Psychose des schizophrenen Formenkreises können Sie im Allgemeinen grundlegende und charakteristische Störungen von Denken und Wahrnehmung sowie eine inadäquate oder verflachte Affektivität beobachten. Die Klarheit seines Bewusstseins und seine intellektuellen Fähigkeiten sind in der Regel aber nicht beeinflusst. Im Laufe der Zeit können jedoch kognitive Defizite entstehen.

○ b) Die Schizophrenie ist eine unabhängige Erkrankung mit einer ungünstigen Prognose, die auch „Dementia praecox" genannt wird.

○ c) Als Schizophrenie bezeichnet man eine Gruppe von Psychosen, die mit akuten Symptomen auffällig werden und im phasenweisen Verlauf zu dauernden Persönlichkeitsveränderungen und Defektzuständen führen können.

Aufgabe 14 → Formen der Schizophrenie

Ergänzen Sie folgenden Text mit den richtigen Begriffen.

Äußert sich die Störung vor allem durch Wahnvorstellungen verschiedenster Art, oder hört der Patient Stimmen, so spricht man von einer ______________________________ Schizophrenie.

Bei einer ____________ Schizophrenie stehen Störungen der Motorik im Vordergrund, die zwischen Erregung und Stupor wechseln können.

Beginnt die Störung im Alter zwischen 15 und 25 Jahren, und äußert sie sich vor allem durch Affekt-/Antriebs- und formale Denkstörungen, wird das als ____________ Schizophrenie bezeichnet.

Ein schwer zu diagnostizierendes Krankheitsbild nennt man _________________________ . Dabei kommt es zu zunehmenden Verhaltensauffälligkeiten, und der Patient kann seine alltäglichen Aufgaben immer schlechter bewältigen.

Aufgabe 15 → Ursachen Schizophrenie

Überprüfen Sie folgende Aussagen zur Ätiologie der Schizophrenie auf ihre Richtigkeit, indem Sie ankreuzen.

a) Heute geht man davon aus, dass eine Reihe von Faktoren gemeinsam zum Auftreten der Schizophrenie führt.	○ richtig	○ falsch
b) Gegen eine Beteiligung genetischer Faktoren an der Entstehung der Erkrankung sprechen Ergebnisse aus der Zwillingsforschung.	○ richtig	○ falsch
c) Eine biologische These zur Entstehung der Schizophrenie geht von einer verringerten Wirkung von Dopamin im ZNS aus. Das führt zur Entwicklung psychotischer Symptome.	○ richtig	○ falsch
d) Das Konzept der Vulnerabilität besagt, dass es Menschen gibt, die eine erhöhte Verletzlichkeit gegenüber äußeren Faktoren wie Stress haben. Bei ihnen reichen schon geringe Stressoren aus, um eine Psychose zu erzeugen.	○ richtig	○ falsch

Aufgabe 16 → Symptome Schizophrenie

Sie betreuen einen Patienten mit der Diagnose „Psychose aus dem schizophrenen Formenkreis“. Sie erkennen Störungen verschiedener Funktionen an ihm.
Ordnen Sie die folgenden Störungen der entsprechenden Funktion zu, die jeweils beeinträchtigt ist, indem Sie Verbindungslinien ziehen.

Funktion	Störung
1) inhaltliches Denken	a) Verfolgungswahn
2) formales Denken	b) Gemütsverarmung
3) Ich-Funktion	c) Depersonalisation
4) Wahrnehmung	d) Gedankenjagen/Zerfahrenheit
5) Affektivität	e) Halluzination
6) Psychomotorik	f) Impulshandlung

Aufgabe 17 → Diagnostik Schizophrenie

Der Psychiater Eugen Bleuler unterschied zwischen Grundsymptomen und sogenannten akzessorischen Symptomen der Schizophrenie.
Ordnen Sie die folgenden Symptome der richtigen Kategorie zu, indem Sie die entsprechenden Ziffern in die Kästchen eintragen.

1) Assoziationsstörungen (formale Denkstörung)
2) Sinnestäuschung (Halluzination)
3) Affektstörung (Affektverflachung)
4) Wahnideen
5) Ambivalenz
6) katatone Störung
7) Autismus

Grundsymptome: ☐☐☐☐

akzessorische Symptome: ☐☐☐

Die Diagnosestellung erfolgt heute nach dem ICD-10-Diagnosesystem. Hier werden die Schizophrenieformen verschiedenen Ziffern zugeordnet. Außerdem werden 8 Symptomgruppen unterschieden. Um die Diagnose zu stellen, müssen aus der Gruppe 1–4 mindestens eines und aus der Gruppe 5–8 mindestens zwei Symptome ständig über den Zeitraum von einem Monat vorhanden sein.

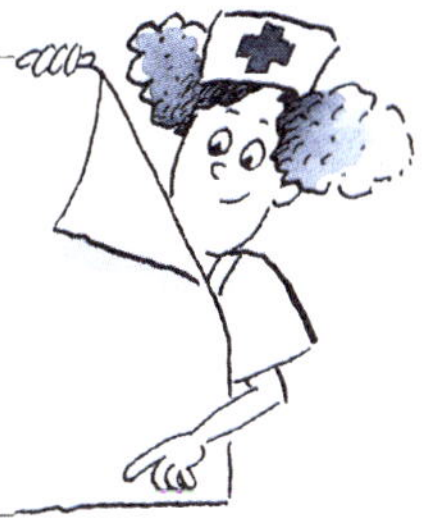

Aufgabe 18 → Differentialdiagnose

Vor der Diagnosestellung müssen andere Psychoseformen ausgeschlossen werden.
Welche Arten von Psychosen können eine Symptomatik zeigen, die der der Schizophrenie ähnelt?

1) ______________________________

2) ______________________________

Aufgabe 19 → Medikamentöse Therapie Schizophrenie

Zur Behandlung der akuten Phase der Schizophrenie werden Neuroleptika eingesetzt.
Welches Neuroleptikum geeignet ist, hängt von der zu beeinflussenden Symptomatik ab.
Ordnen Sie das geeignete Neuroleptikum dem zu beeinflussenden Symptom zu, indem Sie Verbindungslinien ziehen.

Zielsymptomatik	Neuroleptikum
1) Beeinflussung der Plussymptome Wahn und Halluzination	a) atypische Neuroleptika (Risperdal)
2) starke motorische Erregungszustände	b) hochpotente Neuroleptika (Haldol)
3) Langzeitbehandlung und Vorbeugung eines Rezidivs	c) niederpotente Neuroleptika (Neurocil)
4) schizophrene Residualzustände mit ausgeprägter Minussymptomatik	d) Depotneuroleptika (Fluanxol-Depot)

Pflege

Aufgabe 20 → Nebenwirkungen Medikamentöse Therapie

Herr Günther leidet unter einer akuten schizophrenen Psychose und soll medikamentös behandelt werden. Ihre Aufgabe ist es dabei, die Wirkungen und Nebenwirkungen der Neuroleptika genau zu beobachten.
Überprüfen Sie folgende Aussagen zu den Nebenwirkungen der medikamentösen Therapie auf ihre Richtigkeit, indem Sie ankreuzen.

a) Eine gefürchtete Nebenwirkung von hochpotenten Neuroleptika ist der Zungen-Schlund-Krampf, der zu einer Atemstörung führen kann. ○ richtig ○ falsch

b) Wegen bestehender Erstickungsgefahr durch einen Zungen-Schlund-Krampf muss Herr Günther im Falle einer Fixierung im Bett mit Sitzwache überwacht werden. ○ richtig ○ falsch

c) Kontrollen von Blutdruck und Puls sind am Anfang der Therapie unbedingt erforderlich, da Nebenwirkungen auf das Herz-Kreislauf-System bei niederpotenten Neuroleptika im Vordergrund stehen. ○ richtig ○ falsch

d) Nach einer längeren Anwendung von hochpotenten Neuroleptika kann das aus der Neurologie bekannte Krankheitsbild des Morbus Parkinson beobachtet werden. ○ richtig ○ falsch

Aufgabe 21 → Milieugestaltung

Bei einem Patienten mit einer schizophrenen Störung ist die Gestaltung seiner Umgebung besonders wichtig. Wie muss die Umgebung für Herrn Günther aussehen?

- ______________________________

  ____
- ______________________________

  ____
- ______________________________

  ____

Aufgabe 22 → Nähe/Distanz zum Patienten

Patienten, die an einer akuten schizophrenen Störung leiden, haben große Probleme in der Gestaltung einer Beziehung. Wie verhalten Sie sich dem Patienten gegenüber, um die Beziehung ausgewogen zu gestalten?
Bitte kreuzen Sie an, ob die vorgeschlagenen Verhaltensweisen geeignet oder ungeeignet für den Umgang mit Ihrem Patienten sind.

a) Dem Patienten sollen feste Rahmenbedingungen gesetzt werden, an die er sich halten muss (Termine sollten z. B. zeitlich begrenzt werden). ○ geeignet ○ ungeeignet

b) Im Gespräch mit dem Patienten sollten Sie keine persönlichen Ansichten oder Bedürfnisse äußern. ○ geeignet ○ ungeeignet

c) Im Vorfeld eines Gesprächs sollten Absprachen getroffen werden, um erhöhten Erwartungen des Patienten vorzubeugen. ○ geeignet ○ ungeeignet

d) Ihre persönlichen Gefühle sollten Sie zurücknehmen. ○ geeignet ○ ungeeignet

e) Der Patient sollte darüber informiert werden, wann seine Bezugsperson anwesend bzw. abwesend ist. ○ geeignet ○ ungeeignet

Aufgabe 23 → Über-/Unterstimulation

Ein weiteres Problem in der Pflege eines Patienten mit einer schizophrenen Störung besteht in der richtigen Dosierung der Stimulation. Sowohl die Unter- als auch die Überstimulation kann den Krankheitsverlauf negativ beeinflussen. Nennen Sie jeweils drei Situationen, die über- bzw. unterstimulierend wirken können.

Überstimulation durch:	Unterstimulation durch:
▸ ____________	▸ ____________
▸ ____________	▸ ____________
▸ ____________	▸ ____________

Aufgabe 24 → Umgang mit Wahnkranken

Vorherrschendes Krankheitszeichen bei einer paranoid-halluzinatorischen Schizophrenie ist der Wahn. Beschreiben Sie drei Verhaltensweisen beim Umgang mit Wahnkranken.

1) ______________________________

____

2) ______________________________

____

3) ______________________________

____

Aufgabe 25 → Zwangsmaßnahme Fixierung

Im Rahmen einer Notfallsituation muss ein Patient gegen seinen Willen fixiert werden. Was müssen Sie dabei beachten? Überprüfen Sie folgende Aussagen auf ihre Richtigkeit, indem Sie ankreuzen.

a) Die Fixierung darf nur auf ärztliche Anordnung hin erfolgen. ○ richtig ○ falsch

b) Eine Regel besagt „lieber zu viele Helfer als zu wenige“, da sich Patienten häufig der Übermacht beugen. ○ richtig ○ falsch

c) Die Fixierung muss präzise dokumentiert werden. ○ richtig ○ falsch

d) Nach erfolgter Fixierung und Kontrolle der Fixierung kann der Patient alleine gelassen werden. ○ richtig ○ falsch

e) Durch eine Fixierung ist der Patient nicht mehr in der Lage, sich zu wehren und zu schützen und bedarf deshalb einer ständigen Überwachung. ○ richtig ○ falsch

Aufgabe 26 → Pflegeplanung

Formulieren Sie je ein allgemeines Pflegeziel zu folgenden Pflegeproblemen.

1) Pflegerproblem: Patient achtet nicht auf sein Äußeres.

Pflegeziel: ______________________________

2) Pflegeproblem: Patient ist unruhig und getrieben.

Pflegeziel: ______________________________

3) Pflegeproblem: Patient hat einen unstrukturierten Tagesablauf.

Pflegeziel: ______________________________

7.2 Spezielle Pflege eines Menschen mit einer endogenen Depression

Krankheitslehre

Aufgabe 27 → Definition Endogene Depression

Vervollständigen Sie folgenden Text mit den unten stehenden Begriffen*.

Die endogene Depression gehört zur Gruppe der affektiven Störungen. Hierbei ist die Änderung der ______________________ das führende Symptom. Wenn die Stimmung gedrückt ist, sprechen wir von einer ________________ , ist sie gehoben, handelt es sich um eine __________ . Die Veränderungen treten immer nur zeitlich begrenzt auf. Diese bezeichnet man als __________ .

* *Manie; Stimmungslage; Phase; Depression*

Aufgabe 28 → Verlauf Endogene Depression

Bei endogenen Depressionen unterscheidet man drei Hauptverlaufsformen.
Benennen Sie anhand der Beschreibung die jeweilige Verlaufsform.

1) Wiederholtes Auftreten ausschließlich depressiver Stimmungsveränderungen. Zwischenzeitlich kommt es zur vollständigen Remission. Sie tritt am häufigsten auf.

Verlaufsform: ____________________________________

2) Auftreten von ausschließlich manischen Phasen mit vollständiger Remission.

Verlaufsform: ____________________________________

3) Auftreten von manischen und depressiven Phasen zu unterschiedlichen Zeitpunkten.

Verlaufsform: ____________________________________

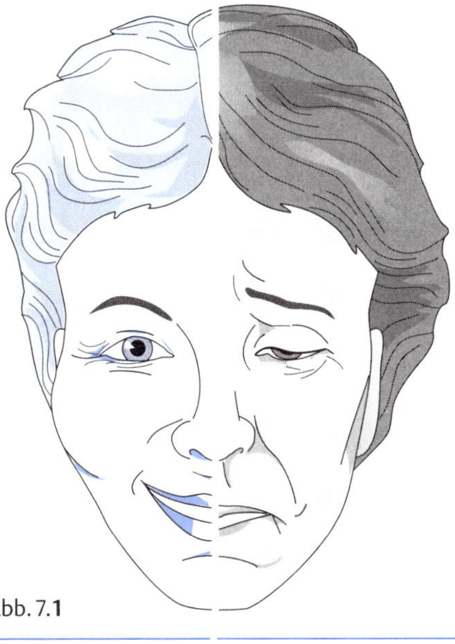

Abb. 7.1

Aufgabe 29 → Diagnose Endogene Depression

Die Störungen der endogenen Depression treten auf drei verschiedenen Ebenen auf.
Ordnen Sie die folgenden Merkmale der entsprechenden Ebene zu, indem Sie Verbindungslinien ziehen.

	a) Unfähigkeit zur Freude
	b) niedergedrückte, traurige Stimmung
1) psychische Ebene	c) innere Leere
	d) verlangsamtes Denken
	e) leise, stockende Sprache
2) somatische Ebene	f) Antriebshemmung bis zum Extrem (depressiver Stupor)
	g) Kloßgefühl im Hals
3) psychomotorische Ebene	h) Schlafstörung
	i) Gewichtsverlust
	j) tageszeitliche Schwankungen

Aufgabe 30 → Medikamentöse Therapie Endogene Depression

Die endogene Depression ist das typische Einsatzfeld für Antidepressiva. Nach ihren Hauptwirkungen werden drei Grundtypen unterschieden.
Nennen Sie die Hauptwirkungen der unten aufgeführten Grundtypen von Antidepressiva.

Grundtyp	Hauptwirkung
1) Amitriptylin-Typ (Saroten)	______________________
2) Desipramin-Typ (Nortrilen)	______________________
3) Imipramin-Typ (Ludiomil)	______________________

Aufgabe 31 → Somatische Therapien

Begleitend zur medikamentösen Therapie kann der sogenannte Schlafentzug angewendet werden. Man unterscheidet zwei Formen, den totalen und den partiellen Schlafentzug.
Erklären Sie die beiden Formen.

Totaler Schlafentzug: ______________________

Partieller Schlafentzug: ______________________

Pflege

Aufgabe 32 Pflegeproblem Suizid

Suizidversuche während einer depressiven Phase sind häufig. Deshalb sind die Hauptprobleme bei der Betreuung depressiv erkrankter Menschen das Erkennen der Suizidabsicht und das Verhindern des Suizides.

1) Wann ist die Suizidgefahr am größten?

____

2) Welche Verhaltensweisen Ihres depressiv erkrankten Patienten können Ihnen Hinweise auf eine bestehende Suizidgefahr geben?

- ______________________________
- ______________________________
- ______________________________

3) Welche Maßnahmen führen Sie durch, um das Suizidrisiko auf ein Minimum zu beschränken?

- ______________________________
- ______________________________
- ______________________________

Aufgabe 33 Krankenbeobachtung

Der Krankenbeobachtung kommt bei der Pflege von Patienten mit einer endogenen Depression eine große Bedeutung zu.
Nennen Sie vier Schwerpunkte, die Sie neben einer eventuell bestehenden Suizidgefahr beobachten.

1) ______________________________

2) ______________________________

3) ______________________________

4) ______________________________

Aufgabe 34 Pflegeproblem Störung des Selbstwertgefühls

Depressiv erkrankte Menschen schätzen sich und ihre Fähigkeiten sehr negativ ein.
An welchen Verhaltensweisen können Sie diese negative Selbsteinschätzung erkennen?
Bitte kreuzen Sie an.

a) Schwierigkeiten, positive Rückmeldungen anzunehmen	○ ja	○ nein
b) Setzen von unrealistischen Zielen; dadurch Herausforderung von Negativerfahrungen	○ ja	○ nein
c) realistische Einschätzung der eigenen Fähigkeiten und erbrachten Leistungen	○ ja	○ nein
d) typische Äußerungen der eigenen Wertlosigkeit (Ich bin unnütz/Ich bin ein schlechter Mensch.)	○ ja	○ nein

Aufgabe **35** → **Therapeutische Betreuung**

Gespräche und Zuhören sind Aufgaben der Pflege in der Betreuung depressiv erkrankter Menschen.
Welche Verhaltensweisen sollten Sie im Gespräch mit Patienten, die an einer endogenen Depression leiden, zeigen? Bitte kreuzen Sie an.

1) Im Gespräch sollte Zuversicht über den Verlauf der Erkrankung vermittelt werden.
2) Da depressiv erkrankte Menschen teilnahmslos sind, sollten sie nicht mit Informationen überlastet werden.
3) Auf das Klagen der Patienten kann z. B. in der Form eingegangen werden, dass man ihnen auf die Schulter klopft und sie ermahnt, sich nicht so anzustellen.
4) Der Umgang mit depressiv erkrankten Menschen erfordert sehr viel Ruhe und Geduld, da sie viel Zeit brauchen und in der Verrichtung der alltäglichen Dinge leicht zu irritieren sind. Deshalb muss der Umgang mit ihnen in einer einfühlsamen, jedoch auch beharrlichen Weise geschehen.

○ a) Alle Antworten sind richtig.
○ b) Die Aussagen 2, 3 und 4 sind richtig.
○ c) Die Aussagen 1, 3 und 4 sind richtig.
○ d) Die Aussagen 2 und 4 sind richtig.
○ e) Die Aussagen 1 und 3 sind richtig.
○ f) Die Aussagen 1 und 4 sind richtig.
○ g) Die Aussagen 3 und 4 sind richtig.

7.3 Spezielle Pflege eines Menschen mit einer Suchterkrankung

Krankheitslehre

Aufgabe **36** → **Suchterkrankungen Definition**

Ordnen Sie folgenden Begriffen zum Thema „Suchterkrankungen" die zutreffenden Definitionen zu, indem Sie Verbindungslinien ziehen.

1) Abstinenzerscheinungen
2) psychische Abhängigkeit
3) Missbrauch
4) Toleranz
5) Polytoxikomanie

a) unwiderstehliches Verlangen nach einer bestimmten Substanz
b) Mehrfachabhängigkeit von verschiedenen Substanzen
c) Schwelle, die überschritten werden muss, um eine psychische Wirkung zu erreichen
d) übermäßiger Genuss einer oder mehrerer Substanzen, der mit körperlicher und/oder psychischer Schädigung einhergeht
e) körperliche und psychische Beeinträchtigung, die mit Absetzen der Substanz auftreten

Aufgabe 37 → Typen des Alkoholkonsums

Nach Jellinek werden 5 verschiedene Typen des Alkoholkonsums unterschieden.
Überprüfen Sie die folgenden Aussagen zu diesen Typen auf ihre Richtigkeit, indem Sie ankreuzen.

a) Der Alphatyp wird als der sogenannte Konflikttrinker bezeichnet. ○ richtig ○ falsch

b) Der Deltaalkoholismus ist durch die Unfähigkeit zur Abstinenz bei gleichzeitig erhaltener Kontrolle gekennzeichnet. ○ richtig ○ falsch

c) Beim Betatyp kommt es aufgrund des übermäßigen, jedoch nicht regelmäßigen Konsums zu körperlichen Erscheinungen wie Gastritis oder Polyneuritis. ○ richtig ○ falsch

d) Beim Alphatyp ist der Verlust der Fähigkeit zur Abstinenz mit dem Kontrollverlust kombiniert. ○ richtig ○ falsch

e) Periodisches Trinken mit Kontrollverlust ist für den Epsilontyp typisch. ○ richtig ○ falsch

f) Beim Gammatyp treten neben Kontrollverlust und Abstinenzerscheinungen oft auch psychopathologische Veränderungen auf. ○ richtig ○ falsch

g) Der Deltatyp, auch als Quartalsäufer bezeichnet, ist nicht in der Lage, Abstinenz einzuhalten. ○ richtig ○ falsch

Aufgabe 38 → Symptome Chronische Alkoholerkrankung

Sie betreuen einen Patienten mit einer chronischen Alkoholerkrankung. Bei ihm können Sie Krankheitszeichen sowohl auf der körperlichen als auch auf der psychischen Ebene beobachten.
Nennen Sie 4 Symptome für die jeweilige Ebene und markieren Sie die Organe, die vom Alkohol geschädigt werden können, in der Abbildung rechts farbig.

1) körperliche Ebene

- ______________________
- ______________________
- ______________________
- ______________________

2) psychische Ebene

- ______________________
- ______________________
- ______________________
- ______________________

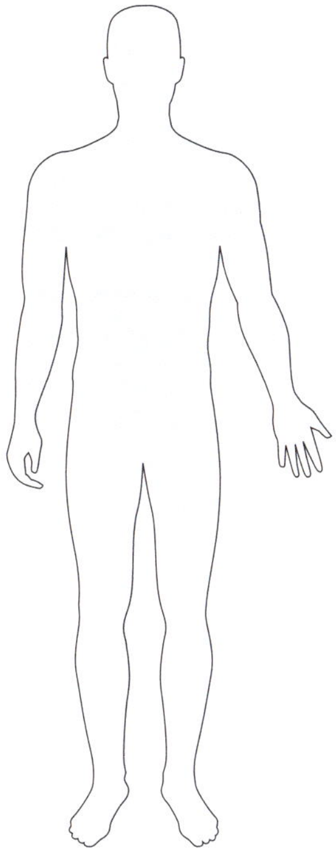

Abb. 7.2

Aufgabe 39 → Therapie/Rehabilitation

Therapie und Rehabilitation des alkohlkranken Menschen sind ein langer und schwieriger Weg. Auf diesem Weg werden 4 Behandlungsphasen unterschieden.
Benennen Sie die 4 Behandlungsphasen anhand folgender Ziele.

1. Ziel: Das Feststellen und Bewusstmachen der Diagnose „Alkoholkrankheit" und eventueller Folgekrankheiten, sowie die Klärung der Situation und der Behandlungsbereitschaft des Kranken.

Phase: ______________________

2. Ziel: Der Patient soll die zu erwartenden Entzugserscheinungen möglichst gefahrlos und schonend überstehen.

Phase: ______________________

3. Ziel: Der Patient soll die Faktoren erkennen, die sein süchtiges Verhalten begünstigen, und soll Verhaltensweisen erlernen, die es ihm ermöglichen, auch ohne Alkohol zu leben.

Phase: ______________________

4. Ziel: Der Patient soll das erlernte Sozialverhalten stabilisieren und in der Familie sowie im Arbeitsleben integriert werden.

Phase: ______________________

Pflege

Aufgabe 40 → Basiswissen Entzugsdelir

Beim Entzugsdelir handelt es sich um einen akuten psychotischen Zustand, der durch den Alkohol bedingt ist.
Welche Krankheitszeichen können Sie bei einem betroffenen Patienten erkennen und welche Maßnahmen müssen Sie durchführen?
Überprüfen Sie die folgenden Aussagen auf ihre Richtigkeit, indem Sie ankreuzen.

a) Das Entzugsdelir ist gekennzeichnet durch Unruhe, Konzentrationsschwäche, Sinnestäuschungen und Bewusstseinsveränderungen. ○ richtig ○ falsch

b) Beim Entzugsdelir verändern sich die Krankheitszeichen in Abhängigkeit von der Tageszeit. So ist die Symptomatik vor allem nachts am stärksten. ○ richtig ○ falsch

c) Nach Rückbildung des Entzugsdelirs liegt meist eine Amnesie über diesen Zeitraum vor. ○ richtig ○ falsch

d) Eine große Gefahr stellen Herz-Kreislauf-Krisen dar. Deshalb müssen engmaschige Kontrollen von Blutdruck und Puls durchgeführt werden. ○ richtig ○ falsch

e) Epileptische Anfälle werden im Zusammenhang mit dem Entzugsdelir nicht beobachtet. ○ richtig ○ falsch

f) Die schwerste Folgeerscheinung des Entzugsdelirs ist die Demenz. ○ richtig ○ falsch

g) Wichtig ist die Beobachtung der Atmung, da es aufgrund der Behandlung mit Distraneurin zu einer Atemdepression kommen kann. ○ richtig ○ falsch

Aufgabe **41** → **Entwöhnungsphase**

Nach dem Abklingen der Entzugssymptome verbleibt der Patient auf der Station. Sie betreuen ihn in dieser Phase. Nennen Sie zwei Ihrer Aufgaben während dieser Phase.

- ____

  ____
- ____

  ____

7 Spezielle Pflege eines Menschen mit psychiatrischen Erkrankungen

Aufgabe 1
1) gemeindenahes Praktizieren der Psychiatrie
2) Gleichstellung von psychisch Kranken mit körperlich Kranken
3) Einrichtung von psychiatrischen Abteilungen im Allgemeinkrankenhaus
4) Verkleinerung der großen psychiatrischen Anstalten

Aufgabe 2
1c, e
2d, f
3a, b

Aufgabe 3
richtig: a, b, d, e
falsch: c

Aufgabe 4
a, b, d

Aufgabe 5
1) Ergotherapeuten
2) Sozialarbeiter
3) Krankengymnasten/Physiotherapeuten
4) Psychologen

Aufgabe 6
1) Verhaltenstherapie
2) Psychoanalyse
3) autogenes Training

Aufgabe 7
1c, 2a, 3b, 4e, 5d

Aufgabe 8
a)
Ziel 1: Wiederherstellen von Selbständigkeit und Eigenverantwortung
Ziel 2: Schaffen einer Umgebung, in der sich der Patient wohlfühlt
b)
Ziel 1:
- Schaffen eines klaren/übersichtlich gestalteten Tagesablaufs
- behutsames Heranführen an das Erledigen von persönlichen Belangen (Telefonieren/Finanzen)

Ziel 2:
- Schaffen einer wohnlichen Atmosphäre auf der Station
- gemütliche Ausstattung der Patientenzimmer

Aufgabe 9
Triadisches System nach Huber

Aufgabe 10
richtig: b, c, d
falsch: a

Aufgabe 11
Somnolenz; Absencen; Orientierung; Affektivität; affektive Verarmung; Halluzination; Illusion; Zwangsideen; überwertige Ideen; Wahnideen; Wahninhalt

Aufgabe 12
b, c, d, e

7.1 Spezielle Pflege eines Menschen mit einer Psychose des schizophrenen Formenkreises

Aufgabe 13
a

Aufgabe 14
paranoid-halluzinatorischen; katatonen; hebephrene; Schizophrenia simplex

Aufgabe 15
richtig: a, d
falsch: b, c

Aufgabe 16
1a, 2d, 3c, 4e, 5b, 6f

Aufgabe 17
Grundsymptome: 1, 3, 5, 7
akzessorische Symptome: 2, 4, 6

Aufgabe 18
1) organische Psychose
2) medikamenteninduzierte Psychosen (Parkinson-Mittel)

Aufgabe 19
1b, 2c, 3d, 4a

Aufgabe 20
richtig: a, b, c, d
falsch: –

Aufgabe 21
- Durch die Umgebung sollen Bezüge zur Realität hergestellt werden.
- Die Umgebung soll ein Gleichgewicht zwischen Anregung und Langeweile bieten.
- In der Umgebung müssen klare, eindeutige Kommunikationsstrukturen herrschen (Jeder muss am gleichen Strang ziehen).

Aufgabe 22
geeignet: a, c, e
ungeeignet: b, d

Aufgabe 23
Überstimulation durch:
- zu viele Kontakte
- zu viel Arbeit
- zu viele Verpflichtungen

Unterstimulation durch:
- fehlende Kontakte
- fehlende Beschäftigung
- keine Eigenverantwortlichkeit

Aufgabe 24
1) Nicht versuchen, ihnen ihren Wahn auszureden, sondern ihn als zur Person zugehörig betrachten.
2) Im Gespräch Verständnis dafür mitteilen, dass der Wahn der Realität des Patienten entspricht, nicht jedoch der eigenen
3) Versuchen, den Patienten in die Realität zurückzuholen, indem man versucht, andere Themen anzuschneiden.

Aufgabe 25
richtig: a, b, c, e
falsch: d

Aufgabe 26

1) Patient achtet auf seine Körperpflege und führt diese selbständig durch.
2) Patient ist ruhig und ausgeglichen.
3) Patient erhält eine Struktur, die Orientierung bietet.

7.2 Spezielle Pflege eines Menschen mit einer endogenen Depression

Aufgabe 27

Stimmungslage; Depression; Manie; Phase

Aufgabe 28

1) monopolar depressiv
2) monopolar manisch
3) bipolar manisch-depressiv

Aufgabe 29

1a, b, c, d
2g, h, i, j
3e, f

Aufgabe 30

1) psychomotorisch dämpfend, sedierend, angstlösend
2) psychomotorisch aktivierend, antriebssteigernd
3) depressionslösend, stimmungsaufhellend

Aufgabe 31

Totaler Schlafentzug: Patient bleibt die ganze Nacht über wach.
Partieller Schlafentzug: Patient bleibt während der zweiten Phase der Nacht wach.

Aufgabe 32

1) Im Anfangsstadium oder nach Einsetzen der medikamentösen Therapie (Antriebssteigerung vor Stimmungsaufhellung)
2)
- Ankündigen/Reden über Selbstmordabsicht
- Vernachlässigen sozialer Kontakte
- Verhaltensveränderungen wie plötzliches Aufräumen, Begleichen von Schulden, Verschenken von Sachen

3)
- Unterbringung im Mehrbettzimmer, um Phasen des Alleinseins zu begrenzen
- Verlassen der Station nur in Begleitung durch eine Pflegekraft oder die Angehörigen
- Abmachungen mit dem Patienten treffen, bei aufkommenden Suizidgedanken sofort zum Pflegepersonal zu kommen

Aufgabe 33

1) verringerte Nahrungsaufnahme
2) verminderte Flüssigkeitszufuhr
3) Ausscheidung (Obstipation)
4) äußeres Erscheinungsbild (Vernachlässigen der Körperpflege)

Aufgabe 34

ja: a, b, d
nein: c

Aufgabe 35

d

7.3 Spezielle Pflege eines Menschen mit einer Suchterkrankung

Aufgabe 36

1b, 2e, 3d, 4c, 5a

Aufgabe 37

richtig: a, b, c, e, f, g
falsch: d

Aufgabe 38

1) körperliche Ebene
- Gastritis
- Ösophagusvarizen
- Pankreatitis
- Leberzirrhose

2) psychische Ebene
- herabgesetzte Leistungsfähigkeit
- Reizbarkeit
- organische Wesensveränderungen
- Isolation

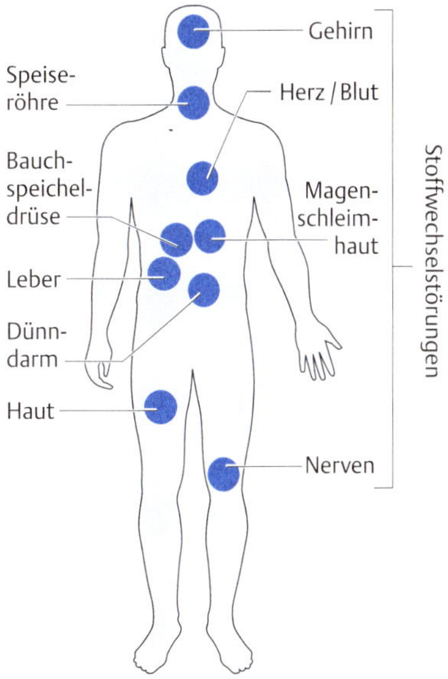

Aufgabe 39

1) Motivationsphase
2) Entgiftungsphase
3) Entwöhnungsphase
4) Rehabilitationsphase

Aufgabe 40

richtig: a, b, c, d, g
falsch: e, f

Aufgabe 41

- Motivation zur Weiterführung der Behandlung und Aufzeigen von Therapiemöglichkeiten.
- Kontrollen dahingehend, ob die Alkoholabstinenz eingehalten wird.

Sachverzeichnis